中医脊柱康复护理学

主 编 雒明池 付士芳 王艳国

天津出版传媒集团

天津科技翻译出版有限公司

图书在版编目(CIP)数据

中医脊柱康复护理学 / 雒明池, 付士芳, 王艳国主编. — 天津 : 天津科技翻译出版有限公司, 2024.1
ISBN 978-7-5433-4317-7

Ⅰ.①中⋯ Ⅱ.①雒⋯ ②付⋯ ③王⋯ Ⅲ.①脊柱病 – 中医学 – 护理学 ②脊柱病 – 中医学 – 康复医学 Ⅳ. ①R274.915 ②R247.9 ③R248

中国国家版本馆 CIP 数据核字(2023)第 027527 号

中医脊柱康复护理学

ZHONGYI JIZHU KANGFU HULIXUE

出　　版：天津科技翻译出版有限公司
出 版 人：刘子媛
地　　址：天津市南开区白堤路 244 号
邮政编码：300192
电　　话：022-87894896
传　　真：022-87893237
网　　址：www.tsttpc.com
印　　刷：天津新华印务有限公司
发　　行：全国新华书店
版本记录：787mm×1092mm　16 开本　16.5 印张　396 千字
　　　　　2024 年 1 月第 1 版　2024 年 1 月第 1 次印刷
定　　价：98.00 元

编者名单

主　编　雒明池　付士芳　王艳国

副主编　兑振华　任树天　李荣融

编　委　任凤蛟　李跃彤　陈　昊　齐雪梅

　　　　齐良伟　侯洪利　朴银晶　宋　鑫

　　　　杨启蒙　李凡依

前　言

随着社会经济的高速发展、人们健康意识和需求的增加，党和国家高度重视中医药康复事业，先后制定、颁布、实施了多项方针政策以提升中医药康复服务能力。其中，国家中医药管理局等六部门于 2020 年 12 月 15 日联合印发《中医药康复服务能力提升工程实施方案（2021—2025 年）》，明确指出"在养老、护理机构中提供中医药特色康复服务"。

脊柱病属于慢性疾病，无论是外伤所致的脊髓损伤、脊柱压缩性骨折，还是颈椎病、腰椎间盘突出症，或者颈性高血压、颈性失眠等脊柱相关内科病，或是脊椎手术术后等，患者均需要较长时间进行康复，中医康复护理在全病程管理过程中发挥着重要作用。基于此，中医康复专家雒明池院长、王艳国主任、中医康复护理专家付士芳护士长，结合长期临床实践，组织编写《中医脊柱康复护理学》，旨在践行"大卫生、大健康"理念，助力健康中国战略，为充分发挥中医康复护理在脊柱病中的优势提供指导。

本书共四章。第一章为绪论，包括中医脊柱康复护理学的基本概念、特点、实践模式及现状和发展趋势。第二章为脊柱康复护理评定，包括中医康复护理评定和西医康复护理评定。第三章为中医脊柱康复护理适宜技术，论述了推拿疗法等 13 种中医康复适宜技术相关的护理知识。第四章为常见脊柱病中医康复护理，论述了颈椎病等 39 种脊柱病的中医康复护理，包括疾病的概述、主要护理问题、西医康复护理评估、中医康复护理评估、中医康复护理措施。本书具有较强的创新性和临床实用性，是国内首部立足于脊柱类疾病的中医康复护理专著，较全面地总结了脊柱相关疾病的中医康复护理理论和技术，可供广大中医康复护理人员、脊柱科护理人员以及在校的护理学生等借鉴使用。

本书经过编委们多次讨论、精心编写，力争做到内容丰富、满足临床需求，但是由于常见脊柱病的中医康复护理尚处于发展阶段，相关理论和技术有待进一步研究和探讨，加上编者理论水平和实践经验有限，书中难免存在疏漏与不足，敬请专家、读者及同仁提出宝贵建议或意见，以便进一步补充和完善。

目　录

第一章　绪论

第一节　中医脊柱康复护理学的基本概念

一、健康

1948 年，世界卫生组织（World Health Organization，WHO）在《世界卫生组织宪章》中确定了健康的定义，明确表示，健康是指在身体上、精神上、社会生活上处于一种良好状态，而不仅仅是没有疾病或衰弱。该定义体现了医学观念的更新和医疗模式的转换，表明医学是由预防、临床、康复和保健四个方面构成的完整体系,而康复是其中不可或缺的一部分。

二、康复

1981 年，WHO 对康复的最新定义为："康复是指应用各种有用的措施以减轻残疾的影响并使残疾人重返社会。康复不仅是指训练残疾人使其适应周围的环境，而且也指调整残疾人周围的环境和社会条件，以利于他们重返社会。"具体而言，康复即综合、协调地应用医学的、教育的、社会的、职业的各种措施，使病、伤、残者（包括先天性残疾）已丧失的功能尽快地、最大限度地得以恢复和重建，使其尽可能地恢复躯体、心理、社会方面的能力，提高病、伤、残者的生存质量和重新返回社会的能力。

三、康复护理

康复护理是在总的康复医疗计划实施过程中，为了达到全面康复（躯体的、心理的、职业的和社会的）目的，运用护理专业知识、技能和相关的康复技术，与康复医师、康复治疗师和其他康复相关人员共同协作，对致残性疾病或残疾者等康复对象进行以功能障碍为核心的护理工作和功能锻炼，从而预防残疾、继发性残疾的发生、发展，减轻疾病所致损伤，并维持和强化其残余的功能和能力，最大限度提高日常生活能力，使其得以重返家庭、回归社会。康复护理作为实现康复计划的重要组成部分，始终贯穿医疗、康复的全过程，必须渗透到包括门诊、住院、出院、家庭、社区患者的护理计划等整个护理体系。

四、康复护理学

康复护理学是一门旨在研究病、伤、残者及年老体弱者身体、心理、社会功能的康复理论、知识、技术及其变化规律的应用科学，是康复医学的一个重要分支。随着社会的发展、生活水平的提高、医学模式的转变，人们对生活质量的要求也在不断提高，康复护理已成为现代护理工作的重要组成部分，广泛应用于神经、骨伤等各领域。

五、中医康复护理学

中医学是中华民族在长期的生产、生活实践中认识生命、维护健康、战胜疾病的宝贵经验总结，历经数千年，是我国优秀民族文化遗产的重要组成部分，具有独特的理论体系、丰富的临床经验、科学的思维方法，是以自然科学为主体，并与社会科学相交融的科学知识体系。

其中，中医护理学是中医学的重要组成部分，是在中医理论指导下，运用整体观念、辨证施护理论以及传统护理技术，指导临床护理、预防、养生、保健和康复的一门学科，其历史悠久、体系完整、内涵丰富，在未病先防、既病防变、瘥后防复中都发挥重要作用，其外延范围广泛，涵盖了预防、康复等方面，其内容包括病情观察、生活起居、情志调护、饮食调理、用药护理、特色技术、康复护理等。

中医康复护理学是以中医理论为指导，利用传统康复护理技术、传统康复训练和养生方法，结合预防、康复和医疗等措施，对残疾者、慢性病者、老年病者以及急性病恢复期患者进行积极的康复护理措施，使其形体、精神尽量恢复到原来健康状态的一门具有较强实践性的应用学科。

六、中医脊柱康复护理学的范畴

中医康复护理学因其独特优势，临床应用广泛，尤其是在脊柱病方面，包括颈椎病、腰椎间盘突出症等疾病，中医康复护理特色鲜明，其工作范畴如下所述。

1. 目标

中医脊柱康复护理的总目标为：按照以人为本、整体护理、全面康复的原则，利用中医康复护理技术，通过护理工作，从生理、心理上为脊柱病患者提供有利的康复环境和条件。

（1）维持患者肢体功能

运用中医康复护理技术帮助患者缓解疼痛、活动受限等症状，用健侧协同患侧来处理日常生活活动，避免发生肌肉萎缩、关节运动范围缩小及继发性失用性综合征的形成。

（2）协助患者对功能障碍肢体的训练

充分发挥机体潜能，协助和指导患者对伤残部分功能的康复训练，如传统运动功法的练习、康复功能锻炼等。

（3）防范其他并发症的形成

如压疮、跌倒等。

（4）对患者进行心理辅助和支持

与患者家属一起，给予患者心理的支持，帮助其去除自卑感，恢复其尊严，使其成为有用的人，运用五行音乐疗法，改善患者情绪，使其以良好的心理状态回归家庭、社会。

（5）对患者及家属进行康复教育

指导患者在维持自身健康及日常生活方面的知识和技能，指导、训练患者的自我照护能力，使其能最大限度地独立完成自我照护。对家属进行康复教育，让家属了解患者的康复治疗项目及其出院后还需要继续训练的内容、饮食疗法的必要性、注重患者安全，避免过分保护或疏忽保护。

2. 职责

（1）为患者提供安全、清洁、舒适的环境

个人的清洁卫生维护及饮食摄取，是身体功能障碍者及疾病患者所迫切需要的，而适当的休息和睡眠是患者所渴望的。应协助患者在改变了生活状态和生活环境后，尽快调整身心以适应新环境。

（2）防范进一步功能障碍的形成

为脊柱病患者施行各种中医康复护理，预防肌肉萎缩、关节变形、僵硬、挛缩等，如活动关节以维持关节正常活动范围等。防止二次损伤，加重残障。

（3）帮助患者接受身体残障的事实

脊柱病患者在长期疼痛、活动受限后，可能会突然发展为残障。患者在没有心理准备的情况下，心理活动一般会经历四个时期：休克期、否认期、认知期、承受适应期。护理人员应以真诚的态度关心患者，倾听他们的感受，鼓励患者勇敢接受身体残障的事实，积极投入到康复治疗中。

（4）维护团队人员间良好的关系

护理人员在康复小组中扮演联络者的角色，应以患者为中心，及时反映患者的问题和需要，安排协调团队各专业人员的工作，起到润滑剂的作用。

（5）维持康复治疗的连续性

由康复治疗师对患者进行功能训练，由康复护理人员继续指导和督促患者练习，维持康复治疗的连续性。

（6）协助患者重返家庭和社会

患者经各种康复治疗后，康复护士应积极鼓励患者早日重返家庭和社会，并回答患者和家属的各种咨询问题，做好患者重返家庭和社会的指导。

3. 内容

（1）观察患者的病情并做好记录

康复护士要与各有关人员保持良好的人际关系，详细观察病情及康复过程中各项措施的效果和反应；定期进行效果评价并按时记录，记录要求细致、全面、完整、准确无误。负责提供患者信息，在综合治疗过程中起到协调作用，有利于康复治疗实施。

（2）预防继发性残疾和并发症

脊髓损伤患者应预防压疮、肌肉萎缩、关节挛缩畸形的发生等。

（3）掌握并实施中医康复技术

配合医师及其他康复技术人员对脊柱病患者进行功能评价，并完成中医康复技术的操作。

（4）训练患者进行"自我护理"

充分发挥脊柱病患者的主动性、创造性，使其更完善地达到目标。一般护理，又称"替代护理"，常为照顾患者，为患者进行日常生活料理。康复护理的原则是在病情允许的条件下，训练患者进行"自我护理"。对康复患者及其家属进行康复知识、康复技术的指导，使他们掌握"自我护理"的技巧，从而部分或全部地做到生活自理，能够适应新生活，重返社会、家庭。

（5）心理康复护理

脊柱病患者有其特殊的、复杂的心理活动，甚至有精神、心理障碍和行为异常。康复医护人员应理解患者、同情患者，时刻掌握康复对象的心理动态，及时、耐心地做好心理康复护理工作。

（6）中医康复护理的重点

脊柱病患者的康复护理是以疼痛、活动受限、功能障碍为核心，帮助患者缓解疼痛、改善功能障碍情况，是中医脊柱病康复护理的工作重点。

（7）康复护理评定

对康复的效果及其反应等问题进行全面的评估和判定。康复护理评定是指对康复对象的功能障碍和功能残存的程度、身体和心理的一般状况做好入院评估、中期评定、出院前疗效评定。

（8）康复健康教育

中医康复护理还需要脊柱病患者及其家属的参与，通过康复健康教育，使患者及其家属了解和掌握康复有关知识、技术，提高康复对象的自理生活能力和生活质量。

（9）出院前的康复指导

脊柱病患者在住院期间，虽然已逐渐掌握了一些中医康复护理知识和技术，但在患者出院前，还要向患者及其家属进行系统的康复指导。除以上内容外，还要让患者学会对自我健康问题的管理，指导患者制订在家庭及社区的日常生活活动自理能力相关的康复计划，并督促实施。

（10）社区康复护理

由于医学模式的转变，康复护理工作由医院走向社会，社区康复护理的开展是康复护理学科的发展趋势。此外，随着我国经济发展和人口老龄化进程的加快及人们健康观念的改变，人们对社区康复护理的需求愈来愈多。将康复护理融入社区康复，在康复护师（士）指导下,在社区层面上依靠社区内的残疾者家属、护理人员对社区的残疾人进行家庭康复护理,真正实现残疾人的全面康复和回归社会。

总之,康复护士在康复小组中扮演着重要的多重角色:护理者、协调者、调度者、教育者、咨询者、研究者,随着角色的需要展开不同的康复护理内容。

4. 原则

(1)预防在先,未病先防并贯穿于中医脊柱病康复护理的始终。

(2)中医康复护理要与日常生活活动相结合,注重实用性,以达到脊柱病患者的生活自理。

(3)重视心理康复。脊柱病患者一般长时间处于疼痛、局部活动受限状态,往往有孤独感、自卑感、敏感、抑郁等情绪反应。针对患者心理特点,采取相应的心理康复护理措施,帮助他们克服自卑感;引导他们接受现实,认识现有的肢体功能障碍。鼓励患者自尊、自信、自强、自立,主动参与功能训练,发挥残存功能,以具备回归社会的能力,最大限度地适应现在的生活,更好地融入社会。

(4)提倡协作精神。康复护理人员需要与康复小组其他人员保持密切的联系。在患者康复过程中,如遇到问题,应及时进行沟通和解决。良好的协作关系是取得最佳康复疗效的关键。

(雒明池)

第二节　中医脊柱康复护理学的特点

一、中医脊柱康复护理学是多学科交叉融合的产物

中医脊柱康复护理学作为中医学的一个重要分支,是以中医理论为指导,利用传统康复护理技术、传统康复训练和养生方法,结合预防、康复和医疗等,对脊柱病患者施行积极的康复护理措施,使其形体、精神尽量恢复到原来健康状态,具有自然科学的属性。

中医脊柱康复护理学是融中医康复护理学、西医康复护理学、脊柱康复学于一体,以中医脊柱康复护理为主,西医康复护理为辅,三者相结合的产物。该学科既依据中医康复护理学中整体观念、辨证施护的基本理论,也体现了西医康复护理学整体观、功能观、预防观、自护观为一体的指导思想;既运用了推拿、艾灸、拔罐等中医综合外治技术,也采用了西医康复评估方法和功能锻炼;既包括中西医康复护理学相关知识,也涵盖了脊柱康复学的相关内容。总之,该学科是多学科交互渗透的结果。

二、中医脊柱康复护理学以中医外治护理体系为指导

中医脊柱康复护理学以整体观念为主,依据中医基本理论,通过辨证施护,最大限度地使脊柱病患者的身心功能障碍得到改善,恢复其生活自理能力和工作能力,并使他们有可能不受歧视地融入社会中,提高生存质量,早日回归社会和家庭。其中,辨证施护是中医脊柱康复护理学的特点之一。在中医脊柱康复护理学中,针对不同脊柱病患者功能障碍类型,选择合适的中医康复护理方法和技术,是护理工作的重要内容,因此,形成了以中医外治护理体系为指导的学科特色。

中医外治护理体系是在遵循中医基本理论的基础上,把中医基础理论、中医特色护理技术融入护理服务中,形成涵盖理论、技术等多层次的完整体系。其理论以整体观念、辨证施护为主,其技术包含推拿疗法、针刺疗法等多种中医适宜技术。

1. 整体观念

整体观念是中国古代唯物论和辩证思维在中医学中的体现，贯穿于中医学的各个环节。中医学认为，人体自身是一个有机整体，人与自然环境、社会环境具有统一性。

（1）人体自身是一个有机整体：既包括生理、病理的整体性，也包括诊疗、护理的整体性。生理上整体性主要表现为"五脏一体观"和"形神一体观"，即人体由脏腑、形体、官窍组成，各脏腑、形体、官窍具有不同的功能，但它们之间不是孤立存在的，而是在结构和功能上相互关联、相互制约和相互为用的。病理上的整体性主要表现为局部病变和整体病理反应的统一。诊疗、护理的整体性主要表现为人体局部与整体的辨证统一。在诊察疾病时，应"视其外应，以知其内脏，则知所病矣"；在施护时，也强调在整体层次上对病变部位进行调节。

（2）人与自然环境、社会环境的统一性：自然环境、社会环境的变化会对人体生理、病理产生影响，在疾病的预防、护理过程中需遵循"三因制宜"的原则，充分考虑社会因素，从整体出发，促进健康。

2. 辨证施护

辨证是认识疾病过程中，确立证候的思维和实践过程，是将中医四诊（望、闻、问、切）收集的所有资料，运用中医理论进行分析、综合，辨清疾病的原因、性质、部位和发展趋势，然后概括、判断为某种性质的证候的过程。施护，即根据辨证的结果，确定相应的护理方法。辨证是决定护理的前提和依据，施护是护理疾病的手段和方法。通过施护的效果可以检验辨证的正确与否。两者在护理疾病过程中相互联系、密不可分。

3. 中医外治技术

中医外治技术种类较多，其中，中医脊柱康复护理学中广泛应用的中医适宜技术主要有以下几种：推拿疗法、针刺疗法、针刀疗法、牵引疗法、刮痧疗法、艾灸疗法、拔罐疗法、耳穴压豆疗法、中药熏蒸疗法、中药热疗法（中药塌渍疗法、中药热奄包疗法、中药湿敷疗法、中药热熨疗法）、传统音乐疗法、传统运动疗法（五禽戏、八段锦、易筋经等）、传统饮食疗法。

（雒明池）

第三节　中医脊柱康复护理学的实践模式

一、中医脊柱康复护理的主要任务

中医康复护理是实现康复总体计划中的重要组成部分，并且贯穿于脊柱病患者康复的全过程，特别是在维持生命、保障健康、促进与提高患者自理生活能力、尽快重返家庭和社会中承担着重要职责。

1. 信息的采集

采集脊柱病患者相关信息是中医脊柱康复护理工作的第一步，同时也是开展中医康复护理工作的基础和制订康复护理计划的重要依据。信息的采集工作要及时、准确、全面，应当由护理人员直接采集获得。

（1）**信息采集途径**

1）护士与脊柱病患者本人、家属或陪护人员的交谈。

2）护士直接观察或通过相关检查评定脊柱病患者的日常生活活动能力、水平以及残存功能的程度等。

（2）**信息采集主要内容**

由于采集的信息直接涉及中医康复护理计划的制订，因此，脊柱病患者信息的采集应由护士独立完成，以掌握的第一手资料为依据，不可抄写病历或者仅听取家属的介绍信息作为对患者信息的收集依据，要符合实际情况。此外，信息的采集需根据脊柱病患者的病种、病情、残障程度等而有所侧重，但应当包括以下几个方面：

1）一般情况：包括姓名、年龄、性别、民族、婚否、工作单位、工作性质、家庭住址等。

2）以往的生活习惯、宗教信仰、兴趣爱好等。

3）身体一般状况：包括精神、心理、生命体征、饮食、排泄、生活自理等情况及有无并发症，如压疮等及其程度。

4）致残原因：包括致残性质是先天性的还是后天外伤所致，起始时间和经过等；患者的心理状态。

5）现有残存功能：包括感觉、运动、日常生活活动能力等。

6）康复愿望：包括了解脊柱病患者及其家属对康复的要求和目标等。

7）家庭环境：包括经济状况、无障碍设施条件如何，脊柱病患者（或家属）有无康复及康复护理方面常识。

8）脊柱病患者的家庭和社区环境条件对康复的影响。

2. 康复护理计划的制订

责任护士依据信息收集情况，提出患者实际或潜在的健康问题，确立其康复护理的目标，制订护理方案及相应措施，并负责组织实施。在患者住院期间进行初、中、末（出院前）的康复护理效果评价，并根据疼痛缓解情况、功能障碍恢复情况等，进一步调整康复护理措施。

（1）提出康复护理问题

康复护理问题包括患者实际的或潜在的康复护理问题，并且可以通过护理措施得以解决。例如：腰椎间盘突出症患者的腰部疼痛及下肢放射痛、腰部活动受限等情况，针对以上情况可以找出相应的护理问题，如心理功能改变、感觉功能异常、日常生活活动能力降低等。

（2）确立康复护理目标

依据存在的护理问题，提出解决问题的目标，并结合脊柱病患者存在问题的严重程度及其需要康复治疗时间的长短，制订短期及长期明确、具体、具有可行性的中医康复护理目标。

（3）制订中医康复护理措施

中医康复护理措施是指为了达到护理目标，根据患者的护理问题，以中医基本理论为指导，强调整体观念和辨证施护，采取相应的中医康复护理技术。例如，对颈椎病患者颈部肌肉紧张，可采用刮痧、拔罐等相关中医康复护理技术。

3. 中医脊柱康复护理预防

中医脊柱康复护理预防是在中医基本理论指导下，通过总结脊柱病发生、发展及预后规律，采取中医综合护理技术以预防疾病发生，或尽可能减轻疾病程度。中医康复护理预防不同于疾病预防，其目的是预防可导致伤残病变的发生，以及最大限度预防伤残的进展与恶化。

中医脊柱康复护理预防可以有效地预防某些脊柱病的发生，还能通过早期康复诊断和康复治疗来防止伤残的恶化和再次致残。人体的功能障碍可以是现存的或者潜在的，也可能是部分的或者完全的，可以与致残的疾病同时存在，也可以在病后出现，因此，不能简单地将康复治疗介入的时机限定于功能障碍出现之后，对于一些可致残的疾病，在发病之前或发病过程中就应当采取一定的措施，以防止伤残的发生，把可能出现的功能障碍降到最低程度。

二、中医脊柱康复护理质量管理的任务

1. 提高全员素质，树立质量意识：进行康复护理职业素质教育和质量意识教育，使康复护士确立为伤、残、康复患者服务的思想和质量第一的意识，建立三级质量体系，做到人人关心康复护理质量。

2. 建立质量标准体系：对于康复护理的每

项服务以及每项操作，实行质量标准化。

3. 建立质量控制体系：使质量控制系统化，达到三级控制，即要素质量（基础质量）、环节质量和终末质量。

4. 建立质量信息反馈管理系统：包括质量标准化、量化、信息输入、反馈、分析处理、指令下达等一系列程序。

5. 建立质量管理规章制度：整个康复护理质量管理应有一套严格的制度和程序，必须切实执行，并不断充实和完善。

三、中医脊柱康复小组

1. 中医脊柱康复小组是专业的脊柱病康复治疗小组。为使脊柱病患者达到最大程度的康复，小组成员之间应密切合作，制订目标和计划。康复小组代表的是以患者为主导的专家团体，目的是改善残疾给患者和家属带来的影响。合作是其特点之一，也是成功实施全面康复计划的重要元素。支持康复小组概念的一个重要观点就是运用合作理念，充分利用各成员的力量共同达到目标。其中，护士是中医脊柱康复小组重要成员之一。

2. 中医脊柱康复小组在给予患者最恰当的服务方面起了关键作用，确保患者尽可能获得最大水平的功能恢复和最高的生活质量。在资源利用上，服务必须符合需求。这也要求在开始执行一项计划之前要对患者进行全面的康复评定，对小组成员进行合理分工。一个高效的康复小组，不仅在单个专业机构甚至在多个机构间都能满足康复患者长期需要。当代康复小组的功能包括：

（1）根据患者需要组成以中医康复医生为组长的中医脊柱康复小组。

（2）通过康复评定为患者和家庭制订切实可行的中医康复护理目标。

（3）确保康复治疗的连续性，协调可利用的资源。

（4）评定患者的康复进程、康复疗效及康复质量。

四、中医脊柱康复护理工作流程

1. 中医康复护理评估

中医康复护理评估是对脊柱病患者功能状态、现存能力等进行多角度、全方位的判断，做到客观、准确地评估病变的性质、部位，及其累及范围、严重程度、发展趋势、预后和转归。同时也是对患者各方面情况的收集、量化、分析并与正常标准进行比较的过程。评估是康复进程的重要标尺。评估的时机一般为患者入院时、治疗中及出院前。

2. 中医康复护理诊断

在进行中医康复护理前，需要结合医师诊断结果，对患者个人、家庭现存或潜在的康复问题进行临床判断。康复护理诊断应做到重视疾病引起的功能丧失情况，要反映出功能水平及障碍的程度和范围。作为中医康复护理实施的基础，应在护理评估的前提下，准确做出护理诊断，为达到预期康复目标做好前期准备。

3. 中医康复护理计划

护理计划是中医康复护理过程中的主体部分。此工作流程要求护理人员根据前期所做出的评估结果及护理诊断结果，将存在的中医康复护理问题按照严重程度来确定护理顺序。其中患者客观上迫切需要解决的问题应优先解决；潜在性问题应根据性质决定顺序。基于此，结合确定的康复护理目标，选择合适的中医康复护理技术，制订中医康复护理计划。

4. 中医康复护理实施

护理的实施是将中医康复护理计划付诸行动，实现康复护理目标的过程。由责任护士直接或与其他医护人员合作为患者提供康复护理，同时对患者及家属进行宣教，使其积极主动地参与到康复护理活动中来。熟练应用各项中医康复护理技术，密切观察护理期间患者的反应与病情变化；收集资料，及时、准确地处理新出现的健康问题与病情变化，并完成各项护理技术后的记录。

5. 中医康复护理评价

中医康复护理评价要求责任护士在实施康复护理计划后，对患者进行观察并沟通，获取患者康复信息，将其与制订的康复护理目标对照，按评价标准对康复护理效果、质量做出评定。评价标准主要涵盖患者的功能和身心健康改善情况。患者出院时的康复护理评价主要涵盖功能状况、辅助设备的使用、日常生活活动能力、社会活动能力、出院后去处等方面。

6. 中医康复健康教育

此项工作应贯穿整个中医康复护理过程中。前期对患者进行病情、护理目标、护理计划、住院期间生活调护事项等内容的交代，帮助患者了解康复计划，做好治疗前准备。中期对患者提出的疑问进行合理解释，及时纠正患者的不良生活习惯，保证康复治疗效果。终末期对患者康复治疗结束后的心理状态、休息与体位、饮食、居住环境、运动锻炼等日常护理注意事项进行科普教育，帮助患者实现自我护理，降低症状复发的风险。

（付士芳）

第四节　　中医脊柱康复护理学的现状和发展趋势

一、中医脊柱康复护理学的现状

近年来，随着社会生活、工作环境的改变，加上人口老龄化、工伤事故、交通事故的增多，脊柱病发病率明显上升，给康复医学提出了新的要求。近十年，我国的康复医学发展迅速，国外先进的技术和理念不断被我们引进和采用，促使脊柱病的康复治疗得到了长足发展。与此同时，脊柱病的康复护理也逐渐得到重视，并逐渐成为专项学科。康复医师、康复治疗师及康复护师等职业也逐渐被大众了解与认可。但相对康复医学、康复治疗学而言，康复护理学具有更大的发展空间，而其中针对脊柱病的中医康复护理学更是当前发展的重中之重。

现阶段，中医脊柱病康复护理人员与临床医师相互配合，通过推拿、针灸、拔罐、耳穴压豆、中药熏蒸、饮食疗法及音乐疗法等技术，对颈椎病、脊柱小关节紊乱、急性腰扭伤、慢性腰肌劳损、腰椎间盘突出症、腰椎椎管狭窄症、骶髂关节损伤、脊柱侧弯及脊柱术后患者进行康复治疗与护理，帮助患者提高活动功能，改善生活自理能力，重新回归生活，参加社会活动。

但就目前而言，中医脊柱病康复护理的发展也存在明显问题。在脊柱病的中医康复过程中，康复护士承担着护理、调度、协调、督促、教育等多项职责。这就对护士的学术水平、专业技术、心理素质提出了更高的要求。而在教学过程中，教材与课程设置方面未能摆脱康复医学的束缚，内容多为康复治疗技术，而未能明确具有实用性的康复护理技术，使得脊柱病的中医康复护理教育出现明显滞后，无法实现专业技术的有效培养，无法完全发挥出中医特色。

在临床中，脊柱病的康复护理同样面临挑战。由于康复专科护士的缺乏，临床康复护理工作多由非专科护士辅助完成，但由于他们不能正确理解康复护理的内涵，缺乏康复护理意识，影响了康复护理工作的实施和推广。此外，不完善的工作程序，使得康复护理人员不能有效地完成护理工作，而是停留于口头上的健康宣教，这也是对脊柱病中医康复护理学发展的阻碍。

二、中医脊柱康复护理学的发展趋势

1. 注重传承与创新，保持特色优势

中医脊柱康复护理学的发展必须坚持以中医基本理论为指导，在实践中不断完善学科体系。传统中医护理学作为中医药体系的重要组成部分，有着深厚的理论和丰富的护理技术，应继续加以传承与发展。以患者为中心，积极开展中医辨证施护，开展具有中医特色的健康教育和康复指导，形成专科护理服务体系，并且注重从医院到社区，再到家庭的发展。

2. 完善教学方式，注重人才培养

在教材的编写上，应该更着重于护理技术方面。将临床实用的中医康复护理技术编入教材。在师资方面，更应该倾向于具有深厚护理理论及丰富临床护理实践经验的专业护理人员。改变康复护理教学由康复医师承担的现状，使学生更多地获得关于康复护理方面的信息。依据《全国护理事业发展规划（2021—2025年）》指导思想与原则，以人民健康为中心，以群众需求为导向，以高质量发展为主题，以改革创新为动力，进一步加强护士队伍建设，丰富护理服务内涵与外延，提高中医康复护理质量，提升护理能力和专业水平，推动脊柱病中医康复护理事业全面、可持续发展。

3. 提高专科护理操作规范性与合理性

总结整合当前脊柱病的中医康复护理技术，明确操作规范，建立专科操作体系与规范的工作程序，明确康复护士在康复治疗过程中的任务，充分发挥中医康复护理的作用。

4. 紧追科技发展，结合时代特性

中医康复护理技术在临床中广泛实施，使其特色和优势得到了充分的彰显。随着西医康复学及其他学科的快速发展，以及中医康复护理技术的不断发掘，需要结合时代特性与现代科技，对中医康复护理技术操作不断研究，使其更具有指导性与推广性，进而更好地适应时代需求。例如，结合"互联网+"思维，构建中医康复护理信息服务平台，探索互联网中的服务应用；利用现代化技术，提供在线咨询、预约等便捷服务；发展中医康复护理远程服务的新型护理服务模式，多角度、多形式地推广中医脊柱病康复护理知识与服务。

（雒明池）

第二章 脊柱康复护理评定

第一节 中医康复护理评定

一、中医四诊

1. 望诊

望诊是医生运用视觉对人体的全身、局部、舌象及排出物等情况进行有目的的观察，以了解健康状况，测知病情的方法。对脊柱病患者进行望诊时，需要在温度、光线适宜情况下进行。患者充分暴露脊柱，保持直立，头胸部挺直，目向前视，两手下垂，双足并拢，全身放松，保持正常自然姿势。除了进行全身望诊以及头面、舌质、舌苔、二便等局部望诊以外，还必须仔细观察脊柱局部及其邻近部位，以初步确定疾病的部位、性质和轻重。本节主要介绍脊柱局部及其邻近部位的静态望诊，而对脊柱功能活动的动态观察则在关节活动度评定章节做详细介绍。

（1）脊柱形态

脊柱背面骨性标志（图2-1）。脊柱正面、背面和侧面观（图2-2）。

望脊柱形态时，应首先了解正常人脊柱的体表标志、生理曲度及对称性，然后分别从正面和侧面观察患者脊柱曲线，以判断脊柱形态是否正常。

1）检查者位于被检查者背后，从正面观察脊柱形态。正常人脊柱两侧对称，两肩平行对称，两侧肩胛骨内角与第3胸椎棘突同一水平，

两侧肩胛骨下角与第7胸椎棘突同一水平，两髂嵴连线与第4腰椎棘突同一水平，所有颈、胸、腰椎棘突都在背部正中线上，即自枕骨结节至第1骶椎棘突的连线是一条直线。如果脊柱向左或向右偏离后正中线，则称为脊柱侧弯。

2）检查者位于被检查者侧面，从侧面观察脊柱形态。正常人脊柱有4个生理弯曲，即颈曲、胸曲、腰曲、骶曲（图2-2右）。颈曲、腰

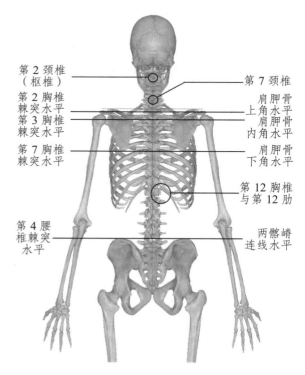

图2-1 脊柱背面骨性标志。

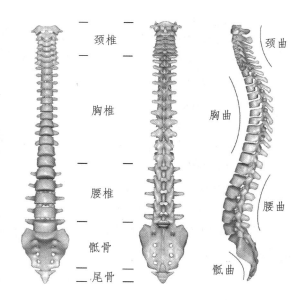

图 2-2　脊柱正面（左）、背面（中）、侧面观（右）。

曲向前凸出，胸曲、骶曲向后凸，保证了脊柱的正常生理功能，对重心的维持和吸收震荡起重要的作用。脊柱过度向后弯，称为脊柱后凸，亦称为驼背，多发生于胸段脊柱，常见的疾病有佝偻病、结核病、强直性脊柱炎、脊椎退行性变、外伤致脊椎压缩性骨折、青少年发育期姿势不良或脊椎骨软骨炎等。脊柱过度向前凸，称为脊柱前凸。多发生在腰椎部位，患者腹部明显向前突出，臀部明显向后突出，多见于晚期妊娠、大量腹水、腹腔巨大肿瘤、第 5 腰椎向前滑脱、髋关节结核及先天性髋关节后脱位等疾病。

（2）脊柱局部及周围皮肤

观察脊柱局部及周围皮肤有无发红、肿胀、瘀血、包块、发绀、色素沉着、发亮、破溃、结痂、瘢痕等情况。如腰背部有不同形状的咖啡色斑点，反映了神经纤维瘤或纤维异样增殖症的存在；腰骶部汗毛过长、皮肤色浓，多有先天性骶椎裂；腰部中线软组织肿胀，多为硬脊膜膨出；一侧腰三角区肿胀，多为流注脓肿等。

2. 闻诊

闻诊是从听患者的语言、呼吸、呻吟、咳嗽等声音，以及嗅呕吐物、二便或其他排泄物的气味等方面获得临床资料。对脊柱疾病患者的闻诊尤需密切关注患者声音是高亢还是轻微，以及二便等气味，来进一步判断损伤的性质和轻重。

3. 问诊

问诊是医生通过对患者或陪诊者进行有目的的询问，以了解健康状态。问诊是诊察病情的方法，是中医四诊的重要内容之一。问诊时，需在安静适宜的环境下进行，态度和蔼认真，语言通俗易懂，避免诱导或暗示，并要分清主次缓急，抓住重点，全面询问。除了进行一般性的问诊外，还应着重问询脊柱局部疼痛部位与性质及与之相邻的头部和四肢的不适及异常感觉，以进一步确定损伤的部位、性质和轻重等。

4. 切诊

切有靠近、接触、按压之意。切诊是医生用手指或手掌对患者的某些部位进行触、摸、按、压，从而了解病情，诊察疾病的方法，是中医四诊的重要内容之一。对脊柱疾病患者进行切诊时，除需要进行脉诊外，还需对脊柱局部的骨骼和肌肉进行触诊，以进一步确定损伤的部位、性质和轻重等。

（1）脉诊

脉诊又称切脉、按脉、把脉、摸脉、候脉等，是医生运用手指对患者特定部位的浅动脉进行切按，感受脉动应指形象，以了解患者身体状况的一种诊察方法。中医的脉诊有着悠久的历史，经过不断的演变，而今的脉诊多以寸口脉法为主。

寸口脉法，顾名思义，"独取寸口"，是指切诊桡骨茎突内侧一段桡动脉的搏动，根据其脉动形象，以了解人体生理、病理状态的一种诊察方法。寸口脉分为寸、关、尺三部，以桡骨茎突为标志，其内侧为关，腕侧为寸，肘侧为尺，医者分以示、中、无名指切寸、关、尺三部以诊其异常。

（2）骨骼触诊

脊柱由 24 块椎骨（7 块颈椎、12 块胸椎和 5 块腰椎）及骶尾骨组成。沿着背部正后方从上而下触诊，可依次扪及颈椎、胸椎及腰椎的后方尖尖的突起。这些棘突与周围的骨性标志协同完成对脊柱病变部位的定位。

1）椎体棘突

患者取坐位，身体及颈部稍前屈，检查者把手指放在背部正中线，沿着脊柱上下移动，可触摸棘突的大小、突出度和它们之间的间隙（图 2-3 左）。

2）第 7 颈椎

患者取坐位，颈部前屈，颈部后方较为突出的部位即为第 7 颈椎棘突（图 2-3 中），可以此来区分颈部及上背部。

3）第 2 颈椎

患者取仰卧位，检查者定位第 7 颈椎棘突，用示指沿颈椎向上探寻，可触及明显增大突出的突起，为第 2 颈椎棘突（图 2-3 右）。

4）第 2 胸椎与肩胛骨上角

患者取俯卧位或站位，检查者一手定位肩胛骨上角，另一手水平移动至脊柱，可触及第 2 胸椎棘突（图 2-4 左）。

5）第 7 胸椎与肩胛骨下角

患者取俯卧位或站位，检查者一手定位肩胛骨下角，另一手水平移动至脊柱，可触及第 7 胸椎棘突（图 2-4 右）。

6）第 12 胸椎与第 12 肋

患者取俯卧位或站位，检查者双手在背部滑动手指到胸腔底部找到第 12 肋尖端，后沿肋骨线轴线方向向中间移动，滑动至脊柱时可触及第 12 胸椎棘突（图 2-5 左）。

7）第 4 腰椎与髂嵴顶端

患者取俯卧位或站位，检查者双手定位两个髂嵴的侧面，示指沿髂嵴定位髂嵴上缘，水平方向滑动拇指至脊柱，可触及第 4 腰椎棘突（图 2-5 右）。

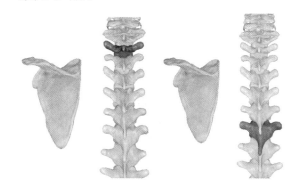

图 2-4　第 2 胸椎与肩胛骨上角（左）、第 7 胸椎与肩胛骨下角（右）。

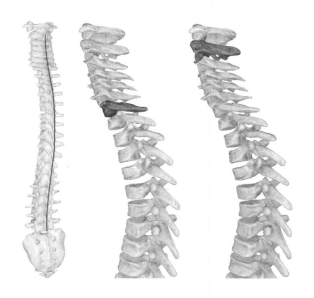

图 2-3　椎体棘突（左）、第 7 颈椎（中）、第 2 颈椎（右）。

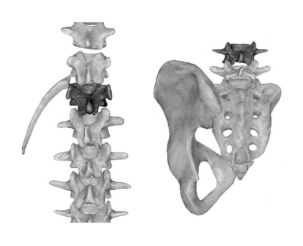

图 2-5　第 12 胸椎与第 12 肋（左）、第 4 腰椎与髂嵴顶端（右）。

8）颈椎横突与椎板沟

患者取仰卧位，检查者将手指放在患者耳垂下面颈部的一侧，用拇指前后、上下移动可感受到颈椎横突形成的脊。向后移动手指离开横突，可触及颈椎横突与颈椎棘突之间的间隔，即为颈椎椎板沟（图 2-6 左），内有肌肉填充，很难触及骨骼。

9）胸腰椎横突与椎板沟

患者取俯卧位，检查者定位胸椎棘突后向侧面移动约 2.5 厘米，向下按压可触及不易察觉的、多结节的胸椎横突；定位腰椎棘突后向侧面移动约 5 厘米，向前内侧的角度可触及腰椎横突形成的脊状突起。定位胸腰椎的棘突与横突，之间为椎板沟（图 2-6 中、右），内有肥厚的肌肉填充，很难触及骨骼。

（3）**肌肉触诊**

位于脊柱周围的肌肉繁多，可分为浅、深两个肌群。浅肌群主要有斜方肌、背阔肌、肩胛提肌、菱形肌和臀大肌，深肌群主要有竖脊肌、腰方肌和腰大肌。本节主要介绍脊柱局部及其邻近部位的主要肌肉的触诊。

1）斜方肌

定位：位于项背部的浅层，起于上项线、枕外隆突、项韧带、第 7 颈椎及所有胸椎的棘突，止于锁骨的外 1/3、肩峰和肩胛冈（图 2-7）。

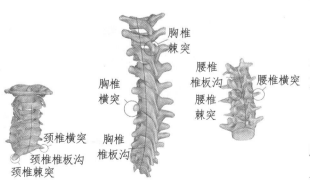

图 2-6 颈椎（左）、胸椎（中）、腰椎（右）。

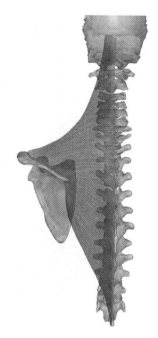

图 2-7 斜方肌。

功能：上部肌束单侧可使头和颈侧屈到相同方向，使头和颈旋转到相反方向，上提、上旋肩胛骨，双侧可伸展头和颈；中部肌束内收及稳定肩胛骨；下部肌束下降、上旋肩胛骨。

触诊方法：患者取俯卧位，检查者将拇指放于肩胛冈内侧，分别向上、向下、水平向外三个方向触诊，在患者抵抗肩胛骨后伸时容易触及。

2）背阔肌

定位：位于背下部、腰部及胸侧壁，是全身最大的扁肌，起于第 6 胸椎以下的所有椎骨棘突和髂嵴后份，止于肱骨小结节嵴（图 2-8）。

功能：伸展、内收及内旋肩关节。

触诊方法：患者取俯卧位，手臂自然垂下床边，在肩胛骨外侧缘可触及部分背阔肌，向上至腋窝，向下至肋骨，在患者垂下的手向髋部摆动时容易触及。

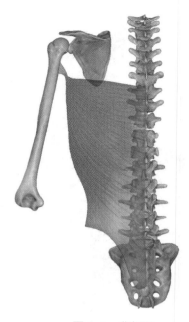

图 2-8 背阔肌。

3) 肩胛提肌

定位： 位于颈部两侧，斜方肌深面，呈带状，起于第 1～4 颈椎的横突，止于肩胛骨上角和内侧缘的上部（图 2-9）。

功能： 单侧可上提、下旋肩胛骨，使头和颈侧屈后仰、转向对侧；双侧使头和颈后伸。

触诊方法： 患者取仰卧位，用拇指扣及一侧颈椎横突，朝肩胛骨上角处滑动可触及肩胛提肌，在患者头转向另一侧时容易触及。

4) 菱形肌

定位： 位于斜方肌的深层，起于第 6、7 颈椎和第 1～4 胸椎的棘突，止于肩胛骨的内侧缘（图 2-10）。

功能： 内收、上提、下旋肩胛骨。

触诊方法： 患者取俯卧位，在肩胛骨内侧缘第 5～7 胸椎的椎板沟处轻压，在患者背伸手臂时容易触及。

5) 竖脊肌

定位： 位于全部椎骨两侧的椎板沟内，起于骶骨的背面和髂嵴的后部，止于上方的椎骨、肋骨，并达颞骨乳突（图 2-11）。

功能： 单侧使脊柱向同侧弯曲，双侧使脊柱后伸。

触诊方法： 患者取俯卧位，两手自然放在两侧，双手从骶骨背部沿脊柱两侧椎板沟向上触诊，在患者稍后伸颈部时容易触及。

6) 腰方肌

定位： 位于腰部深层，起于髂后嵴，止于第 1～4 腰椎横突和第 12 肋（图 2-12）。

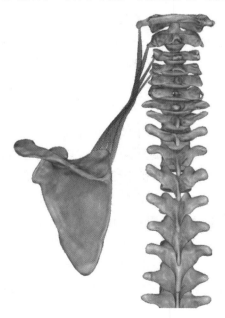

图 2-9 肩胛提肌。

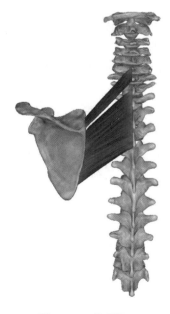

图 2-10 菱形肌。

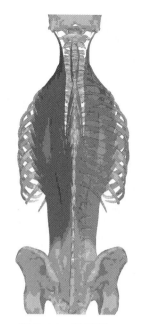

图 2-11　竖脊肌。

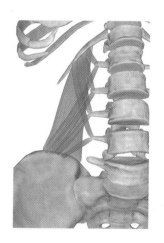

图 2-12　腰方肌。

功能： 单侧可提举骨盆，使脊柱弯向同侧，并协助脊柱后伸；双侧可于被动呼吸时固定最后肋。

触诊方法： 患者取俯卧位，将拇指置于第1～4腰椎一侧椎板沟外缘处，向椎体方向缓慢轻压，在患者将该侧臀部朝肩膀方向倾斜时容易触及。

7）腰大肌

定位： 位于腹部深层，起于腰椎体侧面及横突，止于股骨小转子（图2-13）。

功能： 屈曲、外旋髋关节，屈曲躯干，前倾骨盆，单侧可辅助腰椎侧弯。

触诊方法： 患者取侧卧位，以示、中二指于髂前上棘和脐部连线的中点深层触及腰大肌，在患者屈髋时容易触及。

8）臀大肌

定位： 位于臀部浅层，起于尾骨、骶骨外缘、髂嵴、骶骨粗隆和骶髂韧带，止于髂胫束和臀肌粗隆（图2-14）。

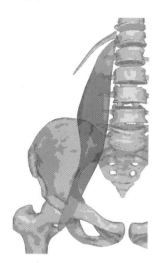

图 2-13　腰大肌。

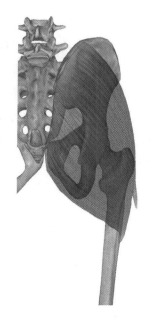

图 2-14　臀大肌。

功能：伸、外旋及外展髋关节。

触诊方法：患者取俯卧位，以拇指触及尾骨、骶骨边缘、髂后上棘和髂嵴下 5 厘米这些标志部位，可于所围区域部位触及臀大肌，在患者后伸髋关节时容易触及。

二、中医辨证

1. 八纲辨证

八纲辨证是医生对四诊所收集的各种病情资料运用八纲进行分析、归纳，对现阶段疾病的病变部位的深浅、疾病性质的寒热、邪正斗争的盛衰以及病症类别的阴阳进行辨别，归纳为表、里、寒、热、虚、实、阴、阳八类证候的方法。

（1）表里辨证

表、里是辨别病变部位深浅、内外的两个纲领。表与里是相对的概念，一般认为人体的皮毛、肌腠在外属于表；气血、骨髓、脏腑在内属于里。而临床辨证时，一般把外邪侵犯肌表且病位浅者称为表证；把病在脏腑且病位较深者称为里证。

1）表证是指六淫、疫疠等邪气经皮毛、口鼻侵入机体所导致的正气抵抗于肌表而出现恶寒、发热的证候。多见于外感病初期，具有起病急、病位浅的特点。在脊柱病患者中主要辨别是否因外感风寒湿邪引起疼痛，以进一步确定损伤的性质。

2）里证是指病变部位在内，反应脏腑、气血、骨髓等病变，以脏腑受损或功能失调症状为主要表现的证候。脊柱病患者应密切关注脊柱病变可能累及的内脏器官功能，来进一步判断损伤的性质和轻重。

（2）寒热辨证

寒、热是辨别疾病性质的两个纲领。辨清寒证和热证是确定"寒者热之，热者寒之"治则的依据。寒热喜恶、口渴与否以及面色赤白、脉象等为辨别寒证和热证的重要依据。

1）寒证是指感受寒邪或者阳虚阴盛，机体活动功能受抑制或衰退所表现的证候。在脊柱病患者中，因感受寒邪且体质壮实者多为实寒证；久病内伤、阳气虚弱而阴寒偏盛者多为虚寒证；寒邪入脏腑或者阳虚阴盛者多为里寒证。以此辨证来进一步判断损伤的性质。

2）热证是指由于感受热邪或阳盛阴虚或脏腑阳气亢盛，表现出机体功能亢进的证候。在脊柱病患者中，由于外感火热阳邪、寒湿郁而化热等导致体内阳热过盛且形体壮实者多为实热证；由于内伤久病、阴液耗损而阳气偏亢者多为虚热证；由于阴虚阳亢所致或热邪盛于脏腑者多为里热证。以此辨证来进一步判断损伤的性质。

（3）虚实辨证

虚、实是用来辨别正气强弱和邪气盛衰的两个纲领。病程、体质、精神、二便、舌象及脉象等因素是辨别虚证与实证的重要因素。分析脊柱病患者邪正的虚实关系是辨证的基本要求，可为治疗提供依据。

1）虚证是指人体气血阴阳等正气虚弱，脏腑功能衰减，表现为不足、衰退、松弛的证候。在脊柱病患者中应辨别是由于先天禀赋不足导致的还是由于后天阴液、气血耗损导致的，以此来进一步判断损伤的性质。

2）实证是指人体感受外邪或疾病过程中阴阳气血失调，邪气正盛而正气未衰，体内病理产物蓄积，脏腑功能活动亢进的证候。脊柱病患者中应辨别是由于外感邪气、正气抗邪所致还是脏腑功能失调导致气机阻滞而形成痰饮、水湿、瘀血等病理产物所致，以此来进一步判断损伤的性质。

（4）阴阳辨证

阴、阳是归类病证类别的两个纲领，也是八纲辨证的总纲，表、热、实证属阳；里、寒、虚证属阴。但在临床对于脊柱病患者的辨证过程中，阴证和阳证的划分不是绝对的，而是相对而言的，所以会存在阴中有阳、阳中有阴的情况，需要具体分析来进一步判断损伤的性质。

2. 经络辨证

经络辨证是以经络学说为理论依据，对患者的症状和体征进行综合分析，以判断疾病所属的经络、脏腑，进而判断疾病的病因、病机及病性的一种辨证方法。临床可用以进一步明确疾病所属、转归及预后。

（1）辨十二经脉病证

十二经脉包括手、足三阴和三阳经。不同经的疾病具有不同的特点，掌握其规律，便有助于推知疾病所属经络与脏腑。

1）经络循行部位的症状

经络受邪，经气不利，所患病证多与经络循行相关。例如，足太阳膀胱经受邪，可见项背、腰脊等处疼痛等症状。

2）经络所属脏腑的症状

经络受邪可累及脏腑，脏腑受邪亦可致使经络经气不利，其在症状上多为脏腑及经络症状相兼。例如，足少阴肾经病证，可

有尿频、尿急、小腹冷痛等症，亦可在肾俞有压痛。

3）多经合病的症状

一经受邪，可累及它经，造成多经合病。例如，肾经受邪，累及膀胱经，可有腰部困着乏力等症状；膀胱经受邪，累及肝经，可有头晕目眩等症状。

（2）辨奇经八脉病证

奇经八脉为任脉、督脉、冲脉、带脉、阳维脉、阴维脉、阳跷脉、阴跷脉八条经脉，具有调节人体阴阳气血平衡、联系十二经脉的作用。

奇经八脉的病症是由其特殊性及经络循行决定的。例如，阳维脉起于诸阳之会，腰痛时常伴红肿；督脉起于会阴，腰痛时可伴四肢痉挛甚至角弓反张。

3. 经筋辨证

经筋辨证是以经筋学说为理论依据，对患者的症状和体征进行综合分析，以判断疾病所属骨骼、肌肉、韧带，进而判断疾病的病因、病机及病性的一种辨证方法。临床可用以进一步明确疾病所属、转归及预后。

经筋包括手、足三阴、三阳经筋与维筋两部分，起于四肢，循肢节上达胸背头颈，不入脏腑，其疾病特点多以疼痛为主，且与其所处部位息息相关。颈项部有十二经筋共同循行，腰背部有足三阴、三阳经筋循行，故脊柱疾病患者与经筋损伤关系密切。

（付士芳）

第二节　西医康复护理评定

一、运动功能评定

1. 肌力评定

肌力（myodynamia）是指在主动运动时肌肉最大收缩的力量，表现为人体在主动运动时肌肉或肌群的力量。肌力评定用以测定肌力减弱的范围及程度，评定肌力增强的效果，有助于确定预后，为制订康复治疗计划提供依据。常用的肌力评定方法有徒手肌力评定和器械肌力评定。

（1）徒手肌力评定（manual muscle testing，MMT）

徒手肌力评定是指检查者用自己的双手，凭借自身的技能和判断，按照一定的标准，判断肌力状况及其等级的一种检查方法。由于 MMT 检查不需特殊的器具，不受检查场所的限制，临床应用方便，可用于判断肌力的大小。

1）分级标准：Lovett 肌力分级标准（表 2-1）将肌力分为 6 级，其中 3 级肌力是徒手检查的中心，肌力达 3 级时，肢体可以抵抗重力，做全范围关节活动，但不能抗阻力；肌力达 3 级以上时，可采用器械检查做进一步定量分析。

Lovett 肌力分级标准的定量分级标准较粗略，为进一步测定患者肌力情况，可在 1～5 级的右上角加"+"或"-"进一步细分。目前，国际上普遍应用的肌力分级方法是手法肌肉检查的补充 6 级分级法（表 2-2）。

表 2-1　Lovett 肌力分级标准

级别	名称	标准	相当于正常肌力的百分比（%）
0	零（zero，0）	无可测知的肌肉收缩	0
1	微缩（trace，T）	有轻微肌肉收缩，无关节活动	10
2	差（poor，P）	减重状态下能完成关节全范围运动	25
3	尚可（fair，F）	能抗重力完成关节全范围运动，但不能抗阻力	50
4	良好（good，G）	能抗重力、抗一定阻力完成关节全范围运动	75
5	正常（normal，N）	能抗重力、抗充分阻力完成关节全范围运动	100

表 2-2　手法肌力检查补充分级法

级别	标准
0	没有可以测到的肌肉收缩
1	有轻微肌肉收缩，但不产生关节运动
1^+	有较强肌肉收缩，但没有关节运动
2^-	不抗重力时关节可以完成大部分活动范围（ROM＞50%）
2	不抗重力时关节可以完成全范围活动
2^+	抗重力时关节可以完成小部分活动范围（ROM＜50%）
3^-	抗重力时关节不可以完成全活动范围（ROM＜100%，但＞50%）

（待续）

表 2-2 （续）

级别	标准
3	抗重力时关节可以完成全范围活动
3⁺	抗重力时关节可以完成全范围活动，抗较小阻力时关节可以完成部分范围活动（ROM＜50%）
4⁻	抗部分阻力时关节可以完成大部分范围活动（＞50%，但 ROM＜100%）
4	抗部分阻力时关节可以完成全范围活动
4⁺	抗充分阻力时关节可以完成小部分活动范围（ROM＜50%）
5⁻	抗充分阻力时关节可以完成大部分范围活动（ROM＞50%，但＜100%）
5	抗充分阻力时关节可以完成最大活动范围（ROM=100%）

注：ROM，关节活动度。

2）检查方法：根据受检肌肉或肌群的功能，采取合适的体位和姿势，结合肌力分级标准进行评定。首先，在垂直方向上，用一手固定近端肢体，令受试者用力收缩被测肌肉，使远端肢体对抗自身重力，做全范围运动，如能完成，说明肌力在 3 级或 3 级以上。其次，观察抗阻力情况。若能完成，依据其能克服的阻力大小判定肌力 4 级或 5 级，不能承受外加阻力则为

3 级。当肢体不能克服重力时，则消除重力的作用，将肢体关节活动 90°，在水平面上运动（可稍托肢体，或在肢体下放置平板），能完成大幅度运动，肌力为 2 级，如仅有微小关节活动或无活动，仅在肌腹或肌腱上触及收缩感，肌力为 1 级，触及不到肌肉收缩为 0 级。

3）脊柱相关肌肉肌力评定

详见表 2-3。

表 2-3 脊柱病相关主要肌肉肌力评定

功能	主动肌	神经支配	评定
颈前屈	斜角肌	颈丛神经：C3～C8	5 级 仰卧位，做抬头动作，能抗较大阻力
	颈长肌	颈丛神经：C2～C6	4 级 体位同上，能抗中等肌力
	头长肌	颈丛神经：C1～C3	3 级 体位同上，能抬头，不能抗阻力
	胸锁乳突肌	副神经：C2～C3	2 级 侧卧位，托住头部，可屈颈
			1 级 体位同上，可触及肌肉活动
颈后伸	斜方肌	副神经 C2～C4	5 级 俯卧位，做抬头动作，能抗较大阻力
	颈部骶棘肌	胸神经 C8～T4	4 级 体位同上，能抗中等肌力
			3 级 体位同上，能抬头，不能抗阻力
			2 级 侧卧位，托住头部，可仰头
			1 级 体位同上，可触及肌肉活动
躯干前屈	腹直肌	肋间神经 T5～12	5 级 俯卧位，髋、膝屈曲，双手抱头后能坐起
			4 级 体位同上，双手前平举能坐起
			3 级 体位同上，能抬起头及肩胛部
			2 级 侧卧位，髋、膝屈曲，能抬起头部
			1 级 体位同上，能触及上腹部肌肉活动
躯干后伸	骶棘肌	脊神经后支 C2～T5	5 级 俯卧位，胸以上在桌缘外，固定下肢，抬起上身时，能抗较大阻力
	腰方肌	肋间神经 T12～L3	4 级 体位同上，能抗中等肌力
			3 级 体位同上，能抬起上身，不能抗阻力
			2 级 俯卧位，能做头后仰动作
			1 级 体位同上，能触及背肌收缩

（待续）

表 2-3 （续）

功能	主动肌	神经支配	评定	
躯干旋转	腹内斜肌	肋间神经 T7～T12	5 级	仰卧位，下肢屈曲固定，抱头能坐起并向一侧转体
	腹外斜肌	髂腹股沟及生殖	4 级	体位同上，双手前平举坐起及转体
		股 T12～L1	3 级	仰卧位，能旋转上体使一肩离床
		肋间神经 T5～T11	2 级	坐位，能大幅度转体
			1 级	体位同上，能触及腹外斜肌肌肉收缩
骨盆侧向倾斜	腰方肌	脊神经 T12～L3	5 级	仰卧位，向头侧提拉一侧下肢，能抗较大阻力
			4 级	体位同上，能抗中等阻力
			3 级	体位同上，能抗较小阻力
			2 级	体位同上，能拉动一侧下肢，不能抗阻力
			1 级	腰部可触及腰方肌收缩

4）注意事项

① 向患者解释检查的目的和方法，必要时给予示范。

② 避免反复改变体位，以防患者疲劳影响测试结果。在满足检查目的前提下，体位摆放尽可能使患者感觉安全和舒适。

③ 禁忌证：对骨关节不稳定、脱位，尤其是肌肉骨骼结构的术后，关节及周围软组织急性损伤、严重疼痛及关节活动极度受限、严重的关节腔积液和滑膜炎等疾患应禁止徒手肌力检查。对疼痛剧烈、关节活动受限、严重骨质疏松，心血管疾病及有骨化性肌炎部位也不适用徒手肌力评定法。

（2）简单器械的肌力评定

应用专门器械的肌力测试，适用于 3 级以上肌力的检查，可以获得较准确的定量资料，包括等长肌力测试（isometric muscle test，IMMT）、等张肌力测试（isotonic muscle test，ITMT）及等速肌力测试（isokinetic muscle test，IKMT）。

1）等长肌力测试

① 握力测试：用握力计测算手握力的大小，用握力指数来评定，反映屈指肌力。握力指数＝握力（kg）/ 体重（kg）×100%，正常值应大于 50%。测试姿势为测试上肢自然下垂，肘伸直，将把手调至适当宽度，握力计测定 2～3 次，取其最大值。检测时避免其他肌群代替。

② 捏力测试：用捏力计测算拇指与其他手指间的捏力大小。反映拇指对掌肌肌力及其他四指屈肌肌力，正常值约为握力的 30%。测试时，调整好捏力计，用拇指与其他手指相对捏压捏力计 2～3 次，取其最大值。

③ 背肌力测试：用拉力计测算背部肌肉的力量，用拉力指数来评定。拉力指数＝拉力（kg）/ 体重（kg）×100%。正常值男性为 150%～200%，女性为 100%～150%。测试时受试者双膝伸直，将拉力计把手调节到膝盖高度，双手握住拉力计把手，然后腰部伸展用力上提把手。注意进行背肌力测试时，腰椎应力大幅度增加，易引发腰痛，故不适宜腰痛及老年患者。

④ 背肌等长耐力测试：俯卧位，双手抱头后，脐以上身体在桌缘外，固定双下肢，伸直脊柱，使上体凌空或呈水平位，如能维持此姿势的时间超过 1 分钟，则腰背肌肌力正常。

⑤ 四肢各组肌群肌力测试：在标准姿势下，通过钢丝绳及滑轮拉动固定的测力计，可测定四肢各组肌群的等长肌力。

2）等张肌力测试：等张肌力测试是测定肌肉克服阻力收缩做功的能力。测试时肌肉进行等张收缩使关节做全范围的运动，所能克服的阻力值不变。运动负荷可用重锤、沙袋、哑铃或可定量的运动装置进行。测出完成 1 次关节全范围运动的最大阻力称为 1 次最大阻力（1 repetition maximum，1RM），测出完成 10 次连续规范运动的阻力称为 10 次最大阻力（10RM）。

3）等速肌力测试：等速肌力测试需要借

助特定的等速测试仪,对肌肉运动功能进行动态评定,并记录分析其各项数据。但由于该方法需要特殊的测试仪器,并且仪器价格昂贵,在我国目前尚无广泛应用。

2. 肌张力评定

肌张力是骨骼肌维持静态姿势的收缩力。表现为持续、微小、交替的肌肉收缩,是维持身体各种姿势和正常活动的基础。肌张力评定是通过对肌肉外观、硬度、关节活动受限的程度及阻力,不同姿势时肌肉活动的状态,完成特定动作时关节运动的阻力等评价肌张力的方法。

（1）肌张力的分类

肌张力是维持身体各种姿势和正常活动的基础。根据身体所处的不同状态,肌张力可分为静止性肌张力、姿势性肌张力、运动性肌张力。

1）静止性肌张力:可在肢体静息状态下,通过观察肌肉外观,触摸肌肉的硬度,被动牵拉运动时肢体活动受限的程度及其阻力来判断。

2）姿势性肌张力:在患者变换各种姿势的过程中,通过观察肌肉的阻力及肌肉的调整状态来判断。

3）运动性肌张力:在患者完成某一动作的过程中,通过检查相应关节的被动运动阻抗来判断。

（2）异常肌张力

1）肌张力增高:肌张力高于正常静息水平。根据状态不同可分为肌肉痉挛和肌肉强直两种。

① 肌肉痉挛:多见于锥体束病变,表现为速度依赖性地牵张反射亢进。其中以运动起始时有较大阻力,到某一点时,突然感觉阻力减小的状态最为常见,此现象称为折刀现象。

② 肌肉强直:多见于锥体外系病变,表现为在肢体的被动运动过程中,主动肌和拮抗肌的肌张力同时增加的状态,各方向上的阻力均匀一致。它与弯曲铅管的感觉类似,亦称为铅管样强直,若从运动起始到终末的阻抗感表现为断续忽有忽无的情况,称齿轮现象。

2）肌张力低下:又称为肌张力迟缓,是指肌张力低于正常静息水平,对关节进行被动运动时感觉阻力消失的状态,表现为关节活动范围增加,可见于脊髓损伤的休克期等。

3）肌张力障碍:是一种以张力损害、持续的和扭曲的不自主运动为特征的运动功能亢进性障碍,临床上常见类型有痉挛性斜颈、扭转痉挛及手足徐动症等。

（3）评定方法

1）肌张力评定:根据肌张力不同程度的特征,可分为6级:0级为中重度低张力,1级为轻度低张力,2级为正常肌张力,3级为轻度痉挛,4级为中度痉挛,5级为重度痉挛。

2）肌痉挛评定:在肌张力的评定中,不使用仪器的徒手评定方法在临床上仍然为主要手段。徒手评定是一种根据关节进行被动运动时所感受的阻力来分级评定的方法。临床中常用分级法为神经科分级法、Ashworth 分级法、Penn 分级法及 Clonus 分级法,见表 2-4。

Ashworth 分级法自 1946 年以来在临床上广泛应用于对痉挛的严重程度进行评定,但是原始 Ashworth 分级法评定时易出现大部分患者集中在低、中级评分水平的集束效应。改良 Ashworth 分级法见表 2-5。

表 2-4　常用肌张力的分级法

分级	神经科分级	Ashworth 分级	Penn 分级	Clonus 分级
0	肌张力降低	无肌张力增高	无肌张力增高	无踝阵挛
1	肌张力正常	轻度增高,被动活动时有一过性停顿	肢体受刺激时出现轻度肌张力增高	踝阵挛持续 1～4s
2	稍高,肢体活动未受限	增高较明显,活动未受限	偶有肌痉挛,<1 次/h	踝阵挛持续 5～9s
3	肌张力高,活动受限	增高明显,被动活动困难	经常痉挛,>1 次/h	踝阵挛持续 10～14s
4	肌肉僵硬,被动活动困难或不能	肢体僵硬,被动活动不能	频繁痉挛,>10 次/h	踝阵挛持续大于 15s

表 2-5　改良 Ashworth 分级法评定标准

分级	评定标准
0	无肌张力的增加
1	肌张力略微增加：受累部分被动屈伸时，在关节活动范围之末时呈现最小的阻力或出现突然卡住和释放
1+	肌张力轻度增加：在关节活动范围后 50%范围内出现突然卡住，然后在关节活动范围的后 50%均呈现最小的阻力
2	肌张力较明显的增加：通过关节活动范围的大部分时，肌张力均较明显的增加，但受累部分仍能轻易地被移动
3	肌张力严重增高：被动运动困难
4	僵直：受累部分被动屈伸时呈现僵直状态，不能活动

（4）注意事项

1）评定前，向患者解释检查目的、方法、步骤和感受，使患者了解评定的整个过程，消除紧张心理。

2）检查评定时，患者应处于舒适体位，一般采用仰卧位，充分暴露检查部位。首先检查健侧同名肌，然后检查患侧，对双侧进行比较。

3）避免在疲劳时、运动后、情绪激动及服用影响肌张力的药物时进行检查。

4）检查时，室温应保持在 22～25℃。

5）再次评定时，还应注意尽量选择相同的时间段和其他评定条件。

6）记录评定结果时，应注明测试的体位，是否存在影响肌张力的外在因素（如评定时间、环境温度等），是否存在异常反射，痉挛分布的部位，对患者 ADL 的影响等。

3. 关节活动度评定

关节活动度（range of motion，ROM）是指关节由最大伸展到最大屈曲所覆盖的活动角度范围。通常分为主动关节活动度和被动关节活动度。主动关节活动度是指作用在关节上的肌肉随意收缩使关节运动时达到的运动弧；被动关节活动度是指在外力作用下运动时达到的运动弧。关节活动度评定是对能引起关节活动受限的身体功能障碍性疾病，如关节、烧伤、骨折等的首要评定过程。

（1）评定目的

1）了解关节活动范围障碍的程度和关节的活动功能。

2）结合临床表现，推测可能引起关节活动障碍的原因。

3）为制定治疗目标和选择合适的护理训练方法提供参考依据。

4）评价治疗效果。

（2）测量工具及方法

1）测量工具：常用的测量工具是半圆规量角器，是由两个直臂和一个半圆连接而成，一臂有刻度，另一臂上有一个与轴相连的指针。使用时，在标准测量姿势和体位下，将量角器的中心点放在代表关节旋转中心的骨性标记处，并将量角器的两臂分别放在两端肢体的长轴上，使关节绕轴心向另一个方向运动达到最大限度；然后读取指针上关节的角度。

2）测量方法：①关节的起始位置为 0°，关节活动度随着从起始位置（一般为解剖位）方向运动的增加而增加。②测量肢体关节的 ROM 时，应将两侧进行比较，如果两者之间存在任何差异，则应分别记录其关节 ROM。③每个关节的 ROM 应测量主动 ROM 和被动 ROM，前者通常在括弧内表示。④关节活动可能会引起疼痛，患者应处于舒适、无痛的位置，尽可能获得更精确的 ROM。⑤关节僵硬被认为是关节 ROM 的完全丧失。⑥在医生的指导下有选择性地使用量角器。⑦评定者记录 ROM 应以表格的形式清楚、准确地表达。脊柱活动度的测量方法见表 2-6。

表 2-6　脊柱活动度的测量方法

关节	运动	受检者体位	轴心	量角器放置方法固定臂	移动臂	正常活动范围
颈部	前屈	坐位，在侧方测量	外耳道中点	与地面垂直	与鼻子底部延长线一致	0°～45°
	后伸	同上	同上	同上	同上	0°～45°
	左、右旋	坐位，于头顶测量	头顶中心点	与两侧肩峰连线平行	头顶与鼻尖连线	各 0°～60°
	左、右侧屈	坐位，于后方测量	第 7 颈椎棘突	沿胸椎棘突与地面垂直	头顶中心与第 7 颈椎棘突连线	各 0°～45°
胸腰部	前屈	站立位	第 5 腰椎棘突	通过第 5 腰椎棘突的垂线	第 7 颈椎与第 5 腰椎棘突连线的平行线	0°～80°
	后伸	同上	同上	同上	同上	0°～25°
	左、右旋	坐位，臀部固定	头顶部中点	双侧髂嵴上缘连线的平行线	双侧肩峰连线的平行线	各 0°～45°
	左、右侧屈	站立位，于后方测量	第 5 腰椎棘突	两侧髂嵴连线中点的垂线	第 7 颈椎与第 5 腰椎棘突的连线	各 0°～35°

（3）**注意事项**

1）测量前要对患者详细说明，取得患者配合，防止出现错误的运动姿势和代偿运动。

2）测量时要充分暴露被测量的肢体，并在合适的室温条件下进行。

3）被动运动时手法要柔和，速度要缓慢，尤其对伴有疼痛和痉挛的患者不能做快速的被动运动。

4）关节测量尺与患者身体的接触要适度，不得影响关节的运动，原则上测量尺应放在被测关节的外侧。

5）关节的主动活动范围与被动活动范围明显不一致，提示肌肉瘫痪、肌腱粘连等运动系统存在问题，应分别记录，以关节被动活动度为准。

4. 平衡与协调能力评定

（1）**平衡能力评定**

平衡是指人体所处的一种稳定状态以及不论处在何种位置，当运动或受到外力作用时，能自动地调整并维持姿势的能力。协调是指产生平滑、准确、有控制的运动的能力，例如用适当的肌力、速度和节奏，准确的方向和距离。平衡与协调之间有密切关系。

平衡能力是指人体在日常活动中维持自身稳定性的能力。临床上对平衡能力的评定主要分为以下三类。

1）观察法：如三级分法等。三级分法是传统的平衡功能三级分法，又称 BOBATH 法，具有容易掌握、易于判断、操作不受场地设备限制等优点，是临床上应用最广泛的平衡功能评定办法之一。三级分法将人体平衡分为坐位平衡和立位平衡两种状态，每一种体位下又都按照相同的标准分为三个级别进行评定，具体分级标准如下：①一级平衡，属静态平衡，被测试者在不需要帮助的情况下能维持所要求的体位（坐位或立位）；②二级平衡，即自动态平衡，被测试者能维持所要求的体位，并能在一定范围内主动移动身体重心后仍维持原来的体位；③三级平衡，即他动态平衡，被测试者在受到外力干扰而移动身体重心后仍恢复并维持原来的体位。

2）量表评定法：如 Berg 平衡量表等。Berg 平衡量表（Berg balance scale，BBS）是选择

14 个动作对被测试者进行评定，每个动作又根据被测试者的完成质量分为 0~4 分五个级别予以记分，4 分表示能够正常完成所有测试的动作，0 分表示不能完成或需要中等或大量帮助才能完成。最高分 56 分，最低分 0 分，评分越低，表示平衡功能障碍越严重（具体见表 2-7）。

3）平衡测试仪：该仪器采用高精度压力传感器和电子计算机技术，整个系统由显示器、压力传感器、电子计算机及专用软件构成，可以记录到身体的摇摆情况，并将记录到的信号转换成数据输入计算机，在应用软件的支持下，计算机对接收到的数据进行分析，实时描记压力中心在平板上的投影与时间的关系曲线，并以数据和图表的形式显示结果。

（2）协调功能评定

协调又称为共济，是指个体产生平稳、准确、有控制的运动的能力，所完成运动的质量应包括按照一定的方向和节奏，采用适当的力量和速度，达到准确的目标等几个方面。中枢神经系统中参与协调控制的部位有 3 个，包括小脑、基底节、脊髓后索。协调功能障碍又称

为共济失调，根据中枢神经中不同的病变部位分为小脑共济失调、基底节共济失调、脊髓后索共济失调。

1）非平衡性协调功能评定

下列几种检查是共济失调的常用检查方法，可以做出有无协调障碍的定性诊断。检查中要注意共济失调是一侧性或双侧性，什么部位最明显（头、躯干、上肢、下肢）。睁眼、闭眼有无差别。

① 指鼻试验：嘱患者先以示指接触距其前方 0.5 米检查者的示指，再以示指触自己的鼻尖，由慢到快，先睁眼、后闭眼，重复进行。

② 指-指试验：检查者与患者相对而坐，将示指放在患者面前，让患者用自己的示指去触检查者的示指。检查者可以通过改变示指的位置来评定患者对方向、距离改变的应变能力。

③ 肢体放置：检查者让患者将双上肢前屈 90° 并保持，或让患者将膝伸直并保持。

④ 轮替试验：患者曲肘 90°，双手张开，一手向上，一手向下，交替转动，也可以在肩前屈 90°、伸肘的位置上进行。

⑤ 还原试验：检查者与患者相对而坐或相对而站。患者双上肢先前屈 90°，然后，按照检查者的指令将上肢继续前屈至 180°，再还原到 90°，或将上肢放回身体一侧（0°），再还原至 90°。可以分别或同时做。

⑥ 示指对指试验：患者先双肩外展 90°。伸肘，再向中线运动，双手示指相对。

⑦ 拇指对指试验：患者拇指依次与其他四指相对，速度可以由慢渐快。

⑧ 握拳试验：患者双手握拳、伸开。可以同时进行或交替进行（一手握拳，一手伸开），速度可以逐渐增加。

⑨ 跟-膝-胫试验：患者仰卧，抬起一侧下肢。先将足跟放在对侧下肢骸骨（膝）上。再沿着胫骨前缘向下推移。

⑩ 旋转试验：上肢在身体一侧屈肘 90°。前臂交替旋前、旋后。

⑪ 拍地试验：足跟触地，抬起脚尖，做拍

表 2-7　Berg 平衡量表

检查序号	评定内容	分数
1	从坐位站起	
2	无支持站立	
3	无支持坐位	
4	从站立位坐下	
5	转移	
6	闭目站立	
7	双脚并拢站立	
8	站立位时上肢向上伸展并向前移动	
9	站立位时从地面抬起物品	
10	站立位转身向后看	
11	转身 360°	
12	站立位将一只脚放在凳子上	
13	两脚一前一后站立	
14	单腿站立	

地动作，可以双足同时做或分别做。

⑫ 拍手试验：屈肘，前臂旋前，用手拍膝。可以双手同时做或分别做。

⑬ 趾-指试验：患者仰卧位，抬起下肢，趾触及检查者手指，检查者可以通过改变手指的位置来评定患者对方向、距离改变的应变能力。

⑭ 画圆试验：患者抬起上肢或下肢，在空中画出想象中的圆。

2）协调评定记录

虽然协调的检查方法很多，但大多为定性的方法，定量的量表较少。根据协调检查方法按照统一的评分标准对以上协调功能分左右两侧进行评分，从而得出一个量化的分值。评分标准如下：5 分表示完成动作正常；4 分表示轻度异常，能完成，但完成的速度和熟练程度比正常稍差；3 分表示中度异常，能完成，但共济失调明显，完成的速度慢，不稳定；2 分表示重度异常，只能完成开始部分，不能完成整个动作；1 分表示动作不能完成。最高分140 分，最低分 28 分，分值越高协调功能越好，分值越低则协调功能越差。

5. 步态分析

步态分析（gait analysis）是通过生物力学、运动学、电生理学和能量代谢的手段，揭示步行和步态异常的关键环节和影响因素，从而协助康复评估和治疗的评估方法。也有助于协助临床诊断、疗效评估、机理研究等。

参与步行的脊柱相关肌肉主要是竖脊肌。竖脊肌是背部深层肌，总束起自骶骨背面、腰椎棘突、髂嵴后部及腰背筋膜，止于肋骨肋角下缘、颈椎和胸椎横突、颞骨乳突及颈椎和胸椎棘突。下固定时，两侧收缩使头和脊柱后伸；一侧收缩，使脊柱向同侧侧屈。受颈、胸、腰神经后支支配。常见有关脊柱的异常步态是脊柱强直步态，即当患者患有脊柱结核或其他脊柱疾病时，为避免行走时脊柱振动引起疼痛，常迈小步行走。步态对称，背部板硬。

（1）评定方法

1）目测分析法：指不用任何器械，通过用眼观察患者的步态进行评定的方法。

目测分析及观察的内容包括询问病史、体格检查、步态观察等。其中步态观察尤为重要，应反复观察前面、侧面及后面，另还应观察全身的姿势。具体临床观察内容见表 2-8。

2）定量分析法：即足印法，患者两足蘸白粉在合适的地板上步行，记录步行时间，通过足迹测量距离。现代实验室可采用电子步态分析系统或数字化三维分析。

（2）异常步态

1）脊柱强直步态：患有脊柱结核或其他脊柱疾病时，为避免行走时脊柱振动引起的疼痛，常迈小步行走，步态对称，背部板硬。

2）抬髋步态：使腰方肌收缩，髋部抬起，躯干向病侧倾斜，病侧肩部下沉和对侧肩部上升，从而抬高右侧骨盆，使足于迈步时能高开地面。

表 2-8 临床步态观察要点

步态内容	观察要点
步行周期	时相是否合理，左右是否对称，行进是否稳定和流畅
步行节律	节奏是否匀称，速率是否合理，时相是否流畅
疼痛	是否干扰步行，部位、性质、程度与步行障碍的关系，发作时间与步行障碍的关系
躯干	前屈或侧屈，扭转，摆动过度和不足

二、感觉功能评定

1. 感觉障碍的评定

（1）概念

感觉是大脑对直接作用于感觉器官的客观事物的个体属性的反应。感觉障碍是指感觉通路各部位受损后，感觉障碍的具体分布和表现。故可根据患者障碍区的分布特点和改变的性质，判定感觉通路损害的部位。

（2）评定目的及意义

1）确定感觉障碍的类型、部位和范围，并对神经损伤进行定位诊断。

2）确定感觉障碍对运动功能及日常生活活动的影响。

3）根据感觉障碍的特点，为患者制定相应的治疗方案。

4）确保患者安全，防止压疮、烫伤等继发性损害。

5）评估疗效。

（3）评定方法

1）浅感觉检查

① 触觉：检查者在患者闭目情况下，用棉签或软毛笔轻触患者体表不同位置的皮肤，询问患者有无感觉，并对两侧对称部位进行比较，刺激动作要轻，次数不应过频。检查四肢时刺激走向应平行于长轴，检查胸腹部时刺激走向应平行于肋骨。检查顺序为面部、颈部、上肢、躯干、下肢。

② 痛觉：检查者在患者闭目情况下用大头针或尖锐物品（如牙签）以同等的力量轻轻刺激患者皮肤。询问患者有无疼痛、疼痛减退或消失、感觉过敏等异常感觉及发生部位。痛觉减退的患者要从障碍部位向正常部位检查；痛觉过敏患者要从正常部位向障碍部位检查。要对两侧对称部位进行比较。对疼痛强度的评定具体见"2.疼痛评定"部分。

③ 温度觉：包括冷觉与温觉。温觉用盛有热水（40～50℃）的试管，冷觉用（5～10℃）的试管。检查者在患者闭目情况下交替接触患者皮肤，嘱患者回答"冷"或"热"的感觉。选用管底与皮肤接触面小的小直径试管，接触2～3秒为宜，并对两侧对称部位进行比较。

④ 压觉：检查者在患者闭目情况下用大拇指或指尖用力挤压皮肤表面，力度应使皮肤下陷并刺激深感受器，询问患者是否有感觉到压力。对瘫痪患者的检查通常从障碍部位向正常部位检查。

2）深感觉检查

① 关节觉：指的是关节所处角度和运动方向的感觉，包括位置觉和运动觉。

a. 位置觉：检查者在患者闭目情况下将患者肢体被动摆在一个位置上，嘱患者说出肢体所在位置，或用另一侧肢体模仿相同角度位置。

b. 运动觉：检查者在患者闭目情况下在小范围内被动活动患者肢体，如用手指夹住患者手指或足趾两侧被动屈伸不超过5°，让患者辨别是否有肢体活动及活动方向，或用另一侧肢体模仿。如感觉不明确时可以加大幅度或测试较大关节。

② 振动觉：检查者在患者闭目情况下将每秒振动128～256次的音叉柄置于患者骨骼突出部位上，询问患者音叉有无振动和持续时间，并对两侧对称部位进行比较。常选择胸骨、锁骨、棘突、腕关节、内外踝等骨突起部位。

3）复合感觉检查

① 皮肤定位觉：检查者在患者闭目情况下用手轻触患者体表皮肤，询问患者被触及部位的位置，测量并记录与刺激部位的距离，正常误差小于3.5毫米，躯干部小于1厘米。

② 两点分辨觉：检查者在患者闭目情况下，用双脚规或心电图测径器刺激检查区域长轴上的两点皮肤，压力保持一致。若感到两点，再缩小距离，直至患者两接触点感觉为一点为止，测出此时两点间距离。

③ 图形觉：检查者在患者闭目情况下在患者皮肤上用铅笔写数字或画图形（如圆形、三角形等），询问患者是否能感觉并辨认所画内容，同时对两侧对称部位进行比较。

④ 实体觉:检查者在患者闭目情况下将日常生活中的熟悉物品放于患者手中,询问患者该物的名称、大小及形状等,并对两侧对称部位进行比较。检查时应先检查患侧。

⑤ 重量觉:检查者给患者有一定重量差别的、形状大小相同的物品,令其单手掂量后比较、判断各物品的轻重,或双手同时放置不同重量,询问患者哪边重哪边轻。

⑥ 材质识辨觉:检查者在患者闭目情况下将棉、毛、丝等不同质地的物品放入患者手中,询问患者触摸到物品的质地或名称。

⑦ 双侧同时刺激:检查者同时触压患者身体两侧对称部位、两侧远近端、同侧远近端,询问患者感受到几个刺激。患者只能感受近端刺激而不能感受远端刺激属于"消失现象"。

2. 疼痛评定

疼痛对每个人来说都是一种不愉快的感觉,严重的疼痛甚至会影响人们的学习、生活、精神。目前,被广泛接受的疼痛定义是国际疼痛学会(International Association for the Study of Pain,IASP)于 1986 年提出的:疼痛是由实际的或潜在的组织损伤引起的一种不愉快的感觉和情感经历。疼痛评定是指在疼痛治疗前和治疗过程中,使用某些方法来测定和评估患者疼痛的强度和性质。

（1）**目的**

1）准确确定疼痛特征,为选择最合适的治疗方法和药物提供依据。

2）在治疗过程中,应随时监测疼痛程度的变化,及时调整治疗方案,而不是患者在终止治疗后进行回顾性比较,以避免造成治疗偏差。

3）用定量方法判断治疗效果,有时治疗后疼痛缓解不完全。疼痛定量可以说明治疗后疼痛缓解的程度和变化特征。

（2）**方法**

1）疼痛部位的评定

疼痛部位的评定常使用人体表面积评分法,也称为45区人体评分法。该方法将人体表面划分为 45 个区域,每个区域都标有区域号(图 2-15)。人体前面分为 22 个区域,背部分为 23 个区域。无论面积大小,每个区都是 1 分。患者在图上标出自己的疼痛部位,用笔涂盖。即使只涂盖了一个区域的一小部分,也被评为 1 分。通过这些疼痛区域,可以计算出患者疼痛面积占体表面积的百分比(表 2-9)。为了评定疼痛强度,患者可以用不同的颜色来表示。例如,绿色、红色、蓝色和黑色分别代表无痛、轻度疼痛、重度疼痛和极度疼痛,也可用不同的符号为+、++、+++和++++,它们也表示疼痛强度。

2）疼痛强度的评定

① 目测类比评分法(visual analogue scale,VAS)

目测类比评分法又称视觉模拟评级法,VAS 用于测定疼痛强度,它是由一根 100 毫米长的直尺组成。尺子的零端为无痛,另一端为可想象到的最严重的疼痛。尺子的刻度面向检查者,尺子向患者的一面是表示疼痛程度的人脸漫画或表示疼痛程度的三角形图形。检查时由患者移动表示疼痛的指针,指针所在处的数值是患者当时的疼痛程度。VAS 操作简单、精

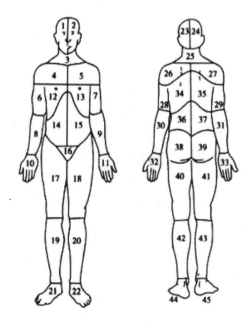

图 2-15 人体表面积 45 分区。

表 2-9　躯体疼痛表面积百分比

疼痛区号码	各占体表面积的百分比（%）	疼痛区号码	各占体表面积的百分比（%）
25，26，27	0.5	38，39	2.5
4，5，16	1	14，15	3
3，8，9，10，11，30，31，32，33	1.5	19，20，42，43	3.5
1，2，21，22，23，24，44，45	1.75	34，35	4
6，7，12，13，28，29，36，37	2	17，18，40，41	4.75

确、快速、易于操作，在临床上被广泛用于评价治疗的效果。它不仅用来测定疼痛的强度，还用于测定疼痛的缓解程度和情感等其他方面。VAS 的缺点是不能做患者之间的比较，只能在治疗前后对患者进行评估。

② 口述分级评分法

口述分级评分法是由一系列描述疼痛的形容词组成，这些描述词按疼痛从轻到重的顺序排列。有四级评分法、五级评分法等。

a. 四级评分法：此法将疼痛分为四级：无痛；轻微疼痛；中度疼痛；剧烈疼痛。每级 1 分，这种方法便于患者理解，虽然很简单但不够精确，缺乏灵敏度，适用于临床实践。

b. 五级评分法：此法将疼痛分为五级：轻微疼痛（1 分）；引起不适感的疼痛（2 分）；具有窘迫感的疼痛（3 分）；严重疼痛（4 分）；剧烈疼痛（5 分）。此法因简单常用于临床。

③ 数字疼痛评分法（numerical pain rating scale，NPRS）

数字疼痛评分法是一种通过数字计量来评测疼痛的幅度或强度的方法。数字范围为 0～10，0 代表"无痛"，10 代表"最痛"，患者选择一个数字来代表他自觉感受的痛。例如，选择 0 或 1，2，3，4，5，6，7，8，9，10 中一个数字。NPRS 通常用于疼痛治疗前后效果评定的对比。

3）疼痛特性的评定

①McGill 疼痛问卷（McGill pain questionnaire，MPQ）

MPQ 是一种从感觉、情感、评价和其他相关类四个方面说明疼痛性质强度的评定方法。包括 4 类 20 组疼痛描述词，每组词以疼痛程度递增为列。1～10 组为感觉类，11～15 组为情感类，16 组为评价类，17～20 组为其他相关类。患者在每组描述词中选择一个与自己痛觉程度相同的词，选出词在组内的位置可以得出一个数值，所有选出词的数值之和为疼痛评定指数（PRI）。

②简式 McGill 疼痛问卷（short form McGill pain questionnaire，SF-MPQ）

SF-MPQ 是由 MPQ 简化而来（表 2-10）。包括 11 个感觉类描述词和 4 个情感类描述词，共 15 个代表词，以及现时疼痛强度（PPI）和 VAS。每个描述词以 0～3 分进行强度分级，分别表示"无疼痛""轻度痛""中度痛""重度痛"。评定结果与 MPQ 有很高的相关性。

表 2-10 简式 McGill 疼痛问卷表

疼痛性质	无疼痛	轻度痛	中度痛	重度痛
跳痛	0）——	1）——	2）——	3）——
反射痛	0）—	1）——	2）——	3）——
刺痛	0）—	1）——	2）——	3）——
锐痛	0）—	1）——	2）——	3）——
压迫痛	0）—	1）——	2）——	3）——
绞痛	0）—	1）——	2）——	3）——
热灼痛	0）—	1）——	2）——	3）——
创伤痛	0）——	1）——	2）——	3）——
剧烈痛	0）—	1）——	2）——	3）——
触痛	0）——	1）——	2）——	3）——
割裂痛	0）—	1）——	2）——	3）——
疲劳感	0）——	1）——	2）——	3）——
不适感	0）—	1）——	2）——	3）——
恐惧感	0）—	1）——	2）——	3）——
受罪感	0）—	1）——	2）——	3）——
VAS	无痛 |——|——|——|——|——|——|——|——|——| 最剧烈的痛			
PPI	0 无痛，1 微痛，2 疼痛不适，3 痛苦，4 可怕，5 极度痛			

4）疼痛行为测定法

疼痛行为量表是对患者由于疼痛引起的行为变化做定量的测定方式。记录这些变化可以给疼痛评定提供辅助依据。此评分法按照严重程度和出现频率对 10 种疼痛行为作三级评分（0，0.5，1），患者的疼痛行为得分及其各项行为指标的总积分和，具体见表 2-11。

表 2-11 疼痛行为量表

疼痛行为	出现的频率	评分
1. 语言性的发音性主诉	无	0
	偶尔	0.5
	经常	1
2. 非语言性的发音性主诉	无	0
	偶尔	0.5
	经常	1
3. 因为疼痛，每天躺着的时间（8～20 小时）	无	0
	偶尔	0.5
	经常	1
4. 脸部怪相	无	0
	轻微和（或）偶尔	0.5
	严重和（或）经常	1

（待续）

表 2-11 （续）

疼痛行为	出现的频率	评分
5. 站立姿势	正常	0
	轻微变形	0.5
	明显变形	1
6. 运动	观察不出影响	0
	轻度跛行和（或）影响行走	0.5
	明显跛行和（或）吃力行走	1
7. 身体语言	无	0
（抓、擦疼痛部位）	偶尔	0.5
	经常	1
8. 支撑物体	无	0
（按医嘱不算）	偶尔	0.5
	经常	1
9. 静止运动	能持续坐或站	0
	偶尔变换位置	0.5
	一直变换位置	1
10. 治疗	无	0
	非麻醉性镇痛药物和（或）心理治疗	0.5
	药物和（或）失控	1
总分		

三、日常生活活动能力评定

日常生活活动（activities of daily living, ADL）是指人们为了维持生存及适应生存环境而每天必须反复进行的、最基本的、最具有共性的活动。狭义的日常生活活动包括进食、穿衣、大小便控制、洗澡和行走等，即通常所说的衣、食、住、行和个人卫生。广义的日常生活活动是指一个人在生存环境中自己管理自己的能力。除了包括最基本的生活能力之外，还包括与他人交往的能力，以及在经济上、社会上和职业上合理安排自己生活方式的能力。日常生活活动能力评定是康复诊断及功能评定的重要组成部分。

日常生活活动又分为基础性日常生活活动和工具性日常生活活动。基础性日常生活活动是指每日生活中与穿衣、进食、保持个人卫生等自理活动和坐、站、行走等与身体活动有关的基本的、共性的活动。工具性日常生活活动是指人们在社区中独立生活所必需的、关键性的、较高级的技能，如家务杂事、炊事、采购、骑车或驾车、处理个人事务等，大多需要借助工具进行。

1. 能力评估

（1）自理方面

1）更衣：包括穿脱内衣、内裤、套头衫、开衫、罩裤、鞋袜，穿脱假肢支具，扣纽扣，拉拉链，系腰带、鞋带，打领带等。

2）进食：主要包括餐具的使用以及咀嚼吞咽能力等。如持筷夹取食物，用调羹舀取食物，用吸管、杯或碗饮水、喝汤等。

3）个人清洁：包括洗漱（刷牙、洗脸、漱口、洗发、洗澡、洗手）和修饰（梳头、修指甲等）。

4）上厕所：使用尿壶、便盆或进入厕所大小便，及便后会阴部的清洁、衣物的整理、排泄物的冲洗等。

（2）运动方面

1）行走：①室内外行走，在水泥路、碎石路或泥土路面上行走，上下台阶和楼梯；②借助助行器行走，使用助行架、手杖、腋杖，穿戴支架、矫形器或假肢行走。

2）床上移动：①床上体位，坐位、半卧位、仰卧位、俯卧位、侧卧位等；②体位转换，仰卧位转换成侧卧位或者俯卧位的体位变化是否流畅，侧卧位转换成坐位的变化是否流畅。

3）轮椅的使用：①乘坐轮椅，床与轮椅之间或轮椅与座椅之间的相互转移，以及乘坐轮椅进出厕所；②使用轮椅，对轮椅各部件的识别与操纵。

（3）交流方面

包括书写、阅读、计算、打电话、与人交谈、识别各种标识等。

（4）家务劳动方面

包括购物、备餐，保管和清洗衣物，清洁家居，照顾孩子，安全使用生活用品、家用电器及安排收支预算等。

2. 评估方法的选择

（1）直接观察法

直接观察法是由评定者亲自观察患者进行具体的日常生活活动。评定时，由评定者向患者发出动作指令，嘱其依指令去完成，根据其实际动作能力进行评定记录，最好能在患者习惯的环境和时间来进行评定，如评定进食功能应在患者吃饭时进行。若因某种原因（如肌力弱或运动协调性低下）不能达到要求，可采用相应的补偿方法，如矫形器、自助器或针对其原因进行的相应训练后完成。对于能直接观察的动作不要只是采取询问的方式，而是要客观观察，避免主观，以确保评定结果的准确可靠。

（2）间接评定法

这是指对一些不便直接观察的项目，通过询问的方式进行了解与评定。可与其家人和周围的人交流来获取患者完成活动的信息；通过康复医疗小组讨论获取患者完成活动的信息，如穿脱内衣裤、控制大小便等。

3. 评估方法

（1）PULSES 评估表法

PULSES 评估量表（表 2-12）产生于 1957 年，主要用于慢性疾病患者、老年人和住院患者的 ADL 评估。评估内容包括 6 项：P（physical condition）为身体状况，U（upper extremity function）为上肢功能，L（lower extremity function）为下肢功能，S（sensory component）为感觉功能，E（excretory function）为排泄功能，S（psychosocial status）为精神和心理状况。每项分 4 个等级：1 级为正常，无功能障碍（1 分）；2 级为轻度功能障碍（2 分）；3 级为中度功能障碍（3 分）；4 级为重度功能障碍（4 分）。总分 6 分者功能最佳，24 分者功能最差。

表 2-12　PULSES 评估量表

项目	等级
P：身体状况包括内脏疾病，如心血管、呼吸、消化、泌尿和内分泌系统疾病及脑部疾病	1 级：正常，或与同年龄组健康者相比无明显异常
	2 级：轻度异常，偶尔需要求医
	3 级：中度异常，经常需要求医，但活动不受限制
	4 级：重度异常，需要住院或专人护理，活动明显受限
U：上肢功能包括颈部、肩胛带和上背部功能	1 级：正常或与同年龄组健康者相比无明显异常
	2 级：轻度异常，活动不受限，功能良好
	3 级：中度异常，在一定范围内可以活动
	4 级：重度异常，功能严重受限，生活需要护理

表 2-12　（续）

项目	等级
L：下肢功能包括骨盆、下背部和腰骶部功能	1 级：正常，或与同年龄组健康者相比无明显异常
	2 级：轻度异常，活动不受限，功能良好
	3 级：中度异常，在一定范围内可以活动
	4 级：重度异常，功能严重受限，只能卧床或坐轮椅
S：感觉功能包括语言、听觉和视觉	1 级：正常，或与同年龄组健康者相比无明显异常
	2 级：轻度异常，无明显功能障碍
	3 级：中度异常，有明显功能障碍
	4 级：重度异常，语言、听觉和视觉完全丧失
E：排泄功能即大小便控制	1 级：正常，能完全控制
	2 级：轻度异常，偶尔发生大小便失禁或夜尿
	3 级：中度异常，周期性的大小便失禁或潴留交替出现
	4 级：重度异常，大小便完全失禁
S：精神和心理状况包括心理、情感、家庭、社会等	1 级：正常，或与同年龄组健康者相比无明显异常
	2 级：轻度异常，表现在情绪、脾气和个性方面，但个人精神调节能力良好，对他人或周围环境无伤害
	3 级：中度异常，需要一定的监护
	4 级：重度异常，需要完全监护

（2）Barthel 指数评估法

Barthel 指数评估法简单，可信度高，灵敏度也高，是目前临床应用最广、研究最多的一种 ADL 评估方法，它不仅可以用来评估治疗前后的功能状况，而且也可以预测治疗效果、住院时间及预后。评估包括大便控制、小便控制、修饰、如厕、进食、转移、步行、穿衣、上楼梯、洗澡共 10 项内容。

根据是否需要帮助及其帮助程度分为 0、5、10、15 分 4 个等级，总分为 100 分，得分越高，独立性越强，依赖性越小。若达到 100 分，这并不意味着患者能独立生活，他可能不能烹饪、料理家务和与他人接触，但他不需要照顾，日常生活可以自理。评分结果：<20 分，生活完全需要依赖；20～40 分，生活需要很大帮助；40～60 分，生活需要帮助；>60 分，生活基本自理。Barthel 指数得分 40 分以上者康复治疗的效果最好（表 2-13）。

表 2-13　Barthel 指数评估量表

序号	项目	分类和评分
1	大便控制	0 分：失禁或昏迷
		5 分：偶尔控制（每周<1 次）
		10 分：能控制
2	小便控制	0 分：失禁或昏迷，或需由他人导尿
		5 分：偶尔控制（每 24 小时<1 次，每周>1 次）
		10 分：能控制
3	修饰	0 分：需要帮助
		5 分：能独立洗脸、梳头、刷牙、剃须

（待续）

表2-13　（续）

序号	项目	分类和评分
4	如厕	0分：依赖别人
		5分：需要部分帮助
		10分：自理（能去厕所，无他人辅助能解衣或完成便后处理）
5	进食	0分：依赖
		5分：需要部分帮助（切面包、抹黄油、夹菜、盛饭）
		10分：全面自理（能进各种食物，但不包括取饭、做饭）
6	转移（床椅转移）	0分：完全依赖他人，不能坐
		5分：需要大量帮助（2人），能坐
		10分：需要少量帮助（1人）或指导
		15分：自理
7	活动（步行）	0分：不能动
		5分：在轮椅上独立行动45米以上，能拐弯
		10分：需1人帮助步行（体力或语言指导）
		15分：独自步行（可用辅助器，在家及其附近走45米）
8	穿衣	0分：依赖
		5分：需要一半帮助
		10分：自理（自己系、开纽扣，关、开拉锁和穿鞋）
9	上楼梯	0分：不能
		10分：自理（用手杖等辅助具能独立）
10	洗澡	0分：依赖
		5分：自理（无指导能进出浴池并自行洗澡）

（3）功能独立性测量

功能独立性测量（functional independence measure，FIM）是1983年美国物理医学与康复学会和美国康复医学会提出后，经过效度、信度的研究，现已被世界各国康复界广泛应用于评定脑卒中、颅脑损伤、脊髓损伤、骨科及其他神经科疾病。它不仅评定了躯体功能，而且还评定了言语、认知和社交能力，因而被认为是判断能否回归社会的一项较为客观的指标。

FIM评定包括了六方面的功能，即自我料理、括约肌控制（即大小便控制）、转移能力、行走能力、交流和对社会的认知。总共18项，其中躯体功能13项（1～13）、言语功能2项（14、15）、社会功能1项（16）、认知功能2项（17、18）。每项分7级，最高得7分，最低得1分，总积分最高126分，最低18分，得分的高低是以患者的独立程度、他人帮助的程度、辅助设备的需求程度为依据，得分越高，说明独立的程度越高，反之越差。这种7级评分比以往的3级评分更细致准确，能客观地反映患者功能上的细微变化，因此它的敏感性更高。

1）FIM测量标准

7分：完全独立，能在合理的时间内规范而安全地完成所有活动，无须对活动进行修改或使用辅助器具。

6分：有条件独立，即在活动中有一种或一种以上的下述情况：①活动中需要辅助设备或用品；②活动需要比正常长的时间；③有安全方面的顾虑。

5分：需监护或准备，需要有人在旁边监护、提示或者做些准备，帮助者与患者没有身体接触。可以帮他戴上矫形器。

4分：最小量的接触身体的帮助，所需帮助仅限于轻轻接触，患者自己能完成整个活动≥75%。

3 分：中等帮助，患者所需的帮助超出轻触，或其付出的努力仅为50%～75%。

2 分：最大量的帮助，患者付出的努力＜50%，但至少有25%。

1 分：完全辅助，患者付出的努力＜25%。

2）结果判断：126 分，完全独立；108～125 分，基本上独立；90～107 分，极轻度依赖或有条件的独立；72～89 分，轻度依赖；54～71 分，中度依赖；36～53 分，重度依赖；19～35 分，极重度依赖；18 分，完全依赖（表 2-14）。

（4）Katz 指数评定

Katz 分级法是将日常生活的进食、穿衣、大小便控制、如厕、洗澡和床椅转移 6 个方面的独立能力分为 A～G 7 级，其中 A 级表示功能最好，G 级表示功能最差（表 2-15）。

表 2-14 FIM 测量量表

项目		得分	
		入院	出院
自我料理	1. 进食		
	2. 梳洗修饰		
	3. 洗澡		
	4. 穿上衣		
	5. 穿下衣		
	6. 如厕		
括约肌控制	7. 小便管理		
	8. 大便管理		
转移	9. 床、椅、轮椅转移		
行走	10. 进出厕所		
	11. 进出浴盆和淋浴间		
	12. 步行/轮椅		
	13. 上下楼		
交流	14. 理解（听觉和视觉理解）		
	15. 表达（言语和非言语）		
社会认知	16. 社会交往		
	17. 解决问题		
	18. 记忆		

表 2-15 Katz 指数评定量表

项目	评定		项目	评定	
	自理	依赖		自理	依赖
洗澡			床椅转移		
穿衣			大小便控制		
如厕			进食		

评定：

A 级：完全自理

（待续）

表 2-15 （续）

B 级：只有 1 项依赖

C 级：只有洗澡和其余 5 项之一依赖

D 级：洗澡、穿衣和其余 4 项之一依赖

E 级：洗澡、穿衣、如厕和其余 3 项之一依赖

F 级：洗澡、穿衣、如厕、床椅转移和其余 2 项之一依赖

G 级：所有项目均依赖

（5）**社会功能问卷**（functional activities questionnaire，FAQ）

FAQ 只有两项统计指标：总分（0～20）和单项分（0～2）。

注：≤5 分为正常，≥5 分表示该患者在家庭和社区中不可能独立。

FAQ≥5，并不等于痴呆，仅说明社会功能有问题，尚需临床进一步确定这类损害是原有的，还是新近发生的；是因智力减退还是另有原因，如年龄、视力缺陷、情绪抑郁和运动功能障碍等（表 2-16）。

（6）**快速残疾评定量表**（rapid disability rating scale，RDRS）

RDRS 由 Linn 在 1967 年提出，后经修订。此表可用于住院和在社区中生活的患者，对老年患者尤为合适。

RDRS 项目包括日常生活需要帮助程度、残疾程度、特殊问题程度三大项。日常生活需要帮助程度内容包括进食、行走、活动、洗澡、

表 2-16 社会功能问卷

项目	正常或从未做过，但能做（0分）	困难，但可单独完成或从未做过（1分）	需要帮助（2分）	完全依赖他人（3分）
1. 使用电话或手机				
2. 整理家庭物品井井有条、不凌乱				
3. 自行购物（如购买衣服、食品及家庭用品）				
4. 参加需技巧性的游戏或活动（如打扑克、下棋、打麻将、绘画、摄影、集邮、书法、木工）				
5. 使用各种电器（如电视、空调、微波炉、电饭煲）				
6. 准备和烧顿饭菜（包括加工蔬菜、使用炉子、调味品用量恰当）				
7. 关心和了解新鲜事物（国家大事或邻居中发生的重要事情）				
8. 持续一小时以上注意力集中地看电视或小说，或收听收音机并能理解、评论或讨论其内容				
9. 记得重要的时间点（如领退休金日期、按时服药、领送幼儿等）				
10. 独自外出活动或走亲访友（指较远距离，如相当于三站公共车辆的距离）				
总分				

穿衣、如厕、整洁修饰、适应性项目（财产处理、用电话等）；残疾程度内容包括言语交流、听力、视力、饮食不正常、大小便失禁、白天卧床、用药；特殊问题内容包括精神错乱、不合作（对医疗持敌视态度）、抑郁。共包含 18 项内容，每项最高分 3 分。RDRS 最高分值为 54 分，分值越高表示残疾程度越重，完全正常应为 0 分（表 2-17）。

表 2-17　快速残疾评定量表

内容		评分及标准			
		0 分	1 分	2 分	3 分
日常生活需帮助的程度	1. 进食	完全独立	少许帮助	较多帮助	不能自理
	2. 行走（可用拐杖或助行器）	完全独立	少许帮助	较多帮助	不能自理
	3. 活动（外出可用轮椅）	完全独立	少许帮助	较多帮助	不能自理
	4. 洗澡（要提供用具及监护）	完全独立	少许帮助	较多帮助	不能自理
	5. 穿衣（包括帮助选择衣服）	完全独立	少许帮助	较多帮助	不能自理
	6. 如厕（穿脱衣裤、清洁、造瘘管护理）	完全独立	少许帮助	较多帮助	不能自理
	7. 整洁修饰（剃胡子、梳头、修饰指甲、刷牙）	完全独立	少许帮助	较多帮助	不能自理
	8. 适应性项目（钱币或财产处理、用电话，买报纸、卫生纸和点心）	完全独立	少许帮助	较多帮助	不能自理
残疾的程度	1. 言语交流（自我表达）	正常	少许帮助	较多帮助	不能交流
	2. 听力（可用助听器）	正常	少许帮助	较多帮助	听力丧失
	3. 视力（可戴眼镜）	正常	少许帮助	较多帮助	视力丧失
	4. 饮食不正常	没有	轻	较重	需静脉输入营养
	5. 大小便失禁	没有	有时有		
	6. 白天卧床（按医嘱或自行卧床）	没有	有，较短时间<3h	较长时间	大部分时间或全时段
	7. 用药	没有	有时用	每日服药	每日注射或加口服
特殊问题的严重程度	1. 精神错乱	没有	轻	重	极重
	2. 不合作	没有	轻	重	极重
	3. 抑郁	没有	轻	重	极重

4. 评估目的

（1）确定是否能够独立及独立的程度。

（2）制订和修订治疗计划。

（3）评定治疗效果。

（4）判断预后。

（5）安排返家或就业等作为依据。

5. 注意事项

做评估前与患者及家属进行交流，向患者说明目的，了解患者生活习惯。在不同环境下进行的评估出现差异时，取最低评分。重复评估时应尽量在同一环境下进行，出现不同活动方式时，应记录两次评分。

四、生活质量评定

1. 概述

生活质量（quality of life，QOL），又称生存质量、生命质量，是指在不同的文化背景及价值体系中，生活的个体对他们的目标、愿望、标准以及与自身相关事物的生存状况的认识体验。生活质量是一个多维、动态概念。其包含个体的生理健康、心理状态、独立能力、社会关系、个人信仰以及与周围环境的关系。并且随着医学科学的发展和人类健康观念的转变，已经由原来的生物医学模式转变为生物-心理-社会-文化医学模式，健康已不再是简单的没有疾病，而是身体、精神和社会活动的完好状态。

2. 评估量表

目前已报道的 QOL 评定量表众多，其适应的对象、范围和特点也各异。常用的有代表性的评定量表如下。

（1）WHO QOL-100 量表

世界卫生组织生存质量评定量表（World Health Organization quality of life scale，WHO QOL-100）是 1997 年 22 个国家共同参与，在近 15 个不同文化背景下协作研制而成。这份量表包括 6 个领域（身体功能、心理状态、独立能力、社会关系、生活环境、精神支柱与宗教信仰）、26 个项目（躯体、心理、社会、环境及综合），分 1~5 个等级，是了解患者对自己的生存质量、健康情况，以及日常活动的感觉，要求患者回答所有问题。所有问题按照患者的标准、愿望，而且所有问题都反映最近两周内的情况。具体内容见表 2-18。

表 2-18　WHO QOL-100 量表

请您一定回答所有问题，如果某个问题不能肯定回答，就选择最接近您自己真实感觉的那个答案。所有问题都请您按照自己的标准、愿望或者自己的感觉来回答。注意，所有问题都只是您最近两星期内的情况。

问题	1	2	3	4	5	分值
1.（G1）您怎样评价您的生存质量？	□很差	□差	□不好也不差	□好	□很好	
2.（G4）您对自己的健康状况满意吗？	□很不满意	□不满意	□既非满意也非不满意	□满意	□很满意	
3.（F1.4）您觉得疼痛妨碍您去做自己需要做的事情吗？	□根本不妨碍	□很少妨碍	□有妨碍（一般）	□比较妨碍	□极妨碍	
4.（F11.3）您需要依靠医疗的帮助进行日常生活吗？	□根本不需要	□很少需要	□需要（一般）	□比较需要	□极需要	
5.（F4.1）您觉得生活有乐趣吗？	□根本没乐趣	□很少有乐趣	□有乐趣（一般）	□比较有乐趣	□极有乐趣	
6.（F24.2）您觉得自己的生活有意义吗？	□根本没意义	□很少有意义	□有意义（一般）	□比较有意义	□极有意义	
7.（F5.3）您能集中注意力吗？	□根本不能	□很少能	□能（一般）	□比较能	□极能	
8.（F16.1）日常生活中您感觉安全吗？	□根本不安全	□很少安全	□安全（一般）	□比较安全	□极安全	
9.（F22.1）您的生活环境对健康好吗？	□根本不好	□很少好	□好（一般）	□比较好	□极好	

（待续）

表 2-18 （续）

请您一定回答所有问题，如果某个问题不能肯定回答，就选择最接近您自己真实感觉的那个答案。所有问题都请您按照自己的标准、愿望或者自己的感觉来回答。注意，所有问题都只是您最近两星期内的情况。

问题	1	2	3	4	5	分值
10.（F2.1）您有充沛的精力去应付日常生活吗？	□根本没精力	□很少有精力	□有精力（一般）	□多数有精力	□完全有精力	
11.（F7.1）您认为自己的外形过得去吗？	□根本过不去	□很少过得去	□过得去（一般）	□多数过得去	□完全过得去	
12.（F18.1）您的钱够用吗？	□根本不够用	□很少够用	□够用（一般）	□多数够用	□完全够用	
13.（F20.1）在日常生活中您需要的信息都齐备吗？	□根本不齐备	□很少齐备	□齐备（一般）	□多数齐备	□完全齐备	
14.（F21.1）您有机会进行休闲活动吗？	□根本没机会	□很少有机会	□有机会（一般）	□多数有机会	□完全有机会	
15.（F9.1）您行动的能力如何？	□很差	□差	□不好也不差	□好	□很好	
16.（F3.3）您对自己的睡眠情况满意吗？	□很不满意	□不满意	□既非满意也非不满意	□满意	□很满意	
17.（F10.3）您对自己做日常生活事情的能力满意吗？	□很不满意	□不满意	□既非满意也非不满意	□满意	□很满意	
18.（F12.4）您对自己的工作能力满意吗？	□很不满意	□不满意	□既非满意也非不满意	□满意	□很满意	
19.（F6.3）您对自己满意吗？	□很不满意	□不满意	□既非满意也非不满意	□满意	□很满意	
20.（F13.3）您对自己的人际关系满意吗？	□很不满意	□不满意	□既非满意也非不满意	□满意	□很满意	
21.（F15.3）您对自己的性生活满意吗？	□很不满意	□不满意	□既非满意也非不满意	□满意	□很满意	
22.（F14.4）您对自己从朋友那里得到的支持满意吗？	□很不满意	□不满意	□既非满意也非不满意	□满意	□很满意	
23.（F17.3）您对自己居住地的条件满意吗？	□很不满意	□不满意	□既非满意也非不满意	□满意	□很满意	
24.（F19.3）您对得到卫生保健服务的方便程度满意吗？	□很不满意	□不满意	□既非满意也非不满意	□满意	□很满意	
25.（F23.3）您对自己的交通情况满意吗？	□很不满意	□不满意	□既非满意也非不满意	□满意	□很满意	

（待续）

表 2-18（续）

请您一定回答所有问题，如果某个问题不能肯定回答，就选择最接近您自己真实感觉的那个答案。所有问题都请您按照自己的标准、愿望或者自己的感觉来回答。注意，所有问题都只是您最近两星期内的情况。

问题	1	2	3	4	5	分值
下面问题是关于最近两个星期来您经历某些事情的频繁程度。						
26.（F8.1）您有消极感受吗？（如情绪低落、绝望、焦虑、忧郁）	□没有消极感受	□偶尔有消极感受	□时有时无	□经常有消极感受	□总是有消极感受	

此外，还有 3 个问题：

101. 家庭摩擦影响您的生活吗？	□根本不影响	□很少影响	□影响（一般）	□有比较大影响	□有极大影响
102. 您的食欲怎样？	□很差	□差	□不好也不差	□好	□很好

103. 如果让您综合以上各方面（生理健康、心理健康、社会关系和周围环境等方面）给自己的生存质量打一个总分，您打多少分？（满分为 100 分）

（　　）分

您是在别人的帮助下填完这份调查表的吗？　　□是　　□否

您花了多长时间来填完这份调查表？（　　）分钟

（2）健康调查简表

健康调查简表（SF-36 量表）是在 1988 年 Stewartse 研制的医疗结局研究量表（medical outcomes study-short-form，MOS-SF）的基础上，由美国波士顿健康研究发展而来。1991 年浙江大学医学院社会医学教研室翻译了中文版的 SF-36。SF-36 含 8 个维度，每个维度含 2～10 个条目，共 36 个条目，包含生理健康和精神健康两大类。这 8 个维度是：①躯体健康；②社会功能；③躯体角色功能；④躯体疼痛；⑤心理健康；⑥情绪角色功能；⑦精力；⑧总体健康（表 2-19）。

表 2-19　SF-36 量表的评定内容

（1）总体来讲，您的健康状况是？（权重或得分依次为 1，2，3，4 和 5）

非常好	很好	好	一般	差

（2）跟 1 年以前比您觉得自己的健康状况是？（权重或得分依次为 1，2，3，4 和 5）

比 1 年前好多了	比 1 年前好一些	跟 1 年前差不多	比 1 年前差一些	比 1 年前差多了

健康和日常活动

（3）以下这些问题都和日常活动有关。请您想一想，您的健康状况是否限制了这些活动？如果有限制，程度如何？（权重或得分依次为 1，2，3）

	限制很大	有些限制	毫无限制
1）重体力活动，如跑步举重、参加剧烈运动等			
2）适度的活动，如移动一张桌子、扫地、打太极拳、做简单体操等			
3）手提日用品，如买菜、购物等			
4）上几层楼梯			
5）上一层楼梯			
6）弯腰、屈膝、下蹲			

（待续）

表 2-19 （续）

7）步行 1500 米以上的路程

8）步行 1000 米的路程

9）步行 100 米的路程

10）自己洗澡、穿衣

（4）在过去 4 个星期里，您的工作和日常活动有无因为身体健康的原因而出现以下这些问题？（权重或得分依次为 1，2）

　　　　　　　　　　　　　　　　　　　　　　　　　　　　　是　　　　　　　不是

1）减少了工作或其他活动时间

2）本来想要做的事情只能完成一部分

3）想要干的工作或活动种类受到限制

4）完成工作或其他活动困难增多（比如需要额外的努力）

（5）在过去 4 个星期里，您的工作和日常活动有无因为情绪的原因（如压抑或忧虑）而出现以下这些问题？（权重或得分依次为 1，2）

　　　　　　　　　　　　　　　　　　　　　　　　　　　　　是　　　　　　　不是

1）减少了工作或活动时间

2）本来想要做的事情只能完成一部分

3）干事情不如平时仔细

（6）在过去 4 个星期里，您的健康或情绪不好在多大程度上影响了您与家人、朋友、邻居或集体的正常社会交往？（权重或得分依次为 5，4，3，2，1）

　　　　　　　　　　　　完全没有　　有一点　　　　　　　　　　　　　　　　　　　　　
　　　　　　　　　　　　影响　　　　影响　　　　中等影响　　　影响很大　　　影响非常大

（7）在过去 4 个星期里，您有身体疼痛吗？（权重或得分依次为 6，5.4，4.2，3.1，2.2，1）

　　　　　　　　　　　　完全没有　　稍微有一　　有一点　　中等　　　严重　　　很严重　
　　　　　　　　　　　　疼痛　　　　点疼痛　　　疼痛　　　疼痛　　　疼痛　　　疼痛

（8）在过去 4 个星期里，您的身体疼痛影响了您的工作和家务吗？［如果（7）无（8）无，权重或得分依次为 6，4.75，3.5，2.25，1.0；如果（7）有（8）无，则为 5，4，3，2，1］

　　　　　　　　　　　　完全没有　　有一点　　　　　　　　　　　　　　　　　　　　　
　　　　　　　　　　　　影响　　　　影响　　　　中等影响　　　影响很大　　　影响非常大

您的感觉

（9）以下这些问题是关于过去 1 个月里您自己的感觉，对每一条问题所说的事情，您的情况是什么样的？

　　　　　　　　　　所有的　　　大部分时间　比较多　　一部分　　小部分　　没有这种
　　　　　　　　　　时间　　　　　　　　　　时间　　　时间　　　时间　　　感觉

1）您觉得生活充实（权重或得分依次为 6，5，4，3，2，1）

2）您是一个敏感的人（权重或得分依次为 1，2，3，4，5，6）

3）您的情绪非常不好，什么事都不能使您高兴起来（权重或得分依次为 1，2，3，4，5，6）

4）您的心情很平静（权重或得分依次为 6，5，4，3，2，1）

（待续）

表 2-19　（续）

5）您做事精力充沛（权重或得分依次为 6，5，4，3，2，1）

6）您的情绪低落（权重或得分依次为 1，2，3，4，5，6）

7）您觉得筋疲力尽（权重或得分依次为 1，2，3，4，5，6）

8）您是个快乐的人（权重或得分依次为 6，5，4，3，2，1）

9）您感觉厌烦（权重或得分依次为 1，2，3，4，5，6）

（10）不健康影响了您的社会活动（如走亲访友）（权重或得分依次为 1，2，3，4，5，6）

所有的	大部分	比较多	一部分	小部分	没有这种
时间	时间	时间	时间	时间	感觉

总体健康情况

（11）请看下列每一条问题，哪一种答案最符合您的情况？

	绝对正确	大部分正确	不能肯定	大部分错误	绝对错误

1）我好像比别人容易生病（权重或得分依次为 1，2，3，4，5）

2）我跟周围人一样健康（权重或得分依次为 1，2，3，4，5）

3）我认为我的健康状况在变坏（权重或得分依次为 1，2，3，4，5）

4）我的健康状况非常好（权重或得分依次为 5，4，3，2，1）

（3）生活满意指数量表 A

生存质量包含主观生存质量和客观生存质量两种。主观生存质量（subjective quality of life，SQOL）是指患者对其整个生活满意的程度及其评价；客观生存质量（objective quality of life，OQOL）则是从病损、失能和残障等几个方面，对患者生活满意程度的影响进行客观的评定。

生活满意指数量表 A（life satisfaction index A，LSIA）是一种常用的主观的生活质量评定方法。评定时，让患者仔细阅读 20 个项目，然后再在每项右方的"同意""不同意"和"其他"栏中选择符合自己意见的分数上做出标志，满分 20 分。正常者最低分为 12 分，评分越高者生活质量越佳（表 2-20）。

表 2-20　生活满意指数量表 A

序号	项目	同意	不同意	其他
1	当我年纪变大时，事情似乎会比我想象的要好些	2	0	1
2	在生活中，和我熟悉的大多数人相比，我已得到较多的休息时间	2	0	1
3	这是我生活中最使人意气消沉的时间	0	2	1
4	我现在和我年轻的时候一样快活	2	0	1

（待续）

表 2-20 （续）

序号	项目	同意	不同意	其他
5	我以后的生活将比现在更快活	2	0	1
6	这是我生活中最佳的几年	2	0	1
7	我做的大多数事情都是恼人和单调的	0	2	1
8	我希望将来发生使我感兴趣和愉快的事情	2	0	1
9	我所做的事情和以往的一样使我感兴趣	2	0	1
10	我觉得自己衰老和有些疲劳	0	2	1
11	我感到我年纪已大，但它不会使我麻烦	2	0	1
12	当我回首往事时，我相当满意	2	0	1
13	即使我能够，我也不会改变我过去的生活	2	0	1
14	与和我年龄相当的人相比，在生活中我已做了许多愚蠢的决定	0	2	1
15	与和我同年龄的人相比，我的外表很好	2	0	1
16	我已做出从现在起一个月或一年以后要做事的计划	2	0	1
17	当我回首人生往事时，我没有获得大多数我所想要的重要东西	0	2	1
18	和他人相比，我常常沮丧	0	2	1
19	我已得到很多生活中我所希望的愉快事情	2	0	1
20	不管怎么说，大多数普通人都变得越来越坏而不是变得好些	0	2	1

（4）健康生活质量量表（quality of well-being scale，QWB）（表 2-21）

表 2-21 健康生活质量量表

1.请您指出您是否目前正在经历以下的症状或健康问题？ 是 否

a. 失明或者双眼严重的视力问题？
失明或者单眼严重的视力问题？

b. 构音障碍如：结巴，或者吐词不清？

c. 是否四肢健全，有无肢体瘫痪？
是否有缺失或瘫痪的手指或脚趾？

d. 有无面部、手、脚、腿或背部的畸形？（如脊柱侧凸）

e. 有无疲劳、疲倦或虚弱无力？

f. 是否存在无明显诱因的体重增加或减轻？

g. 是否存在消瘦或偏胖的问题？

h. 咀嚼食物是否困难？

i. 是否有听力下降或耳聋？

j. 有无任何明显的皮肤问题，如严重痤疮、大面积烧伤瘢痕，或者脸部、四肢的其他明显
瘢痕？

k. 有无湿疹或皮肤烧灼/瘙痒？

您是否拥有、或者正在使用如下哪些医疗辅助器械？ 是 否

a. 假牙

b. 氧气瓶

c. 义肢

d. 眼镜或者隐形眼镜

e. 助听器

f. 老花镜

g. 颈部、背部或者下肢矫正器

（待续）

表 2-21 （续）

2. 对于如下的问题，请您指出过去三天之中（不包括今天）您所经历的问题。如果您过去三天之中没有如下的问题，请不要不作回答，请您选择"无"。如果在过去的三天中的某一天，您经历了其中的某个症状，请您指出具体某天；如果您有两天或者三天都有症状，请您指出具体发生的时间。

	无	昨天	前天	三天前
比如：如果昨天和前天您有头疼，您应该选择：		√	√	

您是否有如下不适？

a. 近三天是否出现任何与视力有关的问题（与眼镜或隐形眼镜无关），
如复视、斜视、闪光感、飞蚊症？

b. 近三天是否出现任何眼睛疼痛、刺激、流泪、畏光感？

c. 近三天是否出现头痛？

d. 近三天是否出现头昏、耳痛或耳鸣？

e. 近三天是否出现听力障碍、耳部异常分泌物、耳朵出血？

f. 近三天是否出现鼻塞、流涕或鼻出血？

g. 近三天是否出现咽痛、吞咽困难或声音嘶哑？

h. 近三天是否出现牙痛或下颌疼痛？

i. 近三天是否出现嘴唇、舌头或牙龈溃疡或出血？

j. 近三天是否出现咳嗽或喘气？

k. 近三天是否出现气短或呼吸困难？

l. 近三天是否出现胸痛、胸闷、心悸、心慌或心律不齐（心跳漏搏）
或其他胸部不适？

m. 近三天是否出现胃部不适、腹痛、恶心、反酸或呕吐？

n. 近三天是否出现肠胀气、腹泻、便秘、便血、柏油样黑便或其他任
何下腹部的不适？

o. 近三天是否出现尿痛、排尿烧灼感或者血尿？

p. 近三天是否出现尿失禁、夜尿多或者排尿困难？

q. 近三天是否出现生殖器疼痛、瘙痒、烧灼感或异常分泌物或盆腔绞
痛或者异常出血（不包括女性的正常月经）？

r. 近三天是否出现四肢或其他部位骨折？（除了背部）

s. 近三天是否出现颈部或背部疼痛、僵硬、痉挛、无力或麻木？

t. 近三天是否出现臀部或臀部周围疼痛、僵硬、痉挛、无力或者麻木？

u. 近三天是否出现四肢及关节或肌肉疼痛、僵硬、痉挛、无力或者麻
木？

v. 近三天是否出现关节、手、脚或腹部水肿？

w. 近三天是否出现发热、寒战或多汗？

x. 近三天是否出现失去意识、晕厥或者癫痫抽搐？

y. 近三天是否出现平衡、站立或行走困难？

（待续）

表 2-21　（续）

3.如下是与感觉、思维和行为有关的症状。请选择出过去三天里您所经历的症状（不包括今天）。

	无	昨天	前天	三天前

a.近三天是否难以入睡或嗜睡？

b.近三天是否感觉精神紧张或颤抖（畏惧）？

c.近三天是否感觉烦躁，失落或者忧郁？

d.近三天是否出现过度的担心或焦虑？

e.近三天是否对生活中的事情感觉力不从心或无能为力？

f.近三天是否感觉孤单或被孤立？

g.近三天是否感觉受挫、愤怒或者几乎无法控制脾气？

h.近三天是否有宿醉？

i.近三天是否有任何性欲或性功能减低？

j.近三天是否有意识模糊，对文字或言语难以理解，或者有明显的遗忘？

k.近三天是否有无法表达脑海中的想法和图像？

l.近三天是否需要服用包括非处方药在内的任何药物，如阿司匹林/泰诺，抗过敏药物（扑尔敏，息斯敏，开瑞坦等），胰岛素，激素（雌激素，甲状腺素，强的松，泼尼松，地塞米松，氢化可的松）？

m.因为健康原因，近三天是否需要遵循医生规定的膳食？

n.食欲不佳或者多食？

4. 在过去的三天里，是否有以上未提及的症状，健康问题或疼痛？如果有请您写出具体的症状身体不适或疼痛以及在哪天发生的。

	无	昨天	前天	三天前

症状 A

症状 B

症状 C

（待续）

表 2-21 （续）

在过去的三天里	无	昨天	前天	三天前

5a. 您是否去过医院，社区卫生中心或康复中心？

5b. 由于任何损伤或健康问题，您是否需要别人照顾您的生活起居，如
吃饭、穿衣、洗澡、在家走动？

6a. 您哪天开过车？（出于国情的考虑，建议改为您哪天骑过自行车或
电动自行车或做家务？）

6b. 您哪天使用过公共交通工具，如公交车、地铁或轻轨、长途汽车、
火车或飞机？

6c. 您是否因为健康原因不能骑车或者乘坐公共交通工具？或者需要别
人的帮助来完成？

7a. 上下楼梯或台阶很费力？

7b. 不愿意步行，或者步行有困难，或者步行速度比同龄人慢？

7c. 跛行或者使用拐杖行走？

7d. 是否不能俯身、弯腰、下蹲或者感觉很费力？

7e. 对于搬运或拿起日常的物品是否感觉吃力，如书本、手提包、杂物？

7f. 身体活动是否有其他限制？

7g. 因为健康的原因几乎所有的时间都待在床上、椅子或沙发上？

7h. 几乎全部的时间都待在轮椅上？
　　如果在轮椅上，需要别人帮您移动轮椅吗？

8a. 因为任何身体或情绪的原因，您是否避免日常的活动（如走路、上
学、做家务），或者需要别人帮忙，又或者不能自如完成？

8b. 因为任何身体或情绪的原因，您是否避免或无法进行日常的活动（如
走亲访友、从事业余爱好、购物、休闲、放松）？

8c. 过去的三天里，您曾因为健康原因改变原定的计划或活动吗？（除
外以上两个问题 8a、8b 中提到的内容）

9a. 您认为您的健康状况是：
□非常好
□很好
□好
□一般
□很差

9b. 和一年前相比，就您健康的总体情况如何评价？
□比一年前改善非常多
□比一年前好了一点
□和一年前比没差别
□比一年前变差了
□比一年前变差了非常多

9c. 如果用 0～100 来表示，0 代表您能想象的最差的健康状态，100 表示最佳的健康状态，您会用哪个数字来
表示您过去三天的健康状态？
□0　　□10　　□20　　□30　　□40　　□50　　□60　　□70　　□80　　□90　　□100

10a. 性别：
男□
女□
10b. 年龄：

10c. 民族：
汉族□
其他：

10d. 文化程度：
□九年级
□高中毕业
□大专
□大学（理科或文科学士学位）
□硕士研究生
□博士研究生

3. 小结

QOL 评定在医学领域有以下方面的应用：人群健康状况的评估、资源利用的效益评价、临床疗法及干预措施的比较、治疗方法的选择与抉择。

对于康复医学领域，生活质量是指个体的生存水平和体验，反映了患者在不同程度的脊柱伤病情况和功能障碍的影响下，维持身体活动、精神活动和社会生活自理良好状态的能力和素质。把 QOL 评定纳入康复治疗结局的测定中，可以判断患者病情好转后的治疗效果。

五、心理功能评定

1. 定义

心理功能评定旨在以康复心理学为指导，运用相关知识及技术，对康复治疗各阶段的患者进行评估，确定其是否存在心理功能障碍及其程度，以便准确把握患者真实情况，制订、修改康复治疗方案，或对康复治疗预后做出判断。

心理功能评定包括人格评估、情绪和情感评估、认知评估、知觉评估、智力评估等，在脊柱病康复护理过程中，应着重进行人格与情绪评估。

2. 心理功能评定的目的

对患者心理功能状态的关注应贯穿整个康复治疗及护理过程，通过日常观察及评定技术把握患者心理变化。

（1）康复治疗初期，通过相关评定，把握患者心理个性特征及情绪状态，了解所患脊柱病对患者本身所造成的影响程度，与患者共同制定个性化康复方案。

（2）康复治疗期间，根据患者心理功能状态变化，及时了解康复治疗的实际效果，并做出针对性调整，并对患者做出良性引导，以提高康复治疗及护理质量与效果。

（3）康复治疗终末期，根据患者评估结果，结合相关身体状况，做出准确预后判断，给予合理调护医嘱，有助于提高患者生活质量，促进其社会生活能力的恢复。

3. 心理功能评定的方法

（1）人格评估

人格代表了一个人在精神上的个性与特征，艾森克提出，人格是人实际与潜在行为的总和。在疾病的发展、康复的过程中人的行为方式起到了重要作用。明确患者人格特点有助于医护人员选择合适的沟通方式，根据患者人格特点指定康复计划，有助于康复治疗的推进。目前常用的人格评定方式有艾森克人格问卷（Eysenck personality questionnaire，EPQ）。

EPQ 由内向与外向（E）、神经质或情绪的稳定性（N）、精神质（P）和测谎分值（L）四个维度组成。我国常用量表为原版艾森克人格问卷及艾森克人格问卷简式表中国版（EPQ-RSC）（表 2-22）。

EPQ/EPQ-RSC 使用规则：受试者回答问卷问题，在"是"或"否"栏目中打"√"。每个答案无所谓正确与错误。告知受试者这里没有对其不利的题目，需尽快回答，不要在每道题目上太多思索，回答时不要考虑应该怎样，只回答其平时是怎样的，每题都要回答。按照各量表计分规则计分。填写结束后，根据受试者年龄、性别对应分组平均得分分析患者人格特征。

各量表计分规则如下：

1）EPQ 计分规则（表 2-23）

① E 量表正向记分：1、5、10、13、14、17、25、33、37、41、49、53、55、61、65、71、80、84。反向记分：21、29、45。

② N 量表正向记分：3、7、12、15、19、23、27、31、35、39、43、47、51、57、59、63、67、69、73、74、77、78、82、86。反向记分：无。

③ P 量表正向记分：26、30、34、46、50、

66、68、75、76、81、85。反向记分：2、6、9、11、18、22、38、42、56、62、72、88。

④ L 量表正向记分：20、32、36、58、87。反向记分：4、8、16、24、28、40、44、48、52、54、60、64、70、79、83。

2）EPQ-RSC 计分规则（表 2-24）

① E 量表正向记分：3、7、11、15、19、

23、32、36、41、44、48。反向记分：27。

② N 量表正向记分：1、5、9、13、17、21、25、30、34、38、42、46。反向记分：无。

③ P 量表正向记分：10、14、22、31、39。反向记分：2、6、18、26、28、35、43。

④ L 量表正向记分：4、16、45。反向记分：8、12、20、24、29、33、37、40、47。

表 2-22　EPQ/EPQ-RSC 量表分析

量表	分值	分析
E 量表——内向与外向	高分	外向性格，爱交际，易兴奋，喜欢冒险
（introversion/extroversion）	低分	内向性格，安静离群，不喜欢冒险
N 量表——神经质	高分	焦虑，紧张，常抑郁，有强烈情绪反应
（neuroticism）	低分	情绪反应慢、弱、平静，有节制，不紧张
P 量表——精神质	高分	倾向于独身，不关心他人，难以适应环境，对人施敌意
（psychoticism）	低分	友善，合作，适应环境
L 量表——测谎分值	高分	有掩饰或较老练成熟
（lie）	低分	掩饰倾向低，有淳朴性

表 2-23　EPQ 内容

问题	是	否	得分
1. 你是否有许多不同的业余爱好？			
2. 你是否在做任何事情以前都要停下来仔细思考？			
3. 你的心境是否常有起伏？			
4. 你曾有过明知是别人的功劳而你去接受奖励的事吗？			
5. 你是否健谈？			
6. 欠债会使你不安吗？			
7. 你曾无缘无故觉得"真是难受"吗？			
8. 你曾贪图过分外之物吗？			
9. 你是否在晚上小心翼翼地关好门窗？			
10. 你是否比较活跃？			
11. 你在见到一小孩或一动物受折磨时是否会感到非常难过？			
12. 你是否常常为自己不该做而做了的事，不该说而说了的话而紧张吗？			
13. 你喜欢跳降落伞吗？			
14. 通常你能在热闹联欢会中尽情地玩吗？			
15. 你容易激动吗？			
16. 你曾经将自己的过错推给别人吗？			
17. 你喜欢会见陌生人吗？			
18. 你是否相信保险制度是一种好办法？			

（待续）

表 2-23 （续）

问题	是	否	得分
19. 你是一个容易伤感情的人吗？			
20. 你所有的习惯都是好的吗？			
21. 在社交场合你是否总不愿露头角？			
22. 你会服用奇异或危险作用的药物吗？			
23. 你常有"厌倦"之感吗？			
24. 你曾拿过别人的东西吗（哪怕一针一线）？			
25. 你是否常爱外出？			
26. 你是否从伤害你所宠爱的人而感到乐趣？			
27. 你常为有罪恶之感所苦恼吗？			
28. 你在谈论中是否有时不懂装懂？			
29. 你是否宁愿去看书而不愿去多见人？			
30. 你有要伤害你的仇人吗？			
31. 你觉得自己是一个神经过敏的人吗？			
32. 对人有所失礼时你是否经常要表示歉意？			
33. 你有许多朋友吗？			
34. 你是否喜爱讲些有时却能伤害人的笑话？			
35. 你是一个多忧多虑的人吗？			
36. 你在童年是否按照吩咐要做什么便做什么，毫无怨言？			
37. 你认为你是一个乐天派吗？			
38. 你很讲究礼貌和整洁吗？			
39. 你是否总在担心会发生可怕的事情？			
40. 你曾损坏或遗失过别人的东西吗？			
41. 交新朋友时一般是你采取主动吗？			
42. 当别人向你诉苦时，你是否容易理解他们的苦衷？			
43. 你认为自己很紧张，如同"拉紧的弦"一样吗？			
44. 在没有废纸篓时，你是否将废纸扔在地板上？			
45. 当你与别人在一起时，你是否言语很少？			
46. 你是否认为结婚制度是过时了，应该废止？			
47. 你是否有时感到自己可怜？			
48. 你是否有时有点自夸？			
49. 你是否很容易将一个沉寂的集会搞得活跃起来？			
50. 你是否讨厌那种小心翼翼地开车的人？			
51. 你为你的健康担忧吗？			
52. 你曾讲过什么人的坏话吗？			
53. 你是否喜欢对朋友讲笑话和有趣的故事？			
54. 你小时候曾对父母粗暴无礼吗？			
55. 你是否喜欢与人混在一起？			

（待续）

表2-23 （续）

问题	是	否	得分
56. 你若知道自己工作有错误，这会使你感到难过吗？			
57. 你患失眠吗？			
58. 你吃饭前必定洗手吗？			
59. 你常无缘无故感到无精打采和倦怠吗？			
60. 和别人玩游戏时，你有过欺骗行为吗？			
61. 你是否喜欢从事一些动作迅速的工作？			
62. 你的母亲是一位善良的妇人吗？			
63. 你是否常常觉得人生非常无味？			
64. 你曾利用过某人为自己取得好处吗？			
65. 你是否常常参加许多活动，超过你的时间所允许？			
66. 是否有几个人总在躲避你？			
67. 你是否为你的容貌而非常烦恼？			
68. 你是否觉得人们为了未来有保障而办理储蓄和保险所花的时间太多？			
69. 你曾有过不如死了为好的愿望吗？			
70. 如果有把握永远不会被别人发现，你会逃税吗？			
71. 你能使一个集会顺利进行吗？			
72. 你能克制自己不对人无礼吗？			
73. 遇到一次难堪的经历后，你是否在一段很长的时间内还感到难受？			
74. 你患有"神经过敏"吗？			
75. 你曾经故意说些什么来伤害别人的感情吗？			
76. 你与别人的友谊是否容易破裂，虽然不是你的过错？			
77. 你常感到孤单吗？			
78. 当人家寻你的差错，找你工作中的缺点时，你是否容易在精神上受挫伤？			
79. 你赴约会或上班曾迟到过吗？			
80. 你喜欢忙忙碌碌地过日子吗？			
81. 你愿意别人怕你吗？			
82. 你是否觉得有时浑身是劲，而有时又是懒洋洋的吗？			
83. 你有时把今天应做的事拖到明天去做吗？			
84. 别人认为你是生气勃勃吗？			
85. 别人是否对你说了许多谎话？			
86. 你是否容易对某些事物容易冒火？			
87. 当你犯了错误时，你是否常常愿意承认它？			
88. 你会为一动物落入圈套被捉拿而感到很难过吗？			

总分

表 2-24　EPQ-RSC 内容

问题	是	否	得分
1. 你的情绪是否时起时落？			
2. 当你看到小孩（或动物）受折磨时是否感到难受？			
3. 你是个健谈的人吗？			
4. 如果你说了要做什么事，是否不论此事顺利或不顺利你都总能遵守诺言？			
5. 你是否会无缘无故地感到"很惨"？			
6. 欠债会使你感到忧虑吗？			
7. 你是个生气勃勃的人吗？			
8. 你是否曾贪图过超过你应得的分外之物？			
9. 你是个容易被激怒的人吗？			
10. 你会服用能产生奇异或危险效果的药物吗？			
11. 你愿意认识陌生人吗？			
12. 你是否曾经有过明知自己做错了事却责备别人的情况？			
13. 你的感情容易受伤害吗？			
14. 你是否愿意按照自己的方式行事，而不愿意按照规则办事？			
15. 在热闹的聚会中你能使自己放得开，使自己玩得开心吗？			
16. 你所有的习惯是否都是好的？			
17. 你是否时常感到"极其厌倦"？			
18. 良好的举止和整洁对你来说很重要吗？			
19. 在结交新朋友时，你经常是积极主动的吗？			
20. 你是否有过随口骂人的时候？			
21. 你认为自己是一个胆怯不安的人吗？			
22. 你是否认为婚姻是不合时宜的，应该废除？			
23. 你能否很容易地给一个沉闷的聚会注入活力？			
24. 你曾毁坏或丢失过别人的东西吗？			
25. 你是个忧心忡忡的人吗？			
26. 你爱和别人合作吗？			
27. 在社交场合你是否倾向于待在不显眼的地方？			
28. 如果在你的工作中出现了错误，你知道后会感到忧虑吗？			
29. 你讲过别人的坏话或脏话吗？			
30. 你认为自己是个神经紧张或"弦绷得过紧"的人吗？			
31. 你是否觉得人们为了未来有保障，而在储蓄和保险方面花费的时间太多了吗？			
32. 你是否喜欢和人们相处在一起？			
33. 当你还是个小孩子的时候，你是否曾有过对父母耍赖或不听话的行为？			
34. 在经历了一次令人难堪的事之后，你是否会为此烦恼很长时间？			

（待续）

表 2-24 （续）

问题	是	否	得分
35. 你是否提醒自己对人不粗鲁？			
36. 你是否喜欢在自己周围有许多热闹和令人兴奋的事情？			
37. 你曾在玩游戏时作过弊吗？			
38. 你是否因自己的"神经过敏"而感到痛苦？			
39. 你愿意别人怕你吗？			
40. 你曾利用过别人吗？			
41. 你是否喜欢说笑话和谈论有趣的事？			
42. 你是否时常感到孤独？			
43. 你是否认为遵循社会规范比按照个人方式行事更好一些？			
44. 在别人眼里你总是充满活力的吗？			
45. 你总能做到言行一致吗？			
46. 你是否时常被负疚感所困扰？			
47. 你有时将今天该做的事情拖到明天去做吗？			
48. 你能使一个聚会顺利进行下去吗？			

总分

（2）情绪评定

基于脊柱病病症特征，患者往往会因为急性脊柱病的剧痛、行为限制，慢性脊柱病迁延不愈对生活工作的影响，或者经济压力等因素而产生情绪异常，临床中多以焦虑和抑郁为主。在康复治疗及护理过程中可通过焦虑与抑郁量表进行评定，并及时予以正向引导，调整康复治疗及护理方案。

情绪评定包括自评与他评两种方式。我国常用自评量表包括焦虑自评量表（self-rating anxiety scale，SAS）和抑郁自评量表（self-rating depression scale，SDS）；他评量表包括汉密尔顿焦虑评定量表（Hamilton anxiety scale，HAMA）和抑郁评定量表（Hamilton depression scale，HAMD）。

1）焦虑评定量表

① 焦虑自评量表（self-rating anxiety scale，SAS）（表 2-25）

表 2-25 焦虑自评量表

	没有或偶尔	有时	经常	总是如此
1. 我觉得比平时容易紧张和着急				
2. 我无缘无故地感到害怕				
3. 我容易心里烦乱或觉得惊恐				
4. 我觉得我可能将要发疯				
*5. 我觉得一切都很好，也不会发生什么不幸				

（待续）

表 2-25 （续）

	没有或偶尔	有时	经常	总是如此
6. 我手脚发抖打战				
7. 我因为头痛、颈痛和背痛而苦恼				
8. 我感觉容易衰弱和疲乏				
*9. 我觉得心平气和，并且容易安静坐着				
10. 我觉得心跳得快				
11. 我因为一阵阵头晕而苦恼				
12. 我有过晕倒发作，或觉得要晕倒似的				
*13. 我呼气吸气都感到很容易				
14. 我手脚麻木和刺痛				
15. 我因胃痛和消化不良而苦恼				
16. 我常常要小便				
*17. 我的手常常是干燥温暖的				
18. 我脸红发热				
*19. 我容易入睡并且一夜睡得很好				
20. 我做噩梦				

结果	原始分	标准分

注：

a. SAS 评测操作步骤　SAS 采用 4 级评分，主要评定项目所定义的症状出现的频度，其标准为：1 没有或很少时间；2 小部分时间；3 相当多的时间；4 绝大部分或全部时间。（其中 1、2、3、4 均指计分分数，带 "*" 问题评分顺序相反）。

b. SAS 评分解读　SAS 的主要统计指标为总分。在由自评者评定结束后，将 20 个项目的各个得分相加即得，再乘以 1.25 以后取得整数部分，就得到标准分。标准分越高，症状越严重。划界分为 50 分，50～59 分为轻度焦虑，60～69 分为中度焦虑，69 分以上为重度焦虑。

② 汉密尔顿焦虑量表（Hamilton anxiety scale，HAMA）（表 2-26）

表 2-26　汉密尔顿焦虑量表

项目	说明	分数				
		0	1	2	3	4
1. 焦虑心境	担心担忧，感到有最坏的事情将要发生，容易激惹					
2. 紧张	紧张感，易疲劳，不能放松，易哭，颤抖，感到不安					
3. 害怕	害怕黑暗、陌生人、独处、动物、乘车或旅行及人多的场合					
4. 失眠	难以入睡，易醒，多梦，梦魇，夜惊，醒后感疲倦					
5. 认知功能	感觉、知觉、记忆、注意障碍，主要指注意力不集中，记忆力差					
6. 抑郁心境	丧失兴趣，对以往的爱好缺乏快感，早醒，昼重夜轻					
7. 躯体性焦虑（肌肉系统）	肌肉酸痛，活动不灵活，肌肉跳动，肢体抽动，牙齿打战，声音发抖					
8. 躯体性焦虑（感觉系统）	视物模糊，发冷发热，软弱无力感，浑身刺痛					
9. 心血管系统症状	心慌，心悸，胸痛，血管跳动感，昏倒感					

（待续）

表 2-26 （续）

项目	说明	分数				
		0	1	2	3	4
10. 呼吸系统症状	胸闷，窒息感，叹息，呼吸困难					
11. 胃肠道症状	吞咽困难，嗳气，恶心，腹胀腹泻，便秘，体重减轻					
12. 生殖泌尿系统症状	尿频，尿急，停经，性冷淡，早泄，阳痿					
13. 自主神经系统症状	口干，潮红，苍白，多汗，起"鸡皮疙瘩"，紧张性头痛					
14. 会谈时行为表现	①一般表现：紧张、忐忑不安，咬手指，紧紧握拳，摸弄手帕，面肌抽动，顿足，手抖，表情僵硬，叹息样呼吸，面色苍白。②生理表现：打呃，安静时心率快，呼吸快（20 次/分以上），腱反射亢进，四肢震颤，瞳孔放大，眼睑跳动，易出汗，眼球突出					

总分

注：

a. 评定方法　两名临床人员通过交谈和观察的方式对患者进行检查，评定前与患者进行良好沟通。检查时两者相互补充，以免遗漏项目。检查完毕后，独立评分，结果取平均值。

b. 评分与分析　HAMA 每项评定按症状轻重分为 0～4 分 5 个级别。0 分：无症状。1 分：症状轻微。2 分：有肯定的症状，但不影响生活和活动。3 分：症状重，需加处理，或已影响生活和活动。4 分：症状极重，严重影响生活。

将所有项目得分相加得到总分。总分<7 分为无焦虑，>7 分为可能有焦虑，>14 分为肯定有焦虑，>21 分为有明显焦虑，>29 分为可能有严重焦虑。

因子分=组成该因子各项目总分/该因子包含项目数。焦虑可分为躯体性和精神性两大因子，根据因子分可进一步做因子分析，评定患者的焦虑特点。

汉密尔顿焦虑量表评估因子见表 2-27。

表 2-27　汉密尔顿焦虑量表评估因子

因子名称	因子项目数	因子项目序号
躯体性焦虑	7	7～13
精神性焦虑	7	1～6，14

2）抑郁评定量表

① 抑郁自评量表（self-rating depression scale，SDS）（表 2-28）

表 2-28　抑郁自评量表

	没有或偶尔	有时	经常	总是如此
1. 我觉得闷闷不乐，情绪低沉（忧郁）				
*2. 我觉得一天中早晨最好（晨重夜轻）				
3. 一阵阵哭出来或觉得想哭（易哭）				
4. 我晚上睡眠不好（睡眠障碍）				
*5. 我吃得跟平常一样多（食欲减退）				
*6. 我与异性密切接触时和以往一样感到愉快（性兴趣减退）				
7. 我发觉我的体重在下降（体重减轻）				

（待续）

表 2-28 （续）

	没有或偶尔	有时	经常	总是如此
8. 我有便秘的苦恼（便秘）				
9. 心跳比平常快（心悸）				
10. 我无缘无故地感到疲乏（易倦）				
*11. 我的头脑和平常一样清楚（思考困难）				
*12. 我觉得经常做的事情并没有困难（能力减退）				
13. 我觉得不安而平静不下来（不安）				
*14. 我对未来抱有希望（绝望）				
15. 我比平常容易生气激动（易激惹）				
*16. 我觉得做出决定是容易的（决断困难）				
*17. 我觉得自己是个有用的人，有人需要我（无用感）				
*18. 我的生活过得很有意思（生活空虚感）				
19. 我认为如果我死了，别人会生活得更好（无价值感）				
*20. 平常感兴趣的事我仍然感兴趣（兴趣丧失）				
结果	总粗分		标准分	

注：

a. 评定方法　若为正向评分题，依次评为 1、2、3、4 分；反向评分题（标记 "*"）则评为 4、3、2、1。待评定结束后，把 20 个项目中的各项分数相加，即得总粗分（X），然后将粗分乘以 1.25 以后取整数部分，就得标准分（Y）。

b. 评分与分析　按照中国常模结果，SDS 标准分的分界值为 53 分，其中 53～62 分为轻度抑郁，63～72 分为中度抑郁，73 分以上为重度抑郁。

SDS 总粗分的正常上限为 41 分，分值越低状态越好。标准分为总粗分乘以 1.25 后所得的整数部分。我国以 SDS 标准分 ≥50 为有抑郁症状。

② 汉密尔顿抑郁量表（Hamilton depression scale，HAMD）（表 2-29）

表 2-29　汉密尔顿抑郁量表

项目	评分标准	评分
1. 抑郁情绪	0 分：无	
	1 分：只在问到时才诉述	
	2 分：在谈话中自发地表达	
	3 分：不用言语也可从表情、姿势、声音或欲哭中流露出这种情绪	
	4 分：患者的言语和非言语表达（表情、动作），几乎完全表现为这种情绪	
2. 有罪感	0 分：无	
	1 分：责备自己，感到自己已连累他人	
	2 分：认为自己犯了罪，或反复思考以往的过失和错误	
	3 分：认为目前的疾病是对自己错误的惩罚，或有罪恶妄想	
	4 分：罪恶妄想伴有指责或威胁性幻觉	
3. 自杀	0 分：无	
	1 分：觉得活着没有意义	
	2 分：希望自己已经死去，或常想到与死有关的事	

表 2-29 （续）

项目	评分标准	评分
	3 分：消极观念（自杀念头）	
	4 分：有严重自杀行为	
4. 入睡困难	0 分：无	
	1 分：主诉有时有入睡困难，即上床后半小时仍不能入睡	
	2 分：主诉每晚均有入睡困难	
5. 睡眠不深	0 分：无	
	1 分：睡眠浅多噩梦	
	2 分：半夜（晚 12 点以前）曾醒来（不包括上厕所）	
6. 早醒	0 分：无	
	1 分：有早醒，比平时早醒 1h，但能重新入睡	
	2 分：早醒后无法重新入睡	
7. 工作和兴趣	0 分：无	
	1 分：提问时才诉述	
	2 分：自发地直接或间接表达对活动、工作或学习失去兴趣，如感到没精打采，犹豫不决，不能坚持或需强迫自己去工作或活动	
	3 分：活动时间减少或成效降低，住院患者每天参加病室劳动或娱乐不满 3h	
	4 分：因目前的疾病而停止工作，住院者不参加任何活动或者没有他人帮助便不能完成病室日常事务	
8. 迟缓（指思维和言语缓慢，注意力难以集中，主动性减退）	0 分：无	
	1 分：精神检查中发现行动迟缓	
	2 分：精神检查中发现明显的迟缓	
	3 分：精神检查进行困难	
	4 分：完全不能回答问题（木僵）	
9. 激越	0 分：无	
	1 分：检查时表现得有些心神不宁，	
	2 分：明显的心神不定或小动作多	
	3 分：不能静坐，检查中曾起立	
	4 分：搓手，咬手指，扯头发，咬嘴唇	
10. 精神性焦虑	0 分：无	
	1 分：问到时才诉述	
	2 分：自发地表达	
	3 分：表情和言语流露出明显焦虑	
	4 分：明显惊恐	
11. 躯体性焦虑（指焦虑的生理症状，包括口干，腹胀，腹泻，打呃，腹痛，心悸头痛，过度换气和叹息，以及尿频和出汗等）	0 分：无	
	1 分：轻度	
	2 分：中度，有肯定的上述症状	
	3 分：重度，上述症状严重，影响生活需加处理	
	4 分：严重影响生活和活动	

（待续）

表 2-29 （续）

项目	评分标准	评分
12. 胃肠道症状	0 分：无	
	1 分：食欲减退，但不需他人鼓励便自行进食	
	2 分：进食需他人催促或请求或需要应用泻药或助消化药	
13. 全身症状	0 分：无	
	1 分：四肢、背部或颈部沉重感，背痛，头痛，肌肉疼痛，全身乏力或疲倦	
	2 分：症状明显	
14. 性症状	0 分：无	
	1 分：轻度	
	2 分：重度	
	3 分：不能肯定，或该项对被评者不适合（不计入总分）	
15. 疑病	0 分：无	
	1 分：对身体过分关注	
	2 分：反复考虑健康问题	
	3 分：有疑病妄想	
	4 分：伴幻觉的疑病妄想	
16. 体重减轻	0 分：无	
	1 分：一周内体重减轻 0.5kg 以上	
	2 分：一周内体重减轻 1kg 以上	
17. 自知力	0 分：无	
	1 分：知道自己有病，但归咎于伙食太差、环境问题、工作忙、病毒感染或需要休息等	
	2 分：完全否认有病	
18. 日夜变化	0 分：无	
[如果症状在早晨或傍晚加重，先指出是哪一种，然后按其变化程度评分（早上变化评早上，晚上变化评晚上）]	1 分：轻度变化，晨 1 分、晚 1 分	
	2 分：重度变化，晨 2 分、晚 2 分	
19. 人格或现实解体 （指非真实感或虚无妄想）	0 分：无	
	1 分：问到时才诉述	
	2 分：自发诉述	
	3 分：有虚无妄想	
	4 分：伴幻觉的虚无妄想	
20. 偏执症状	0 分：无	
	1 分：有猜疑	
	2 分：有牵连观念	
	3 分：有关系妄想或被害妄想	
	4 分：伴有幻觉的关系妄想或被害妄想	
21. 强迫症状 （指强迫思维和强迫行为）	0 分：无	
	1 分：问到时才诉述	

（待续）

表 2-29 （续）

项目	评分标准	评分
	2 分：自发诉述	
	3 分：有虚无妄想	
	4 分：伴幻觉的虚无妄想	
22. 能力减退感	0 分：无	
	1 分：问到时才诉述	
	2 分：患者主动表示有能力减退感	
	3 分：需鼓励、指导和安慰才能完成病室日常事务或个人卫生	
	4 分：穿衣、梳洗、进食、铺床或个人卫生均需他人协助	
23. 绝望感	0 分：无	
	1 分：有时怀疑情况是否会好转，但解释后能接受	
	2 分：持续感到"没有希望"，但解释后能接受	
	3 分：对未来感到灰心悲观和失望，解释后不能解除	
	4 分：自动地反复诉述"我的病好不了啦"诸如此类的情况	
24. 自卑感	0 分：无	
	1 分：仅在询问时才诉述有自卑感（我不如他人）	
	2 分：自动地诉述有自卑感	
	3 分：患者主动诉述"我一无是处"或"低人一等"，与评 2 分者只是程度上的差别	
	4 分：自卑感达妄想的程度，如"我是废物"或类似情况	

总分

注：

a. 评定方法　两名临床人员通过交谈和观察的方式对患者进行检查，评定前与患者进行良好沟通。检查时两者相互补充，以免遗漏项目。检查完毕后，独立评分，结果取平均值。

b. 评分与分析　HAMD 大部分项目采用 0～4 分的 5 级评分方法，即 0 分，无；1 分，轻度；2 分，中度；3 分，重度；4 分，很重。少部分项目采用 0～2 分的 3 级评分方法，即 0 分，无；1 分，中度；2 分，重度。具体评分标准见表 2-29。

总分=各项目分的总和，总分能较好地反映病情严重程度，即病情越轻则总分越低，病情越重则总分越高。总分<8 分，没有抑郁症状；>20 分，可能是轻或中度的抑郁；>35 分，可能为严重抑郁。总分变化能评估病情的演变情况。

因子分=组成该因子各项目的总分÷该因子项目数。因子分能更简单明了地反映患者病情症状的实际特点。

汉密尔顿抑郁量表评估因子见表 2-30。

表 2-30　汉密尔顿抑郁量表评估因子

因子	项目数	序号
焦虑躯体化	5	10、11、12、15、17
认知障碍	6	2、3、9、19、20、21
迟缓	4	1、7、8、14
睡眠障碍	3	4、5、6
绝望感	3	22、23、24
体重	1	16
日夜变化	1	18

六、神经反射检查

借助专科检查方法，可对患者进行神经损伤部位判定及损伤程度评估，临床神经反射检查需进行双侧对比，通常对称性改变不能判断神经损伤，非对称的神经反射加强或减弱更具诊断意义。脊柱病常用检查方法如下。

1. 浅反射

（1）腹壁反射：患者仰卧，下肢屈曲，使腹壁松弛，然后检查者用钝头竹签分别沿肋缘下水平面（第 7、8 节胸髓）、脐水平面（第 9、10 节胸髓）及腹股沟水平面（第 11、12 节胸髓）方向，由外向内轻划两侧腹壁皮肤。正常反应是相应区域腹肌收缩。反射消失分别提示上述不同平面的胸髓病损（图 2-16）。

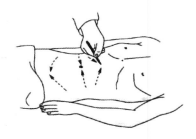

图 2-16　腹壁反射。

（2）提睾反射：用竹签由下而上轻划股内侧上方皮肤，可引起同侧提睾肌收缩，睾丸上提。双侧反射消失提示第 1、2 节腰髓病损（图 2-17）。

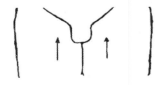

图 2-17　提睾反射。

（3）肛门反射：用大头针轻划肛门周围皮肤，可引起肛门外括约肌收缩。反射消失提示第 4、5 节骶髓或肛尾神经损伤（图 2-18）。

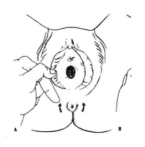

图 2-18　肛门反射。

2. 深反射

（1）肱二头肌反射：患者前臂弯曲，检查者以左手拇指置于患者肘部肱二头肌肌腱上，右手持叩诊锤叩击左手拇指指盖，正常出现肱二头肌收缩，前臂快速弯曲活动。对应神经中枢为第 5、6 节颈髓（图 2-19）。

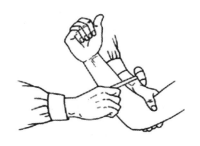

图 2-19　肱二头肌反射。

（2）肱三头肌反射：患者外展上臂，肘关节屈曲，检查者用左手托前臂，用叩诊锤直接叩击鹰嘴上方肱三头肌肌腱，正常出现肱三头肌收缩，前臂伸展。对应神经中枢为第 6、7 节颈髓（图 2-20）。

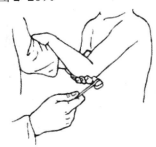

图 2-20　肱三头肌反射。

（3）桡骨膜反射：患者前臂半屈半旋前位，检查者左手托其腕部，使腕关节自然下垂，以叩诊锤叩击桡骨茎突，正常出现肱桡肌收缩，发生屈肘和前臂旋前动作。对应神经中枢为第5、6节颈髓（图2-21）。

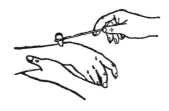

图2-21　桡骨膜反射。

（4）膝反射：患者取自然坐位，小腿松弛下垂，检查者持叩诊锤叩击膝盖髌骨下方股四头肌肌腱，正常出现小腿伸展。对应神经中枢为第2～4节腰髓（图2-22）。

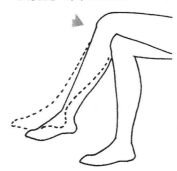

图2-22　膝反射。

3. 病理反射

（1）霍夫曼（Hoffmann）征：检查者以右手的示、中两指夹持患者的中指中节，使其腕关节背屈，其他指各处于自然放松半屈状态，然后检查者以拇指迅速弹刮患者中指指甲，若出现其他各指的掌屈运动，即为霍夫曼征阳性。提示锥体束受损（图2-23）。

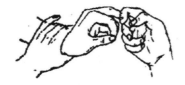

图2-23　霍夫曼征。

（2）巴宾斯基（Babinski）征：患者仰卧，髋、膝关节伸直，检查者左手握踝上部固定小腿，右手持钝尖的金属棒自足底外侧从后向前快速轻划至小趾根部，再转向拇趾侧。正常出现足趾向跖面屈曲，称巴宾斯基征阴性。如出现趾背屈，其余足趾呈扇形展开，即为巴宾斯基征阳性。提示锥体束受损（图2-24）。

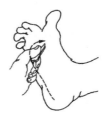

图2-24　巴宾斯基征。

（3）查多克（Chaddock）征：患者仰卧，双下肢伸直，用一钝尖物由后向前轻划足背外侧部皮肤，出现足拇趾背屈，即为查多克征阳性。提示锥体束损害（图2-25）。

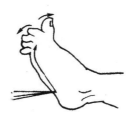

图2-25　查多克征。

（4）奥本海姆（Oppenheim）征：患者仰卧，两下肢伸直。检查者以拇指和示指把握患者的胫骨前缘上端，然后沿胫骨前缘用力向下推进至踝部，若出现拇趾背屈，其他各趾呈扇形散开，即为奥本海姆征阳性。提示锥体束损害。

（5）戈登（Gordon）征：患者仰卧，检查者用拇指和其他四指分置于腓肠肌部位，然后以适度的力量捏压，出现拇趾背屈，其余四趾呈扇形散开，即为戈登征阳性。提示锥体束损害（图2-26）。

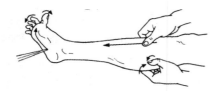

图 2-26 奥本海姆征与戈登征。

（6）踝阵挛（Ankle Clonus）：患者仰卧，髋关节与膝关节稍屈，一手持患者小腿，另一手持住患者足的远端，用力使踝关节背屈，则踝关节呈节律性伸屈运动，即为踝阵挛阳性。提示锥体束损害（图 2-27）。

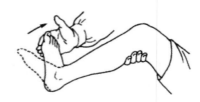

图 2-27 踝阵挛。

（7）髌阵挛（patellar clonus）：患者仰卧，下肢伸直，检查者用拇指和示指夹住髌骨上缘，突然向下方推动后放松，髌骨出现连续上、下有节律地颤动，即为髌阵挛阳性。提示锥体束损害（图 2-28）。

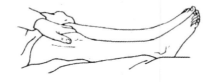

图 2-28 髌阵挛。

4. 特殊检查

（1）椎间孔挤压试验：患者取坐位，检查者位于其后方，双手手指互相嵌夹相扣，以手掌面向下置于患者头顶，两前臂掌侧夹于患者头两侧保护，向各个不同的方向挤压，出现颈部或上肢出现疼痛或麻木加重即为阳性，提示神经根受刺激（图 2-29）。

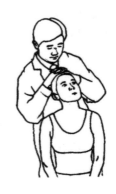

图 2-29 椎间孔挤压试验。

（2）椎间孔分离试验：患者取坐位，检查者两手分别托住患者下颌和枕部，向上牵拉。如患者能感到颈部和上肢疼痛减轻，即为阳性。提示神经根受刺激（图 2-30）。

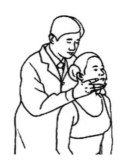

图 2-30 椎间孔分离试验。

（3）臂丛神经牵拉试验：患者取坐位，头微屈，检查者立于患者患侧，推头部向对侧，同时另一手握患肢腕部作相对牵引，患肢出现放射痛、麻木即为阳性，提示臂丛神经受压（图 2-31）。

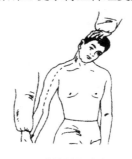

图 2-31 臂丛神经牵拉试验。

（4）直腿抬高试验：患者仰卧，检查者一手握住患者踝部，另一手置于膝关节上方，使膝关节保持伸直位，抬高到一定角度，患者感到下肢出现放射性疼痛或麻木或原有的疼痛或麻木加重时为阳性。记录其抬高的角度，必须注明左侧和右侧。直腿抬高20°附近出现疼痛，一般不呈反射痛，而多为大腿后侧的牵扯痛，这是由于腘绳肌的反射性紧张痉挛所致，一般为双侧性，患侧较重。直腿抬高在30°～40°间出现疼痛，临床称强阳性，多为放射性痛，在此角度神经根并未明显受牵拉而位移，其放射性痛多于神经根周围严重的机械压迫水肿有关。直腿抬高60°时出现疼痛，临床上称阳性，此时神经根已受牵拉，若疼痛为放射性，起始于腰骶部，即提示神经根受压；若放射痛起于臀部出现疼痛弧体征，必须排除梨状肌损伤，可做梨状肌紧张试验以证实。直腿抬高试验在60°以上出现疼痛，临床称弱阳性，若放射痛起于腰骶部，提示神经根轻度受损；若疼痛起于骶髂关节的牵扯痛，提示骶髂关节病变；若疼痛局限于髋关节周围，提示髋关节病变；若抬腿至最大限度，腰骶部疼痛，则提示可能有腰骶关节病变（图2-32）。

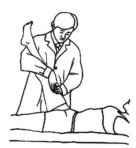

图2-32 直腿抬高试验。

（5）坐位屈颈试验： 患者取坐位或半坐位，两腿伸直，使坐骨神经处于紧张状态，然后被动或主动向前屈颈，如出现患侧下肢放射痛，即为阳性。提示脊神经根病变或脊椎外伤（图2-33）。

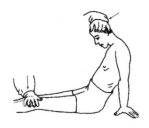

图2-33 坐位屈颈试验。

（6）股神经牵拉试验： 患者处于俯卧位，健侧下肢自然伸直，患侧膝关节伸直成180°，检查者一手固定着患者的骨盆，另一手握住患者小腿下端往上提，使髋关节处于过伸位，出现大腿前方疼痛则为阳性，提示 L_3 或 L_4 神经根受压（图2-34）。

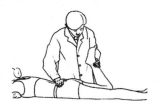

图2-34 股神经牵拉试验。

（7）梨状肌紧张试验： 患者取俯卧位，患侧伸髋屈膝（90°），医生握住患者小腿下端，使髋关节被动内收内旋，使梨状肌紧张，若出现沿大腿后侧至小腿后外侧的放射性疼痛，再迅速将患肢外展外旋，疼痛随即缓解，即为阳性。

（8）拾物试验： 患者先以一手扶膝蹲下，腰部挺直地用手接近物品，屈膝屈髋而不弯腰的将物拾起，即为拾物试验阳性。

七、压疮评定

1. 定义

压疮，又称褥疮、压力性溃疡，是指机体某一部位局部皮肤长期过度受压，由于压力、剪切力或摩擦力而导致的局部皮肤和皮下组织缺血、坏死，好发于骶尾部等骨性隆起处。在长期卧床、全身营养不良、老年人中较常见，特别是脊髓损伤患者。

2. 压疮的评定

压疮的评定有助于详细了解创面情况，为临床诊治提供科学的依据。压疮的局部评估包含形状、部位、范围、分期、渗出液量、局部感染及疼痛等。常用的压疮评定方法有 Braden 评分法、Norton 评分法、Waterlow 压疮危险因素评估表、压疮愈合评估表。

（1）压疮分期

根据压疮的严重程度，临床分期如下：①Ⅰ期，皮肤完整，发红，与周围皮肤界限清楚，压之不褪色，常局限于骨凸处；②Ⅱ期，部分皮表破损，皮肤表浅溃疡，基底红，无结痂，也可为完整或破溃的血疱；③Ⅲ期，全层皮肤缺失，但肌肉、肌腱和骨骼尚未暴露，可有结痂，皮下窦道；④Ⅳ期，全层皮肤缺失伴有肌肉、肌腱和骨骼的暴露，常有结痂和皮下窦道；⑤不明确分期的压疮是指全层皮肤缺失但溃疡基底部覆有腐痂和（或）痂皮；⑥深部组织损伤，完整或破损的局部皮肤出现持续的指压不变白，颜色为深红色、栗色或紫色，或表皮分离后呈现黑色的伤口或充血水疱。其中，深部组织损伤和不可分期都是压疮形成过程的两个阶段，只有通过清创后才能确定压疮具体分期。

（2）Braden 评分法

Braden 压疮危险因素评估表主要根据 6 个因素做评估，包括感知能力、皮肤潮湿度、运动水平、移动能力、营养摄取能力、摩擦力和剪切力（表 2-31）。

表 2-31　Braden 压疮危险因素评估表

项目	评分内容	分值
感觉	完全受限（对疼痛刺激没有反应，没有呻吟、退缩或紧握，或者绝大部分机体对疼痛的感觉受限）	1
	非常受限（只对疼痛刺激有反应，只能通过呻吟和烦躁的方式表达机体不适，或者机体一半以上的部分对疼痛或不适感感觉障碍）	2
	轻度受限（对其讲话有反应，但不是所有时间都能用语言表达不适感或者需要翻身，或机体的一到两个肢体的部位对疼痛或不适感感觉障碍）	3
	未受损（对其讲话有反应，机体没有对疼痛或不适的感觉缺失）	4
潮湿	持续潮湿（由于出汗、小便等原因皮肤一直处于潮湿状态，每当移动患者或给患者翻身时就可以发现患者的皮肤是湿的）	1
	潮湿（皮肤经常但不总是处于潮湿状态，床单每班至少换一次）	2
	有时潮湿（每天大概需要额外地换一次床单）	3
	很少潮湿（通常皮肤是干的，只要按常规换床单即可）	4
活动力	限制卧床（完全卧床）	1
	可以坐椅子（行走能力严重受限或没有行走能力，不能承受自身的重量和（或）在帮助下坐椅或轮椅）	2
	偶尔行走（白天在帮助或无须帮助的情况下偶尔可以走很短的一段路。每班中大部分时间在床上或椅子上度过）	3
	经常行走（每天至少 2 次室外行走，白天醒着的时候至少每 2 小时行走 1 次）	4
移动力	完全无法移动[没有帮助的情况下躯体或四肢不能做哪怕是轻微的移动（肌力 0～1 级）]	1
	严重受限[偶尔能轻微地移动躯体或四肢，但不能独立完成经常的或者显著的躯体位置变动（肌力 2 级）]	2
	轻度受限[能独立完成轻微地改变躯体或四肢的位置（肌力 3 级）]	3
	未受损[独立完成经常性的自行体位改变（肌力 4 级以上）]	4
营养	非常差[从来不能吃完一餐饭，很少能摄入所给食物量的 1/3，每天能摄入 2 份或以下的蛋白量（肉或者乳制品），很少摄入液体，没有摄入流质饮食，或者禁食和（或）静脉输入大于 5 天]	1

（待续）

表 2-31 （续）

项目	评分内容	分值
	可能不足（很少吃完一餐饭，通常只能摄入所给食物量的 1/2。每天蛋白量摄入是 3 份 肉或者乳制品，偶尔能摄入规定食物量，或者可摄入或鼻饲略低于理想量的流质）	2
	足够［可摄入供给量的一半以上，每天摄入 4 份蛋白（肉、乳制品），或者鼻饲或肠外 营养的量达到绝大部分的营养所需］	3
	非常好（每餐能够摄入绝大部分食物。从来不拒绝食物，通常吃 4 份或者更多的肉类和 乳制品，两餐间偶尔进食，不需要其他补充食物）	4
摩擦力和 剪切力	有问题（移动时需要中到大量的帮助，不可能做到完全抬空而不碰到床单，在床上或者 椅子上时经常滑落，需要大力帮助下重新摆体位，痉挛、挛缩或者躁动不安通常导致 摩擦）	1
	有潜在问题（躯体移动乏力，或者需要一些帮助，在移动过程中，皮肤在一定程度上会 碰到床单、椅子、约束带或者其他设施，在床上或椅子上可保持相对好的位置，偶尔 会滑落下来）	2
	无明显问题（能独立在床上和椅子上移动，并具有足够的肌肉力量在移动时完全抬空躯 体。在床上和椅子上总能保持良好的位置）	3
总分		

注：总得分为 6～23 分，分数越低越危险。15～18 分，轻度危险；13～14 分，中度危险；10～12 分，高度危险；9 分以下，极度危险。

（3）Norton 评分法（表 2-32）

表 2-32 Norton 压疮危险因素评估表

参数	结果	分数
身体状况	好（身体状况稳定，看起来很健康，营养状态良好）	4
	一般（一般身体状况稳定，看起来健康状况尚可）	3
	不好（身体状况不稳定，看起来还算健康）	2
	极差（身体状况很危急，呈现病态）	1
精神状况	思维敏捷（对人、事、地定向感非常清楚，对周围事物敏感）	4
	无动于衷（对人、事、地定向感只有 2～3 项清楚，反应迟钝、被动）	3
	不合逻辑（对人、事、地定向感只有 1～2 项清楚，沟通对话不恰当）	2
	昏迷（没有反应）	1
活动能力	可以走动（能独立行走）	4
	在他人帮助下可以走动（无人协助无法走动）	3
	坐轮椅（只能以轮椅代步）	2
	卧床（因病情或医嘱限制而卧床不起）	1
灵活程度	行动自如（可以随意自由移动、控制四肢活动自如）	4
	轻微受限（可移动、控制四肢，但需人稍微协助才能翻身）	3
	非常受限（无人协助无法翻身，肢体轻瘫、肌肉萎缩）	2
	不能活动（无移动能力，无法翻身）	1

（待续）

表 2-32 （续）

参数	结果	分数
失禁情况	无失禁（大小便控制自如，或留置尿管，但大便失禁）	4
	偶有失禁（在过去 24 小时内有 1～2 次大小便失禁后使用尿套或留置尿管）	3
	经常失禁（在过去 24 小时内有 3～6 次小便失禁或腹泻）	2
	完全大小便失禁（无法控制大小便，且 24 小时内有 7～10 次失禁发生）	1
总分		

注：总分 20 分，14 分以下为中度危险，12 分以下为高度危险。

（4）Waterlow 压疮危险因素评估（表 2-33）

表 2-33　Waterlow 压疮危险因素评估表

项目	结果	分数
体重指数（BMI）	一般 BMI=20～24.9	0
	高于一般 BMI=25～29.9	1
	肥胖 BMI≥30	2
	低于一般 BMI＜20	3
皮肤类型	健康	0
	薄如纸	1
	干燥	1
	水肿	1
	潮湿	1
	颜色异常	2
	破溃	3
性别和年龄	男	1
	女	2
	14～49	1
	50～64	2
	65～74	3
	75～80	4
	≥81	5
营养状况	近期体重是否下降	是→B
		否→C
		不确定记 2 分
B 体重下降评分	0.5～5kg	1
	5～10kg	2
	10～15kg	3
	＞15kg	4
C 是否进食差或缺乏食欲	是	1
	否	0

（待续）

表 2-33 （续）

项目	结果	分数
失禁情况	完全控制/导尿	0
	小便失禁	1
	大便失禁	2
	大小便失禁	3
运动能力	完全	0
	躁动不安	1
	淡漠的	2
	受限的	3
	卧床	4
	轮椅	5
组织营养状况	恶病质	8
	多器官衰竭	8
	单器官衰竭（肺、肾脏、心脏）	5
	外周血管病	5
	贫血（HB＜80g/L）	2
	吸烟	1
神经系统缺陷	糖尿病	4~6
	运动/感觉异常	4~6
	瘫痪	4~6
大手术或创伤	骨/脊椎手术	5
	手术时间＞2 小时	5
	手术时间＞6 小时	8
药物	大剂量类固醇/细胞毒性药物/抗毒素	4
总分		

注：

①评分标准：＜10 分为无风险；10~14 分为轻度危险；15~19 分为高度危险；≥20 分为极高度危险。

②体重指数计算方法：体重指数（BMI）＝体重（kg）÷身高（m）^{2}。

（5）压疮愈合评估表

压疮愈合是一个由细胞因子和生长因子相互协调作用的复杂过程，创面修复是创伤治疗的重要组成部分，分别观察和测量压疮的创面、渗出和创面组织类型等，并进行评分，三个项目相加所得总分用于评估患者压疮愈合过程中是否好转或恶化（表 2-34）。

表 2-34 压疮愈合评估表

项目	结果	评分
压疮面积=长×宽（cm²）	0	0
	＜0.3	1
	0.3~0.6	2
	0.7~1.0	3

（待续）

表 2-34 （续）

项目	结果	评分
	1.1～2.0	4
	2.1～3.0	5
	3.1～4.0	6
	4.1～8.0	7
	8.1～12.0	8
	12.1～24	9
	>24	10
渗液量	无	0
	少量	1
	中量	2
	大量	3
创面组织类型	闭合或新生组织	0
	上皮组织	1
	肉芽组织	2
	腐肉	3
	坏死组织	4

总分

注：

1）评估频次：院外带入压疮患者入院时、住院患者发生压疮初次评估时进行首次评分；压疮患者住院期间每周进行评估至少 1 次；压疮痊愈时或住院期间压疮未愈者于出院时进行出院评估。

2）压疮面积（长×宽）：以患者身体的头至脚为纵轴，与纵轴垂直为横轴，以纵轴最长值表示伤口的长度，横轴最长值表示宽度，计算长×宽以估计伤口的面积（单位：厘米）。

3）渗液量：在揭出敷料未进行创面清洗或擦拭之前评估渗液量。

4）创面组织类型：

① 坏死组织（4 分）：黑色、棕色、棕黑色组织牢固附着在伤口床或伤口边缘，与伤口周围皮肤附着牢固或者松软。

② 腐肉（3 分）：黄色或白色组织以条索状或者浓厚结块黏附在伤口床，也可能是黏液蛋白。

③ 肉芽组织（2 分）：粉色或牛肉色组织，有光泽，湿润得像颗粒状表面。

④ 上皮组织（1 分）：浅表性溃疡，有新鲜的粉色或有光泽组织生长在伤口边缘，或如数个小岛分散在溃疡表面。

⑤ 闭合或新生组织（0 分）：伤口完全被上皮组织或重新生长的皮肤覆盖。

八、血栓风险评估

1. 概述

血栓是由细胞成分、凝血因子活化共同作用下在心血管内膜面发生血液成分析出、凝集和凝固所形成的固体状物质。常造成血管腔堵塞，引起血管血流明显减少，甚至完全中断。

静脉血栓栓塞症（venous thromboembolism，VTE）是指血液在静脉不正常的凝结，阻塞管腔所致静脉回流障碍性疾病。可发生于全身各部位静脉，以下肢深静脉为多。

（1）分类

1）深静脉血栓形成（deep vein thrombosis，DVT）：指血液在深静脉内不正常的凝结，阻塞管腔所致静脉回流障碍性疾病，可发生于全身各部位静脉，以下肢深静脉为多。

2）肺栓塞（pulmonary embolism，PE）：指来自静脉系统或右心的血栓阻塞肺动脉或其分支所致的肺循环功能障碍性疾病。

（2）静脉血栓形成机制

1）静脉血流滞缓：手术中脊髓麻醉导致周围静脉扩张、静脉流速减慢；手术中由于麻醉作用致使下肢肌肉完全麻痹，失去了收缩功能，术后又因切口疼痛和其他原因，如患者卧床休息，下肢肌肉处于松弛状态，致使血流滞缓。

2）静脉壁损伤

①化学性损伤：静脉内注射各种刺激性溶液和高渗溶液，如各种抗生素、有机碘溶液、高渗葡萄糖溶液等均能在不同程度上刺激静脉壁，导致静脉炎和静脉血栓形成。

②机械性损伤：静脉局部挫伤、撕裂伤或骨折碎片创伤均可产生静脉血栓形成。如股骨颈骨折损伤股总静脉，骨盆骨折常能损伤髂总静脉或其分支，均可并发髂骨静脉血栓形成。

③感染性损伤：静脉周围感染灶引起感染性静脉炎，导致感染性血栓性静脉炎。如感染性子宫内膜炎，可引起子宫静脉的脓毒性血栓性静脉炎。

3）血液高凝状态

血液高凝状态是引起静脉血栓的基本因素之一，各种大型手术可引起高凝状态和血小板黏聚能力增强；术后，血清前纤维蛋白溶酶活化剂和纤维蛋白溶酶二者的抑制剂水平均升高，从而使纤维蛋白溶解减少。而开放性创伤患者大剂量应用止血药物止血，也可使血液呈高凝状态。

（3）临床特点

血栓临床主要表现为患肢局部肿痛，皮下可扪及有压痛的条索状物或伴有病变远端浅表静脉曲张等静脉回流受阻现象。偶可因血栓脱落而造成肺栓塞。

2. VTE 危险因素评估表

见表 2-35 和表 2-36。

表 2-35　深静脉血栓形成（DVT）危险因素评估表（Wells 评分法）

病史及临床表现	分值
肿瘤活动期（正接受治疗、在前 6 个月内接受治疗、接受姑息治疗）	1
偏瘫、轻瘫、最近实施下肢石膏固定	1
近期卧床≥3 天或近 12 周内接受大手术	1
沿深静脉走行的局部压痛	1
全小腿水肿	1
水肿侧小腿周径超过健侧 3 厘米（胫骨下位 10 厘米）	1
DVT 既往史	1
患肢出现凹陷性水肿	1
出现浅静脉侧支（非静脉曲张）	1
与下肢 DVT 相近或类似的其他诊断	-2
总分/得分	7/（　）

注：双下肢均有症状的患者以症状严重的一侧进行评分。

总分为各项之和。临床可能性评价：≤0 为低度可能；1～2 分为中度可能；≥3 分为高度可能；若双下肢均有症状，以症状严重的一侧为准。

表 2-36　VTE 风险评估量表（Caprini 中文版）

1 分		2 分	3 分	5 分
年龄 41～60 岁	肠炎病史	年龄 61～74 岁	年龄≥75 岁	脑卒中
计划小手术	下肢水肿	石膏固定	VTE 病史	（1 个月内）
肥胖 BMI＞	静脉曲张	（1 个月内）	VTE 家族史	急性脊髓损伤
25kg/m²	严重肺部疾病	卧床	肝素诱导的血	凝血酶原 20210A 阳性
异常妊娠	（1 个月内）	（＞72h）	小板减少症	因子 V Leiden 阳性
妊娠或产后	肺功能异常	恶性肿瘤（既	其他先天性或	（1 个月内）
（1 个月）	COPD	往或现患）	获得性血栓症	狼疮抗凝物阳性
口服避孕药或	急性心肌梗死	中央静脉置管	抗心磷脂抗体	择期下肢关节置换术
使用雌激素		腹腔镜手术	阳性	血清同型半胱氨酸升高
		（＞45min）		髋关节、骨盆或下肢骨折
				多发性创伤
				（1 个月内）

3. 观察要点

（1）患肢有无肿胀：最常见的临床表现是一侧肢体突然肿胀。患肢肿胀对深静脉血栓确诊具有较高价值，观察患肢肿胀和浅静脉扩张的程度、远端动脉搏动情况、皮肤温度、色泽和感觉等。每日测量比较记录患肢不同平面周径。

（2）观察患者疼痛：发生时间、部位、程度，如患者感觉肿痛感或胀痛加重，周径明显增大，皮肤发绀、潮红，皮肤温度升高，可能发生静脉血栓。

（3）每日做一次小腿腓肠肌的叩诊检查，如有压痛，可做腓肠肌局部压痛（霍曼式征），阳性者提示腓肠肌静脉丛有血栓形成。

（4）溶栓患者观察：穿刺处、皮肤、黏膜、鼻、牙龈、脏器、消化道及颅内出血。

（5）PE 症状：观察有无胸痛、呼吸困难、咳嗽、出汗、咯血、休克、晕厥等肺栓塞症状。

九、跌倒风险评估

1. 定义

跌倒是指突发的、不自主的、非故意的体位改变，倒在地上或更低的平面上。按照国际疾病分类，包括从一个平面至另一个平面的跌落、同一平面跌倒。

临床中脊柱病患者由于骨折、肢体功能活动受限、平衡能力受损，容易发生跌倒，甚至可能因为跌倒引发一系列身体伤害、纠纷等问题，所以对患者进行准确的评估，根据结果提供相应的措施，能够有效预防跌倒的发生。

2. 评估工具及风险分级

（1）Morse 跌倒风险评估量表

对于青少年、成人患者使用《Morse 跌倒风险评估量表》，该量表具有明确的有效性和可靠性，是专为评估住院患者跌倒风险而设计的标准引用评估工具，是临床常用跌倒评估量表（表 2-37）。

（2）Humpty Dumpty 跌倒风险评估量表

对儿童（≤14 岁）使用《Humpty Dumpty 跌倒风险评估量表》。该量表主要从年龄、性别、诊断、环境、手术、药物、认知方面来对患儿进行评估（表 2-38）。

表 2-37　Morse 跌倒风险评估量表

变量	评分标准	分值
近 3 个月有无跌倒/视觉障碍	无	0
	有	25
超过一个医学诊断	无	0
	有	15
使用助行器具	不需要、卧床休息、护士辅助	0
	丁形拐杖、手杖、学步车	15
	扶家具行走	30
静脉输液/置管/使用药物治疗	否	0
	是	20
步态	正常、卧床、轮椅代步	0
	乏力/≥65 岁/直立性低血压	10
	失调及不平衡	20
精神状态	了解自己能力	0
	忘记自己限制/意识障碍/躁动不安/沟通障碍/睡眠障碍	15
总分		

注：
① 评估时机：65 岁以上患者、临床上有跌倒危险的患者入院时评估。
② 使用药物治疗：指用麻醉药、抗组胺药、抗高血压药、镇静催眠药、抗癫痫痉挛药、轻泻药、利尿药、降糖药、抗抑郁抗焦虑抗精神病药。
③ 风险级别：≥45 分为高度危险，提示患者处于易受伤危险中，采取一般预防+高危风险预防；25～45 分为低度危险，采用一般预防跌倒措施。

表 2-38　Humpty Dumpty 跌倒风险评估量表

变量	评分标准	分值
年龄	≥6 月，<3 岁	4
	≥3 岁，<7 岁	3
	≥7 岁，<13 岁	2
	≤6 月或≥13 岁	1
性别	男性	2
	女性	1
诊断	神经系统诊断	4
	氧合功能改变	3
	心理/行为疾病	2
	其他诊断	1
环境	有跌倒史	4
	<3 岁　有辅助装置	3
	≥3 岁　卧床	2
	门诊患儿	1

（待续）

表 2-38 （续）

变量	评分标准	分值
手术麻醉	在 24 小时内	3
	在 48 小时内	2
	超过 48 小时	1
药物	使用下列 2 个或更多的药物：镇静剂、安眠药、巴比妥酸盐、吩噻嗪类、抗抑郁剂、泻药/利尿药、毒品	3
	以上所列药物中的一种	2
	其他药物或没有	1
认知	认知受损，完全无防跌倒意识	3
	认知受损，但有防跌倒意识	2
	认知能力正常	1
评估总分		

注：

1）评估时机：

① 首次评估：患儿入科后护士当班完成评估。

② 再次评估：评估为高风险患儿需每日白班进行再评估。无风险、低风险患儿每周进行一次再评估。有以下情况者需要再评估：a. 病情变化，如手术前后、疼痛、意识、活动、自我照护能力等改变时；b. 使用影响意识、活动、易导致跌倒的药物；c. 转病区后；d. 发生跌倒事件后；e. 特殊检查治理后；f. 自动列为高风险患者/患儿解除后。

2）风险级别：7~11 分为低风险，给予跌倒标准预防性干预；≥12 分为高风险，给予跌倒坠床高风险预防性干预。

（3）约翰霍普金斯跌倒风险评估量表

该量表由两部分组成，第一部分根据昏迷或完全瘫痪状态直接定义为低风险；住院前 6 个月内存在 1 次以上的跌倒史、住院期间跌倒史或者医院评定为跌倒高风险等情况都被认定为高风险（表 2-39）。若患者不符合第一部分条目，则依据第二部分进行评估（表 2-40）。

表 2-39　约翰霍普金斯跌倒风险评估量表（第一部分）

变量	结果
昏迷或完全瘫痪	低风险
住院 6 个月内有 >1 次跌倒史、住院期间有跌倒史	高风险

表 2-40　约翰霍普金斯跌倒风险评估量表（第二部分）

变量	结果	分值
年龄	60~69 岁	1
	70~79 岁	2
	≥80 岁	3
大小便排泄	失禁	2
	紧急和频繁的排泄	2
	紧急和频繁的失禁	4
患者携带管道数	1	1
	2	2
	3 及 3 根以上	3

（待续）

表 2-40 （续）

变量	结果	分值
活动能力	患者移动/转运或行走需要辅助或监管	2
	步态不稳	2
	视觉或听觉障碍而影响活动	2
认知能力	定向力障碍	1
	烦躁	2
	认知限制或障碍	4
跌倒史	最近 6 个月有 1 次不明原因跌倒经历	5
高危药物如镇痛药（患者自控镇痛和阿片类）、	1 个高危药物	3
抗惊厥药、降压利尿剂、催眠药、泻药、镇	2 个及以上	5
静剂和精神类药数量	24h 内有镇静史	7
总分		

注：第二部分得分范围为 0～35 分，分为 3 个等级，<6 分为低度风险，6～13 分为中度风险，>13 分为高度风险。

3. 预防措施

（1）成人跌倒低风险预防措施

1）保持病区地面清洁干燥，告知卫生间防滑措施，鼓励使用卫生间扶手。

2）提供足够的照明，夜晚开床头灯，及时清除病房、床旁、通道及卫生间障碍。

3）教会患者/家属使用床头灯及呼叫器，放于可及处。

4）病床高度合适，将日常物品放于患者易取处。

5）患者活动时有人陪伴，指导患者渐进坐起、渐进下床方法。

6）穿舒适的鞋及衣裤，为患者提供步态技巧指导。

7）应用平车、轮椅时使用护栏及安全带。

8）锁定病床、轮椅、担架床和坐便椅。

9）向患者和家属提供跌倒预防宣教，评估并记录患者和家属对宣教接受情况。

（2）成人跌倒高风险预防措施

1）执行基础护理及跌倒标准预防性干预措施。

2）在床头悬挂预防跌倒标识。

3）尽量将患者安置在距离护士站较近的病房，加强对患者夜间巡视。

4）通知医生患者的高危情况并进行有针对性的治疗。

5）将两侧床栏全部抬起，在患者下床活动需要协助时要呼叫求助。

6）如患者神志障碍，必要时限制患者活动，适当约束，家属参与照护。

7）加强营养，定期协助患者排尿、排便。

（3）儿童跌倒低风险预防措施

1）保持病区地面清洁干燥，告知卫生间防滑措施，鼓励使用卫生间扶手。

2）提供足够的照明，夜间开床头灯，及时清除病房、床旁、通道及卫生间障碍。

3）教会患儿/家属使用床头灯及呼叫器，放于可及处。

4）病床高度合适，将日常物品放于患者易处。

5）专人（家长或监护人）陪住，患儿活动时有人陪伴。

6）穿舒适防滑的鞋及衣裤。

7）应用平车、轮椅时使用护栏及安全带。

8）锁定病床、轮椅、担架床和坐便椅。

9）评估患儿排尿排便需求，必要时提供帮助。

10）向患儿和家属提供跌倒坠床预防宣教，评估并记录患儿和家属对宣教的接受情况。

（4）儿童跌倒高风险预防措施

1）执行基础护理及患儿跌倒/坠床标准预防性干预措施。

2）在床头悬挂预防跌倒/坠床标识。

3）尽量将患儿安置在距离护士站较近的病房，加强对患儿夜间巡视。

4）通知医生患儿的高危情况并进行有针对性的治疗。

5）将两侧床栏全部抬起，在患儿下床活动时家长或监护人照护。

6）必要时限制患儿活动，适当约束，家长或监护人参与照护。

7）如家长或监护人要离开，要求家长必须通知护士，护士负责照护，直到家长或者监护人回来。

8）对遵医行为依从性差者，做好护理记录，严格交班。

（付士芳）

第三章　中医脊柱康复护理适宜技术

第一节　推拿疗法

一、定义

推拿，古代又称"按摩""按跷"等，是以中医理论为指导，运用手法或借助于一定的推拿工具作用于患者体表的特定部位或穴位来治疗疾病的一种治疗方法，属于中医外治法范畴。具有疏通经络、推行气血、扶伤止痛、祛邪扶正、调和阴阳的作用。

二、常用基本手法

1. 推法

推法可分为拇指推法、多指推法、掌推法、肘推法。

用拇指指腹着力于操作部位，沿经络循行路线或肌纤维平行方向推进，其余四指分开助力，称为拇指推法。用示指、中指、无名指和小指的指面着力进行推动，称为多指推法。用手掌着力沿一定方向推进，可根据被操作部位与受力大小的不同，用掌根或鱼际推，称为掌推法。肘关节屈曲，用肘尖（尺骨鹰嘴突起部）着力沿一定方向推动，称为肘推法。

2. 拿法

拿法可分为三指拿法和五指拿法。

用拇指和示指、中指相对用力，提捏一定

部位，称为三指拿法。用拇指和其余四指相对用力，提捏一定部位，称为五指拿法。

3. 按法

按法可分为指按法、掌按法与肘按法。

拇指伸直，用拇指指面着力于经络穴位上，垂直向下按压，其余四指握紧起支持作用并协同助力，称为指按法。腕关节背伸，用掌面或掌根着力进行按压，亦可将双掌重叠进行按压，或将肘关节伸直，并使身体略前倾，以借助上身体重来增加按压力量，称为掌按法。肘关节屈曲，用肘尖（尺骨鹰嘴突起部）着力进行按压，称为肘按法。

4. 摩法

摩法可分为指摩法和掌摩法。

手指并拢，指掌部自然伸直，腕部微屈，用示指、中指、无名指、小指指面附着于一定部位，随同腕关节做环旋移动称为指摩法。手掌自然伸直，腕关节微背伸，将手掌平放于体表一定部位上，以掌心、掌根着力，随腕关节连同前臂做环旋移动称为掌摩法。

5. 擦法

擦法可分为小鱼际擦法、大鱼际擦法与掌擦法。

用小鱼际着力，稍用力下压做直线往返摩

擦称为小鱼际擦法。用大鱼际着力，稍用力下压做直线往返摩擦称为大鱼际擦法。用全掌着力，稍用力下压做直线往返摩擦称为掌擦法。

6. 揉法

揉法可分为指揉法、掌揉法与前臂揉法。

用拇指或多指指腹着力进行揉动，称为指揉法。用全掌或者掌根或者鱼际着力吸附于体表做大面积的回旋揉动，可单掌、叠掌、对掌揉动，称为掌揉法。肘关节弯曲，用前臂背面尺侧近肘部着力进行揉动，称为前臂揉法。

三、适应证和禁忌证

1. 适应证

推拿疗法的适用范围非常广泛，覆盖内科、妇科、儿科、五官科等各个临床科室相关疾病，其中，以骨伤科疾病为主，尤其是中医脊柱病，属于推拿疗法的优势病种，应用广泛、疗效显著。

2. 禁忌证

局部皮肤有破损、感染、皮炎及瘢痕等部位禁止推拿，对妊娠期及经期女性禁止推拿腰骶部。

四、护理注意事项

1. 推拿操作前

推拿前，评估患者推拿部位体质、皮肤情况等，告知患者操作部位、目的等，获得患者知情同意及配合。

2. 推拿操作时

推拿时，遵医嘱并结合患者病情，选择合理体位，确定操作部位及推拿手法。操作的力度、频率、幅度要均匀，切忌暴力，动作灵活，时间适宜。同时，注意观察患者对手法的反应，并及时做出调整。

3. 推拿操作后

推拿结束后，协助患者整理衣着，安排舒适体位，整理床单等物品。

4. 不良事件的护理措施

推拿治疗后，若患者皮肤出现青紫现象，则再次推拿时，手法宜轻，或者避开青紫部位。

（付士芳）

第二节 针刺疗法

一、定义

针刺疗法是在中医基本理论指导下，将金属制成的针，运用各种手法刺入人体不同部位（穴位）的一种技术操作。

二、适应证和禁忌证

1. 适应证

针刺疗法广泛应用于内科、妇科、儿科、皮肤科等临床各科疾病，对痛证疗效尤为显著。

中医脊柱病属于针刺疗法的优势病种。

2. 禁忌证

患者疲乏、饥饿或精神高度紧张，有出血倾向及高度水肿，妊娠女性，皮肤有感染、瘢痕或肿痛部位等以上情况禁用针刺疗法。

三、护理注意事项

1. 针刺操作前准备

在患者进行针刺前，应评估患者当前主要症状、临床表现及既往史，患者针刺取穴部位的皮肤情况，对疼痛的耐受程度，心理状况。告知患者针刺部位、目的等，嘱患者取适宜的体位，勿随意更换体位，避免外物碰撞、压迫，充分暴露针刺部位，获得患者知情同意及配合。对初诊、体弱及精神过度紧张者，应先做解释，消除顾虑。准备治疗盘、针刺针、镊子、75%酒精、棉签、弯盘，必要时备毛毯、屏风等，注意避风、保暖。

2. 针刺操作后护理

患者针刺结束后，应按时起针，并检查核对针刺针数量，避免遗留在患者身上。起针后如有出血，可用消毒干棉球按压针刺部位，并观察患者针刺部位有无血肿等局部皮肤情况。

起针结束后协助患者整理衣着，安排舒适体位，整理床单、针刺物品等。

3. 不良事件的护理措施

患者进行针刺治疗期间，如出现以下情况，应及时采取相应措施。

（1）晕针：是由于针刺而产生的晕厥现象。患者发生晕针时，应立即将针全部起出，嘱患者平卧，注意保暖，并告知医生。

（2）血肿：针刺部位出现皮下出血并引起肿痛。如果患者皮肤出现小块青紫，一般可自行消退，无须处理。如果局部肿胀疼痛较剧，青紫面积较大时，应冷敷止血。

（3）弯针：进针后针身在体内发生弯曲的现象。若患者因体位改变引起弯针者，应协助其恢复原来体位，使局部肌肉放松，再行起针，切忌强行拔针。

（4）滞针：针刺后出现针下异常紧涩，不能提插或捻转的现象。如果出现滞针，应先与患者交谈，分散注意力，并局部轻轻拍打针刺周围皮肤，待局部肌肉放松后，再行针或起针。

（5）断针：针刺时针体发生折断的现象。如果出现断针，嘱患者不要移动体位，防止断针向深处陷入，并立即告知医生。

（付士芳）

第三节 针刀疗法

一、定义

针刀疗法是用针刀刺入病变部位进行治疗的微创手术疗法。

二、适应证和禁忌证

1. 适应证

针刀疗法的适用范围广泛，主要用于治疗

各种慢性软组织损伤性疾病、骨质增生性疾病与骨关节疾病、神经卡压综合征、部分关节内骨折和骨折畸形愈合、瘢痕挛缩等。

2. 禁忌证

既往有晕针史，出、凝血机制异常，施术部位有皮肤感染，一切严重内脏病的发作期，体质极度虚弱，高血压，恶性肿瘤及处于大饥、大饱、疲劳、紧张或大病初愈状态等患者禁用。

三、护理注意事项

1. 针刀治疗前准备

对患者进行针刀治疗前，应评估患者施术部位的皮肤情况、年龄、体质及心理情况，女性患者是否处于月经期、妊娠期等。告知患者施术部位、目的等，获得患者知情同意及配合。嘱患者取适宜的体位，颈椎疾病者宜选用坐位或俯卧位，腰椎疾病者宜选用俯卧位。根据治疗点，准备适合的针刀，治疗颈椎疾病一般选用 0.6×50 毫米针刀，治疗腰椎疾病一般选用 0.6×80 毫米针刀，并检查所选针刀是否光滑、无锈渍，刀刃是否锐利、无卷刃，刀柄是否牢固、无松动。此外，应对周围环境进行紫外线消毒。

2. 针刀治疗后护理

针刀治疗结束后，嘱患者卧床 30 分钟，防止施术部位出血。同时，施术部位应保持清洁、干燥，防止局部感染，24 小时后去除创可贴或无菌敷料。密切观察患者的生命体征，如果出现异常变化，应及时对症处理。对体质较弱、术中反应强烈、术后又感疲乏者，应让患者在候诊室休息 15～30 分钟，待恢复正常后再行离开。同时，嘱患者 24 小时内勿沾水，12 小时内减少活动，如有不适及时告知医生。

3. 不良事件的护理措施

患者在针刀治疗期间，如出现以下情况，应及时采取相应措施。

（1）晕针刀：在针刀治疗过程中或治疗结束后半小时内，患者出现头昏、恶心、心慌、意识淡漠、肢冷汗出等症状的现象。如果患者出现晕针刀，应扶患者去枕平卧，抬高双下肢，盖上薄被，症轻者给予服用温开水；重者，在上述护理措施的基础上，点按内关、人中、合谷穴，并立即告知医生。必要时灸气海、关元，一般 2～3 分钟即可恢复。如果上述处理仍未使患者苏醒，可考虑吸氧或做人工呼吸，并在医生指导下，采取其他急救措施。

（2）断针刀：在针刀操作过程中，针刀突然折断没入皮下或深部组织。出现针刀折断时，嘱患者切勿乱动，避免在身体内部的针刀残端向肌肉深层陷入，并立即协助医生进行相应处理。

（3）出血与血肿：针刀治疗后，如果患者针刀部位出现出血，需用消毒干棉球压迫止血，按压针孔 1 分钟。若较深部位出现血肿，局部肿胀疼痛明显或继续加重，可先做局部冷敷止血，并立即告知医生。24 小时后，若局部血肿仍未消散，可予以局部热敷、按摩、理疗、外用活血化瘀药物等措施，以加速瘀血的消退和吸收。

（付士芳）

第四节　牵引疗法

一、定义

牵引疗法是指应用作用力与反作用力的原理，通过自身力、他人力或器械，对身体某部位进行牵拉，达到关节复位、减轻神经压迫、松解组织粘连目的的治疗方法。

二、适应证和禁忌证

1. 适应证

（1）颈椎牵引：广泛适用于颈椎间盘膨出、神经根型颈椎病、颈型颈椎病、颈椎失稳、小关节紊乱等疾病。对于重度椎动脉供血不足、重度椎管狭窄等，应根据患者具体病情酌情使用。

（2）腰椎牵引：广泛适用于多种腰椎疾患，如腰椎间盘突出症、腰椎退行性骨关节病、腰椎肌肉痉挛性疼痛或紧张、腰椎小关节紊乱等。

2. 禁忌证

对于脊髓疾病，脊柱结核、肿瘤、骨折，重度骨质疏松，严重高血压，心脏病，出血倾向，局部皮肤破损及体质虚弱等患者，禁用牵引疗法。

三、护理注意事项

1. 牵引操作前

牵引前，应评估患者牵引部位皮肤情况，告知患者操作部位、牵引治疗目的、注意事项、可能出现的不良反应及预防方法等，获得患者知情同意及配合，嘱患者如有不适立即按下紧急复位开关，解除牵引力。注意病室的光线是否充足、是否需要遮挡、温湿度是否适宜，垫衬物品应一人一件，防止交叉感染。

2. 牵引操作时

牵引时，协助患者取舒适体位。颈椎牵引时，患者要解开衣领，自然放松颈部肌肉，除去耳机、眼镜等影响放置牵引带的物品，同时应注意全身放松，双上肢自然下垂于身体两侧，脊柱略前屈。腰椎牵引时患者应取屈髋、屈膝卧位，以减少腰椎前突，使腰部肌肉放松，腰椎管横截面扩大，有利于症状的缓解。

3. 牵引操作后

牵引结束后，应协助患者整理衣物，注意保暖，取舒适体位，适当休息后方可离开。

4. 不良事件的护理措施

患者在牵引过程中，若出现不适或疼痛加重现象，应按下牵引的急退开关，停止牵引，必要时给予相应对症处理；如果出现感冒、发热或其他急性疾病，要立即停止牵引，及时到相关专科门诊就诊。

（付士芳）

第五节　刮痧疗法

一、定义

刮痧法是以中医经络皮部理论为基础，运用边缘光滑的羊角、牛角片，或嫩竹板、瓷器片、小汤匙、铜钱、硬币、纽扣等工具，蘸润滑油，或清水，或药液、药油在体表一定部位进行反复刮拭，或运用挤、揪、捏等手法于人体体表，使皮下出现斑点状出血点，以达到疏经通络、行气活血、调整脏腑功能作用的一种治疗方法。

二、操作方法

1. 刮痧法

（1）按操作手法可分为摩擦法和边刮法：①摩擦法是将刮痧板紧贴在皮肤上，或隔着衣物，有规律地在皮肤上进行直线往返或旋转移动，使皮肤产生热感。多用于病变部位的治疗，或者刮痧前的放松。②边刮法是将刮痧板的长条棱边置于体表呈45°角进行刮拭。多用于腰背部等面积较大部位。

（2）按接触方式可分为直接刮法和间接刮法：①直接刮法即在施术部位上涂刮痧乳或刮痧油等刮痧介质，然后用刮痧工具直接接触患者皮肤，在体表皮肤的特定部位反复进行刮拭，至皮肤出现潮红、紫红色等颜色变化，或出现丘疹样斑点、条索状斑点等痧痕。②间接刮法即在患者将要刮拭的部位放一层薄布，然后再用刮拭工具在布上刮拭。

2. 揪痧法

即施术者五指屈曲，用示、中两指的第二指节反复夹住搓痧部位并提起，直至皮肤出现红紫痕。

3. 拍痧法

即施术者五指并拢成勺状或借助工具，在肌肉丰满或关节部位反复拍打直至出"痧"。

4. 弹拨法

用刮痧板的边角有规律地点压、按揉、向外弹拨人体肌腱、筋膜附着处或特定穴位，操作时宜手法轻柔如弹拨琴弦。多用于关节、韧带等处的疼痛。

三、适应证和禁忌证

1. 适应证

刮痧疗法适用于颈椎病、腰椎间盘突出症、急慢性腰扭伤等疼痛性疾病，还具有预防疾病、调理脏腑、保健强身的功效。

2. 禁忌证

对于有严重心脑血管疾病、肝肾功能不全、全身浮肿、极度虚弱或消瘦者，以及患有出血倾向疾病的患者，禁用刮痧疗法。对妊娠女性下腹部、腰骶部及三阴交、合谷等穴位禁用刮痧疗法。对于急性骨髓炎、结核性关节炎、传染性皮肤病、烧伤、体表肿瘤、皮肤溃烂，或急性外伤、创伤部位、新近手术瘢痕部位、骨折未愈合处等，不宜直接在病灶部位刮拭。

四、护理注意事项

1. 刮痧操作前

刮痧前，应评估患者当前主要症状、临床表现、既往史、体质、刮痧部位的皮肤情况、对疼痛的耐受程度以及心理状况等。告知患者刮痧时，局部皮肤会有疼痛灼热感，刮痧后会出现红紫色瘀斑或瘀点，一般 3～7 天痧痕消失，获得患者知情同意及配合。准备治疗盘、刮具、治疗碗内盛少量清水或药液，必要时备浴巾、屏风等。

2. 刮痧操作时

刮痧时，应协助患者处于合理体位，松开衣着，暴露刮痧部位，注意保暖，遵医嘱确定刮痧部位，检查刮具边缘是否缺损，以免划破皮肤，在刮痧过程中，用力均匀，在选定的刮痧部位从上至下刮擦，单一方向，直至皮肤呈现红、紫色痧点。随时观察病情及局部皮肤颜色变化，询问患者有无不适，调节手法力度。

3. 刮痧操作后

刮痧结束后，应清洁局部皮肤，协助患者衣着，安置舒适卧位。清理用物，根据医嘱要求做好刮痧后的客观记录并签字。

4. 不良事件的护理措施

刮痧过程中如果发现患者呼吸急促、心慌等异常情况，应立即停止操作，并告知医生，遵医嘱做相应对症处理。刮痧后 24～48 小时出痧处的皮肤触摸时发痒或自觉皮肤发热，属于正常现象，告知患者避免碰触，继续观察。

（付士芳）

第六节　艾灸疗法

一、定义

艾灸疗法是指以艾绒为主要材料制成艾炷或艾条，点燃后熏灼或温熨体表腧穴，借灸火的热力及药物的作用，通过经络传导从而防治疾病的一种治疗方法。艾灸疗法具有温经散寒、消瘀散结、扶阳固脱、防病保健的作用。

二、操作方法

1. 艾炷灸

艾炷灸是把艾绒搓捏成圆锥形艾炷，置于施灸部位点燃用以治疗的方法，可分为直接灸和间接灸。

（1）直接灸：在施灸部位涂抹凡士林或大蒜汁，将艾炷置于腧穴上并从上端点燃直接施灸，可分为无瘢痕灸和瘢痕灸。无瘢痕灸即当患者感到灼痛时将艾炷夹去，换炷再灸，灸至局部皮肤出现充血而不起泡为度；瘢痕灸即将每壮艾炷燃尽除去灰烬再换炷，直至拟灸壮数灸完，施灸部位约一周后可化脓，灸疮 5～6 周左右愈合并留有瘢痕。

（2）间接灸：在皮肤和艾炷之间隔垫药物或其他材料后施灸的方法，临床常见隔姜灸、隔蒜灸、隔盐灸、隔附子饼灸。隔姜灸即用鲜生姜切成厚度约 0.3 厘米的薄片，中间以针穿刺数孔，放在治疗部位，上置艾炷施灸，一般灸 5～7 壮，以皮肤发红而不起泡为度。隔蒜灸即用独头大蒜切成厚度约 0.3 厘米的薄片，中间以针刺数孔，放在治疗部位，上置艾炷施灸，其余操作与隔姜灸相同。隔盐灸即用食盐填敷于脐部，上置大艾炷施灸。隔附子饼灸即用附子粉末和黄酒调和后制成的硬币大小的附子药饼作间隔物，中间以针刺数孔，上置艾炷点燃施灸。

2. 艾条灸

以艾绒为主要成分，由桑皮纸卷成的圆筒形长条称为艾条，点燃艾条一端施灸的方法称为艾条灸，可分为悬起灸和实按灸两种。

（1）悬起灸：将艾条点燃一端并悬于施灸部位一定高度，至患者局部皮肤温热红晕又无灼痛感为宜，可分为温和灸，雀啄灸，回旋灸。在距离皮肤2～3厘米的高度施灸15分钟左右，使患者局部皮肤出现温热红晕而无灼痛感的称为温和灸。将艾条点燃一端，像鸟雀啄食一样一上一下活动施灸的称为雀啄灸。将艾条点燃一端并与皮肤保持一定距离，在施灸过程中左右移动或反复旋转的称为回旋灸。

（2）实按灸：施灸时，先在施灸部位垫上数层布或纸，将艾条点燃的一端趁热实按在施灸部位上，使热力透达深部，火灭后重新点火按灸。

3. 温针灸

温针灸是在针刺得气后留针时在针柄上置以艾绒或长约2厘米的艾条点燃施灸，待燃尽后将灰烬除去，将针取出。

4. 温灸器灸

温灸器指专门用于施灸的器具，操作时将艾绒或艾条装进温灸器，点燃后放置于施灸部位进行熨灸，直至施灸部位皮肤发红为度。

三、适应证和禁忌证

1. 适应证

艾灸疗法适用范围广泛，可应用于多种类型疾病。对于脊柱病患者，艾灸有温经散寒、消瘀散结、通经活络的作用，适用于寒凝血滞、经络痹阻引起的寒湿痹痛，如颈椎病、项背肌筋膜炎、急性腰扭伤、慢性腰肌劳损、强直性脊柱炎等。此外，灸法能补益元气、扶正祛邪，对脊柱的退行性病变有治疗及保健作用。

2. 禁忌证

对于颜面部、有大血管的部位以及关节活动部位不宜采用瘢痕灸；实热证或阴虚发热者不宜施灸；对妊娠女性的腹部和腰骶部不宜施灸。

四、护理注意事项

1. 艾灸操作前

艾灸前，应评估患者施灸部位的皮肤状况、对疼痛的耐受程度及心理状况等，告知患者治疗过程中局部皮肤可能出现烫伤、水泡，艾绒燃烧后可出现中药燃烧的气味等情况，获得患者知情同意及配合。准备治疗盘、艾条、打火机、弯盘、小口瓶、凡士林、棉签、棉球、镊子、酌情备浴巾、屏风等物品，温针灸还应准备毫针，间接灸时备姜片或蒜片等。

2. 艾灸操作时

艾灸时，应协助患者取合理体位，松解衣着，遵医嘱确定施灸部位以及施灸方法，一般先上后下，先灸头顶、胸背部，后灸四肢、腹部。随时询问患者对灸感的反应，防止烧伤，观察患者病情变化或有无不适，温针灸时还应观察患者有无出现针刺意外，并及时做出调整。施灸过程中应及时清理脱落的艾灰，将艾灰弹入弯盘，防止灼伤患者皮肤或毁坏衣服。

3. 艾灸操作后

艾灸结束后，应立即将艾炷或艾条插入小口瓶，熄灭艾火；温针灸施灸完毕应及时除去艾灰，起出毫针，用无菌干棉球按压针孔以防出血，并核对毫针数目。然后清洁局部皮肤，协助患者衣着，安置舒适体位，酌情开窗进行通风。根据医嘱要求详细记录治疗的客观情况并签字。

4. 不良事件的护理措施

治疗过程中可能出现低温烫伤或因施灸过量或时间过长而出现水泡。如出现烫伤，局部皮肤发红而无破损者应立即用冷水冲洗烫伤部位或用冷水浸透的毛巾冷敷烫伤部位10分钟；如出现水泡，其直径在1厘米以内的，只要不擦破，可以待其自行吸收；如水泡比较大，可用消毒毫针挑破水泡，放出液体，再涂以烫伤膏，贴敷无菌纱布，保持干燥，防止感染，待局部皮肤水泡愈合后再次进行操作。如水泡巨大，或其中有脓性分泌物，或出现皮肤破溃、露出皮下组织、出血等症状，应告知医生，联系医院相关科室做对症治疗，必要时切除坏死组织。

（付士芳）

第七节　拔罐疗法

一、定义

拔罐疗法，又称"吸筒疗法"，古称"角法"，是以罐为工具，利用燃烧、抽吸、蒸汽等方法造成罐内负压，让罐吸附于腧穴或体表一定部位，使局部皮肤充血甚至瘀血，以产生良性刺激，达到调整机体功能、防治疾病目的的一种治疗方法。

二、操作方法

1. 吸拔方法

（1）火罐：①闪火法，用止血钳或镊子夹住95%乙醇棉球，一手握住罐体使罐口朝下，点燃棉球后伸入罐口在火罐内旋绕数圈后抽出，迅速将罐扣于应拔部位。②投火法，将易燃纸片或95%乙醇棉球或棉片点燃后投入罐内，迅速将罐扣在应拔部位。③贴棉法，用1～2厘米的浸有95%乙醇的棉片平贴在罐壁内，点燃后迅速扣在应拔部位。④架火法，用一个不易燃烧和传热的、如小瓶盖等直径小于罐口的物体，放在应拔部位，上置小块乙醇棉球，点燃后迅速将罐子扣上。⑤滴酒法，在火罐内滴入95%乙醇1～3滴，翻倒使其均匀分布于罐壁，然后点燃，迅速将罐子扣在应拔部位。

（2）水罐：将竹罐倒置放入水中或药液中煮沸2～3分钟，然后用镊子夹住罐底，罐口朝下提出，迅速用折叠干毛巾紧扪罐口，以吸去罐内的水液同时保持罐内温度，趁热将罐拔于应拔部位，轻按罐具30秒左右，吸牢即可。

（3）抽气罐法：此法先将抽气罐紧扣在应拔部位上，利用抽气筒抽出罐内空气使其产生负压，从而吸附在皮肤上。

2. 应用方法

（1）留罐法：即拔罐后将吸拔在皮肤上的罐具留置于施术部位10～15分钟，再将罐具取下。

（2）走罐法：即先在施罐部位以及罐口涂上凡士林等润滑剂，再将罐拔住，然后一手握住罐体，均匀用力，将罐上下沿着一定路线往返推移，直至走罐部位皮肤潮红、充血或瘀血，再将罐取下。

（3）闪罐法：将罐拔住后又立即取下，再吸拔，再取下，如此反复多次，直至局部皮肤潮红甚至瘀血。

三、适应证与禁忌证

1. 适应证

拔罐疗法适应范围广泛，尤其对于各种疼痛类疾病、软组织损伤、急慢性炎症、风寒湿痹证，如颈椎病、腰肌劳损、半身不遂、肢体麻木等痹症，以及脏腑功能失调、经脉闭阻不通所致的各种病症。

2. 禁忌证

有出血倾向的疾病，如血小板减少症、血友病等患者禁用；新伤骨折、中度和重度水肿部位、恶性肿瘤局部、皮肤溃烂部、体表大血管处及静脉曲张处等禁用；严重心脏病、心力衰竭者禁用；接触性传染病、皮肤过敏者禁用；狂躁不安、高度神经质及不合作者禁用；醉酒、过饥、过饱及过劳者慎用。

四、护理注意事项

1. 拔罐操作前

拔罐前，应评估患者的症状、体征、发病部位及相关情况。患者局部皮肤情况，是否患有皮肤传染病。患者治疗部位血流灌注情况，皮肤痛觉、温度觉等感觉情况。患者及家属心理状态，对操作的态度及合作程度。准备罐具（根据病症、操作部位的不同，选择不同的罐具，玻璃罐、竹罐或陶罐，检查罐体有无碎裂，罐口内外是否光滑无毛糙，罐的内壁是否擦拭干净）、治疗盘、95%乙醇棉球、打火机、止血钳、纱布、污杯、弯盘、执行单、快速手消毒液。

2. 拔罐操作时

拔罐期间，遵医嘱选择拔罐部位及拔罐方法，协助患者取舒适体位，松解衣着，暴露拔罐部位。留罐时随时观察罐口吸附力度、罐内皮肤颜色改变及有无水泡等情况，确保疗效和安全。将呼叫器置于患者床旁，嘱患者如有不适及时按呼叫器。起罐后应用消毒棉球轻轻拭去拔罐部位紫红色罐斑上的小水珠，若罐斑处微觉痛痒，应嘱咐患者不可搔抓，数日内可自行消退。

3. 拔罐操作后

拔罐结束后，应协助患者恢复体位及着装，整理床单位；推车回治疗室，处理用物；洗手，详细记录实施拔罐后的客观情况并签字。嘱咐患者拔罐后3小时内不宜洗澡，注意保暖，避免感受风寒。

4. 不良事件的护理措施

患者进行拔罐治疗期间，如出现以下情况，应及时采取相应措施。

（1）患者出现头晕、胸闷、恶心欲呕，肢体发软，冷汗淋漓，甚者瞬间意识丧失等晕罐现象时，应立即起罐，使患者呈头低足高卧位，并告知医生，必要时可予饮用温开水或温糖水，或掐水沟穴等。密切注意血压、心率变化，严重时配合医生进行相应处理。

（2）起罐后若因留罐时间太长而局部出现小水泡，可不必处理，仅敷以消毒纱布，防止擦破即可；水泡较大时消毒局部皮肤后，用注射器吸出液体，用消毒纱布包敷，以防感染。

（付士芳）

第八节 耳穴压豆疗法

一、定义

耳穴压豆疗法是在中医基本理论指导下，用质地较硬、表面光滑的小颗粒状药物种子或药丸等贴压耳部穴位，从而防治疾病的一种治疗技术。

二、操作方法

遵医嘱选取耳穴，持探棒依次探查所选耳穴；体位合理舒适，对所选耳穴依次进行消毒，严防感染；一手用镊子夹取王不留行籽贴依次贴于选定的穴位，另一手协助轻轻按揉局部使其完全贴合；观察压豆处情况，询问患者感受；嘱患者压豆期间，每 4 小时按压压豆处 1～2 分钟，加强穴位刺激。

三、适应证和禁忌证

1. 适应证

适用范围较为广泛，主要有疼痛性疾病、炎症性疾病、过敏与变态反应性疾病、内分泌代谢性疾病、慢性疾病、部分功能紊乱性疾病等，其中，脊柱病多为疼痛性疾病，为该疗法的适应证。

2. 禁忌证

耳部皮肤破损、炎症、冻疮者及习惯性流产妊娠女性禁用。

四、护理注意事项

1. 耳穴压豆操作前

耳穴压豆前，应评估患者体质、耳穴周围皮肤情况及对疼痛耐受程度等（女性患者应评估生育史及是否妊娠），告知患者操作部位及目的等，获得患者知情同意及配合。准备治疗盘、弯盘、75%医用酒精、无菌干棉签、探棒、镊子、王不留行籽（或磁珠、绿豆等）、胶布。

2. 耳穴压豆操作时

耳穴压豆操作时，应协助患者取合理体位，遵医嘱选取耳穴，持探棒依次探查所选耳穴，严格消毒，无菌操作，预防感染，密切观察患者压豆局部皮肤情况及有无晕针等不良反应，并及时处理。

3. 耳穴压豆操作后

耳穴压豆结束后，应协助患者取舒适体位，嘱患者定时按压埋豆处，并清理用物，做好记录等。

4. 不良事件的护理措施

如患者出现晕厥、感染、耳廓剧烈疼痛，或心悸、头痛、呼吸困难、四肢发冷、全身发麻等不良反应，应立即停止操作，并取下压豆，告知医生，并配合进行相应对症处理。

（付士芳）

第九节　熏蒸疗法

一、定义

熏蒸疗法是以中医学基本理论为指导，利用药物煎煮后所产生的蒸汽，将药力和热力直接作用于所熏部位，以扩张局部血管、促进血液循环、温通血脉、消肿止痛，达到治病、防病目的的一种治疗方法。

二、操作方法

根据患者病症，遵医嘱选择合适的中药外用处方，煎煮后，与清水按 1∶1 的比例，加入熏蒸容器中，共 5 升，液面达到最高液位和最低液位之间高度，盖好容器盖。然后接通电源，等待机器自检完成后，调整设置时间为 20 分钟，熏蒸温度 38～45℃（温度设定应遵循由低到高原则，药汽温度以患者感觉不烫为宜），铺一次性大单，治疗模式为常规模式，压力为25kPa。最后，按工作按键开始治疗前的预热工作，待预热结束后，嘱患者脱去衣物，更换一次性内裤，进舱，取舒适体位，盖好舱盖，头部暴露于治疗舱外，以毛巾围住患者脖颈处，点击开始，进行熏蒸治疗。

三、适应证和禁忌证

1. 适应证

熏蒸的适应证涉及内科、妇科、皮肤科、儿科等临床各科疾病，以骨伤科疾病为主，如颈腰椎病、骨性关节炎、软组织损伤、骨折术后等。

2. 禁忌证

急性严重疾病、接触性传染病、严重心血管疾病者禁用；严重皮肤过敏者、皮肤有溃破部位者禁用；动脉硬化症伴有较大斑块者或伴有不稳定斑块者禁用；严重高血压患者或近期血压控制不稳定者禁用；缺血性、出血性脑血管病者，或伴有肢体活动障碍者禁用；白血病、血小板减少性紫癜等出血性疾病禁用；重度贫血及头晕患者禁用；精神分裂症、抽搐、高度神经质及不合作者禁用；急性外伤性骨折、中度和重度水肿部位禁用；高龄患者（患者年龄＞75 岁）禁用，60 岁以上患者更应该对其病情等情况进行详细评估；妊娠期患者禁用，月经期患者慎用；髋、膝关节置换术后、体内有金属内固定及支架者禁用；儿童、体质虚弱者慎用；饭前、饭后半小时内，过度饥饿、疲劳慎用。

四、护理注意事项

1. 熏蒸操作前

熏蒸前，应评估患者症状、体征及其他情况。告知患者体位及可能出现的不适，获知情同意及配合。检查药液量充足、温度适宜；确保熏蒸仪运行良好，检查脚下软垫，下水阀处于关闭状态；应注意环境清洁卫生，温度适宜，室温以 24～28℃为宜，空气湿度以 40%～60%为宜。准备一次性大单、一次性内裤、吸氧设备等物品。

2. 熏蒸操作时

熏蒸期间，熏蒸舱内温度不要过高，控制在 38～45℃（文献证实熏蒸适宜体表温度为 42℃±2℃），以防烫伤或汗出过多导致昏厥、虚脱，体虚者尤须审慎。随时观察患者反应，询问患者感受，如出现恶心、呕吐、胸闷气促、心跳加快等不适，应立即停止熏蒸，告知医生，并协助医生进行对症处理。保持熏蒸室温度适宜（严寒季节尤其注意）。

3. 熏蒸操作后

熏蒸结束后，嘱患者及时清洁擦干局部皮肤，防止受凉感冒，2 小时内不能用冷水洗澡。

4. 不良事件的护理措施

患者进行熏蒸治疗期间，如出现以下情况，应及时采取相应措施。

（1）头晕：熏蒸过程中，如患者出现头晕、恶心、昏厥等，应立即关闭电源，停止熏蒸，并给予吸氧处理，让患者平卧于空气流通处，给予温水服用（避免呛咳），密切关注患者生命体征，休息即可。严重时，告知医生，并配合对症处理。

（2）烫伤：熏蒸过程中，如出现烫伤水泡，水泡较小（直径＜1 厘米）者可局部外涂龙胆紫溶液，待其自行吸收；水泡较大（直径＞1 厘米）者用消毒针刺破后做局部消毒处理，局部外用京万红软膏或紫草膏，无菌纱布或康惠尔溃疡贴敷贴，按时换药，防止感染，待局部皮肤水泡愈合后再次进行操作；如水泡巨大，或其中有脓性分泌物，或出现皮肤破溃、露出皮下组织、出血等症状，应告知医生，并配合其对症处理。

（3）过敏：熏蒸过程中，患者局部皮肤过敏或发生呼吸困难时，应立即关闭电源，停止熏蒸，将患者置于舒适的体位，吸氧并观察患者反应，告知医生。

（付士芳）

第十节　中药热疗法

中药热疗法包括中药封包疗法、中药湿敷疗法、中药热奄包疗法、中药热熨疗法等。

一、定义

中药热疗法是依据中医基础理论，选取合适的中药配伍煎煮成药液或制成中药包、中药泥等，待温度为 40～45℃时，采用各种操作，将其置于病变局部皮肤，使药力和温热作用经皮透入人体，到达温经通络、行气活血、化瘀止痛等功效的中医外治疗法。

二、操作方法

1. 中药封包疗法

患者取舒适体位，充分暴露治疗部位，铺个人专用毛巾，将加热至 40～45℃的中药液均匀地涂抹至治疗部位，然后用一次性包膜包裹固定，治疗时间以 2 小时为佳。

2. 中药湿敷疗法

患者取舒适体位，充分暴露治疗部位。用无菌纱布浸透加热至 40～45℃的中药液，然后敷于体表局部，定时更换浸过药液的无菌纱布或将药液淋于敷布上，保持纱布湿度和温度适宜，治疗时间以 20～30 分钟为宜。

3. 中药热奄包疗法

患者取舒适体位，充分暴露治疗部位。将加热至 50～60℃中药袋从水中捞出，空出多余水分，以不掉落水滴为准，用毛巾包裹，置于治疗部位，然后覆盖治疗巾、被子等，至热奄包温度低于 38℃为止。

4. 中药热熨疗法

患者取舒适体位，充分暴露治疗部位。将加热至 50～60℃盐熨袋或药熨袋用毛巾包裹，然后置于患处或相应穴位上，来回推熨或回旋运转，开始操作时，力度宜轻，速度稍快，随着热熨袋温度的逐渐降低，可增强力度，减慢速度，至热熨袋温度低于 38℃时，可更换热熨袋，治疗时间以 20～30 分钟为宜。

三、适应证和禁忌证

1. 适应证

广泛应用于临床骨伤科、推拿科、内科、妇科、儿科等疾病，尤其是各种疼痛类疾病，如颈椎病、落枕、颈部软组织扭伤、腰椎间盘突出症、慢性腰肌劳损、腰背肌筋膜炎等。

2. 禁忌证

局部皮肤过敏、破损者禁用。急性外伤性骨折，重度水肿，急性炎症者禁用。急性严重疾病、急性出血性疾病、接触性传染病者禁用。妊娠女性腹部及腰骶部禁用。高龄、儿童、体弱、过劳、过饥患者慎用。

四、护理注意事项

1. 中药热疗操作前

中药热疗前，应先评估患者年龄、体质、临床表现、既往史、过敏史、治疗部位局部皮肤情况等。评估周围环境，保持室内温湿度适宜。准备物品：遵医嘱选取合适的中药配伍、治疗巾、镊子、治疗盘、布袋等。告知患者操作部位、目的等，获得患者知情同意及配合。

2. 中药热疗操作时

中药热疗期间，治疗药物温度要适宜，同时，密切观察患者对热感的反应、局部皮肤颜色情况，避免过敏及烫伤等。

3. 中药热疗操作后

中药热疗结束后，协助患者整理衣物、床被等，安置舒适体位，整理物品，做好记录并签字。

4. 不良事件的护理措施

患者进行中药热疗期间，如出现以下情况，应及时采取相应措施。

（1）过敏：中药热疗操作过程中，如果患者局部皮肤出现红肿、瘙痒等过敏症状时，应立即停止治疗，告知医生，必要时，遵医嘱予抗过敏药物。如果患者出现呼吸困难等严重过敏症状时，立即吸氧，置患者于舒适体位，告知医生，并配合其对症处理。

（2）烫伤：如出现烫伤，应立即停止治疗。局部皮肤发红无破损者，应立即用流动冷水持续冲洗烫伤部位或用冷水浸透的毛巾冷敷烫伤部位 10 分钟。如出现水泡，水泡较小（直径小于 1 厘米）者可局部外涂龙胆紫溶液，待其自行吸收。水泡较大（直径大于 1 厘米）者用消毒针刺破后做局部消毒处理，局部外敷烫伤膏或紫草膏，按时换药，防止感染，待局部皮肤水泡愈合后再次进行操作。如水泡巨大，或其中有脓性分泌物，或出现皮肤破溃、露出皮下组织、出血等，应及时告知医生，并配合其做对症处理。

（付士芳）

第十一节　传统音乐疗法

一、定义

中医五行音乐疗法是中国传统音乐治疗的基础，是指五音五志与五脏相对应，直接或间接影响脏腑功能的一种治疗方法，是中医康复技术的重要组成部分。《黄帝内经》说："天有五音，人有五脏；天有六律，人有六腑。"中医五行为木、火、土、金、水，对应五行音乐包括角、徵、宫、商、羽，对应人体五脏为肝、心、脾、肺、肾，对应音阶为 Mi、So、Do、Re、La。

音乐使气血调和的作用是很明显的。旋律、节奏、音色、力度等作用于气血运动中，气血的关系就更为协调。音乐使气的升降出入有序，气的推动、温煦、防御、固摄、气化功能就更为顺利；音乐作用于血脉，血液就正常运行。血能载气、气能生血，从而使肌体更易达到阴阳平衡的状态。因此，采用对症选择音乐来调理，既起到治疗疾病的作用，又可避免药治的不良反应。

二、五音分类

1. 土乐，属宫调式

土乐以宫调为基本调式，乐曲的风格主要是悠扬沉静、温厚庄重，给人以浓重厚实的感觉。根据五音通五脏的说法，宫音入脾。据观察，土乐对脾胃系统的作用比较明显，促进消化吸收、滋补气血、旺盛食欲；同时土乐能够安定情绪，有稳定神经系统的作用。宫调音乐的代表曲目有：《梅花三弄》《阳春》《月儿高》《高山流水》等。

2. 金乐，属商调式

金乐即以商调式为主的音乐。金乐的风格要求是铿锵有力、高亢悲壮、肃劲嘹亮。商调式乐曲可以增强机体抗御疾病的能力，即"卫外功能"，尤其是呼吸系统的机能可以得到加强，古人将这一作用归于"商音入肺"；对于卫气不足、形寒畏冷的效用也很好。商调音乐代表曲目有：《慨古吟》《长清》《鹤鸣九皋》《白雪》等。

3. 水乐，属于羽调式

水乐以羽调为基本调式。水乐讲究清悠、柔和、哀婉，犹如水之微澜。根据五音通五脏的归属，羽声入肾，故而可以增强肾的功能，滋补肾精，尤宜于阴虚火旺，肾精亏虚，心火亢盛而出现的各种症状，如耳鸣，失眠多梦等等。肾精有补髓生脑之功，故而羽调式的水乐具有益智健脑的作用。羽调音乐代表曲目有：《梁祝》《汉宫秋月》《乌夜啼》《稚朝飞》等。

4. 木乐，属角调式

木乐以角调为基本调式，乐曲悠扬，生机勃勃，象征春天（木在季属春）万木皆绿、生长勃发的景象。木乐舒畅条达，角音入肝，故而对肝郁不疏的诸种症状作用尤佳，诸如胁肋疼痛、胸闷、脘腹不适等。角调音乐代表曲目有：《庄周梦蝶》《江南好》《春风得意》《江南竹丝乐》等。

5. 火乐，属徵调式

火乐以徵调为基本调式。火乐的风格是欢愉、轻松、活泼的，像火的形象一样，有升腾、炎上的特性。火乐入心，对心血管系统的功能有促进作用，对血脉瘀阻的各种心血管疾病具有良好的疗效。徵调音乐代表曲目有：《樵歌》《渔歌》《步步高》《狂欢》等。

三、体质分类

五音对应五脏，体质划分根据脏腑机能的旺盛与否，可以划出以下类型，即脾弱质、肝旺质、肾虚质、肺虚质、心神脆弱质。无论哪一种体质，都应在日常生活中尽量多地吸取音乐营养，使机体的脏腑功能始终处于旺盛的工作状态。

1. 脾弱质

平时表现出食欲不振，胃脘部胀闷不适。皮肤缺少光泽，肌肉少力，容易疲倦、不耐劳累。

每日选择一定的时间听音乐。乐曲多宜选择音调呈上行趋势的、节奏比较明显、活泼的一类，绚丽多彩的舞蹈音乐，效果也比较好。此外进餐前可选择使情绪愉悦、平和的乐曲。音量不要过大，听 10～20 分钟，如丝竹乐《三六》等，使消化系统的功能得以调整。

2. 肝旺质

肝旺质又称为木火质。这样体质的人皮肤颜色苍赤，大多数形体偏瘦，肌肉坚实，皮肤干燥，饮食时多时少，性情急躁，容易激动，甚至难以自控，容易导致肝阳上亢、肝火偏旺，患眩晕、中风等症。

音乐对本类体质的效用是明显的。乐曲宜选择旋律优美、速度稍缓、节奏不甚强烈的，旋律大体呈向下的趋势，在乐曲中旋律为主要因素。听音乐的时间可以选择清晨或晚上，也可以一天进行两次。如果清晨在室内进行，应打开窗户，换入新鲜空气。本类体质的人应注意听音乐的姿势。在体位舒适的情况下全身肌肉放松，注意力集中，不存杂念，在音乐中逐渐消除紧张情绪。听音乐的环境要求安静、少干扰。

3. 肾虚质

肾虚质的人不耐久劳，记忆力差，腰膝无力，呼吸急促或动则喘息状；小儿发育不良，成人早衰；尿短而频或遗尿，性欲淡漠。

本类体质的人应该长期坚持音乐调理，汲取音乐营养。选择明朗、宁静的音乐，自己能够感到音乐中具有一种亲切友好的感觉，好像音乐的流水注入了肌体。肾虚质的人在听音乐时情绪要保持平和，消除自卑感，使身心能够与优美的音乐相交融，提高机体的适应能力与抗病能力。听曲时间可以在 20~30 分钟以内，也可以按个人情趣，配合弹奏乐器，或伴随其他功能锻炼同时进行。

4. 肺虚质

肺虚质的人容易出虚汗，声音不洪亮。对气候变化敏感，易患外感病，如感冒、咳嗽、气喘等呼吸道疾病。

音乐能使人体免疫系统的功能活跃、旺盛，各种生命活动和抗病能力都会有不同程度地提高。肺虚质的患者适宜在早上听音乐，可以选择气息宽广、刚健一些的音乐。听音乐时选择柔和的音量，使自己处于一种亲切友好的气氛中，柔和的音量同时带有节奏，有一种强壮有力的感觉。这种效果就像音乐在有节奏地按摩脏器，组织细胞的生命活动由此加强。此外，音乐活动中可以配合呼吸过程的肌肉、运动协调等锻炼。

5. 心神脆弱质

心神脆弱质的人情绪容易波动，意志薄弱，不耐精神刺激，多疑善感。容易患心悸、失眠、癫狂等病。

心神脆弱质的人选音乐注意自然柔和、轻盈活泼，听后主观上感到头脑清静、精神清爽、心情愉快、血液流畅、周身舒适。一些颇具悲剧色彩的乐曲注意听后反应，如使心境不适增加，则应停用。听音乐时应该尽量避免外界干扰，环境宜清宜静。听曲时，体位舒适，全身放松，心境平和，情志舒畅，全心全意投入音乐，把自己融入到音乐之中。

四、护理注意事项

1. 指导患者进行传统音乐疗法前

进行乐疗前，应全面了解病情，特别是一些身心疾病的患者，大多有不同程度的心理障碍，这就要求要在音乐治疗中注意心理上的护理，同时可以帮助患者了解正常心理环境对养身养性的极好作用。选择乐疗场地时应注意整洁、美观、雅静、宽敞、避免噪声干扰、保持空气清新、座椅舒适，使患者情绪安定、精神愉悦、肌肉放松；同时应注意场地的色彩，色彩与患者的心理也有关，对音乐治疗疾病的作用有一定帮助，如橙色、黄色、红色都让人温暖欢畅，蓝色、绿色使人增加安全镇定感，蓝色、白色有纯洁的意境等。

2. 指导患者进行传统音乐疗法时

进行乐疗时，应根据个人的病症特征和体质特征，来选用相应的环境色彩，选择适合患者病情、心理状态和人格特征的乐曲，以提高患者对乐疗的信心与兴趣。同时应以真挚的同情心、道德感、良好的情绪、周到的照顾来帮助患者进行乐疗，从而达到预期的结果。

（付士芳）

第十二节 传统运动疗法

一、定义

传统运动疗法，又称"传统体育疗法"，是指以肢体活动为主，进行具有我国特色和优良传统的运动锻炼形式，通过练意、练息、练形，以调养患者的精、气、神，以增强体质，防治疾病，改善功能障碍，进而促使其身心健康的一类方法，是中医康复技术的重要组成部分。

二、常用功法

1. 五禽戏

（1）基本特征

五禽戏，又称"华佗五禽之戏"，是通过模仿五种动物的动作，协调意守、调息、动作，达到强身健体的一种传统功法。针对脊柱病，五禽戏各部分可起到不同作用："虎戏"调理三焦，强筋壮骨；"鹿戏"强腰补肾，振奋阳气；"熊戏"强骨柔筋；"猿戏"加强四肢运动的力量，提高四肢运动的灵活性；"鸟戏"疏通气血，关节病症状。

（2）动作要领

1）基本手势："虎爪""鹿角""熊掌""猿钩""鸟翅""握固"（图3-1）。

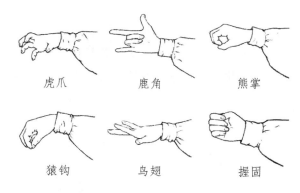

| 虎爪 | 鹿角 | 熊掌 |
| 猿钩 | 鸟翅 | 握固 |

图3-1　基本手势。

2）动作说明：由中国体委新编的简化五禽戏每戏分两个动作，分别为"虎举""虎扑"，"鹿抵""鹿奔""熊行""熊晃""猿提""猿摘""鸟伸""鸟飞"，前后分别加入"起势调息"与"引气归元"（图3-2）。

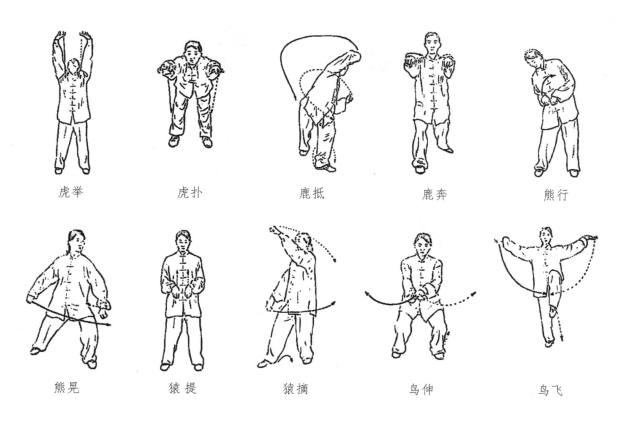

图3-2　五禽戏动作说明。

2. 易筋经

（1）基本特征

易筋经，是通过活动关节，拉伸筋骨，促进全身经络、气血畅通，达到养生健身、祛病延年的一种传统功法。

（2）动作说明

易筋经姿势及锻炼法共有 12 势，即韦驮献杵第一势、韦驮献杵第二势、韦驮献杵第三势、摘星换斗势、倒拽九牛尾势、出爪亮翅势、九鬼拔马刀势、三盘落地势、青龙探爪势、卧虎扑食势、打躬势、掉尾势（图 3-3）。

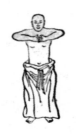
韦驮献杵第一势

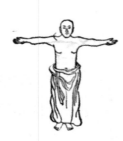
韦驮献杵第二势

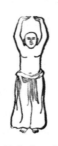
韦驮献杵第三势

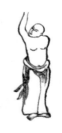
摘星换斗势

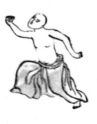
倒拽九牛尾势

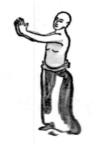
出爪亮翅势

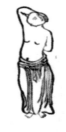
九鬼拔马刀势

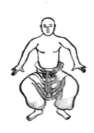
三盘落地势

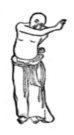
青龙探爪势

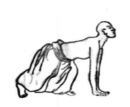
卧虎扑食势

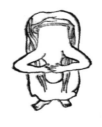
打躬势

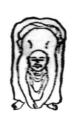
掉尾势

图 3-3 易筋经动作说明。

3. 八段锦

（1）基本特征

八段锦，是由八种不同的动作组成，通过形体活动与呼吸运动相结合，达到强身益寿、祛病除疾的一种传统功法。

（2）动作说明

八段锦共有 8 式，分别为两手托天理三焦、左右开弓似射雕、调理脾胃臂单举、五劳七伤往后瞧、摇头摆尾去心火、两手攀足固肾腰、攒拳怒目增气力、背后七颠百病消（图 3-4）。

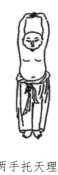两手托天理三焦

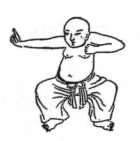左右开弓似射雕

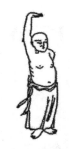调理脾胃臂单举

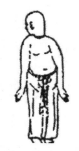五劳七伤往后瞧

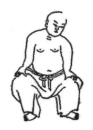摇头摆尾去心火

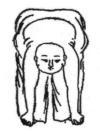两手攀足固肾腰

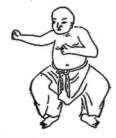攒拳怒目增气力

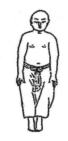背后七颠百病消

图3-4　八段锦动作说明。

三、适应证和禁忌证

1. 适应证

传统运动疗法适用于老年人、残疾人、慢性病患者、运动伤病患者以及损伤急性期和恢复期患者，尤其是颈椎病、腰椎间盘突出症等脊柱病患者。

2. 禁忌证

各种急性疾病及严重器质性疾病患者禁用；心脏病及哮喘发作期患者禁用；体质过于虚弱者慎用；忌过饥过饱、强忍溲便练习；忌练习后暴饮暴食、汗出当风。

四、护理注意事项

1. 指导患者进行传统运动疗法前

指导患者进行传统运动疗法前，应评估患者的身体状况，可针对疾病种类，指导患者进行针对性的整套或分节练习，练习强度应循序渐进，以体热微汗为宜。评估练习场地环境，应洁净、开阔，温度适宜，无风等。

2. 指导患者进行传统运动疗法时

患者进行传统运动疗法时，指导患者调身、调息、调心相结合，选择合适的动作，避免选择患者难以完成的动作，以免发生意外。

3. 指导患者进行传统运动疗法后

患者传统运动疗法结束后，应做适当自我按摩，避免立即从事体力劳动。

（付士芳）

第十三节　传统饮食疗法

一、定义

饮食疗法，又称"食疗"或"食治"，是在中医基础理论的指导下，结合患者体质及病症的不同特点，选择具有不同中医药性味特征的食物进行组方，达到治疗疾病、养生康复目的的一种方法，是中医康复技术的重要组成部分。

二、治疗原则

1. 三因制宜，辨证施膳

在中医理论指导下，应做到因时、因地、因人制宜，并根据患者病情状况进行饮食调配。

（1）因时：中医强调人与自然协调统一，四时气候的改变直接影响饮食疗法的疗效。在组方施膳过程中应顺应四时气候变化，明确不同季节病邪特点，有针对性地进行组方，以最大程度降低季节更迭对脊柱病康复进程的影响。如冬季自然环境温度较低，阴气偏盛，影响人体阳气护卫温煦功能，导致人体易感寒邪。《素问·举痛论》中有言"寒则气收""痛者寒气多也，有寒故痛"，所以在冬季进行脊柱病康复的过程中，饮食应遵循"寒则温之"的原则进行调配。

（2）因地：我国国土幅员辽阔，同一时间不同地区的气候大多存在明显差异，基本遵循南方多湿，北方多寒的特点，具体到某一地区又有差别。所以在组方施膳时应结合当地气候特点，进行针对性调整。

（3）因人：人与人之间无论是年龄、性别、体质，还是生活方式等，多存在明显差异，所以在调整饮食前应结合个人特点，予以适宜饮食治疗方案。如胖人多痰湿，宜清淡，忌肥甘；瘦人多阴亏，应滋阴，忌燥热；年老者多患虚证，而脏腑功能较差，所以应当平补，避免进补过剩，造成二次损伤。

（4）辨证施膳：在脊柱病的康复治疗过程中，除顾护正气外，也应根据不同证型的病邪特点及食物特性，对饮食计划做出调整，以免加重病情，影响康复治疗进程。如感邪以寒邪为主时，在调整饮食过程中应多采用温煦之品，禁食寒凉；而感邪以湿邪为主的患者，则应少食肥甘厚味，而以利湿为主；年老病久者多为虚证，以补为主，但同时应选择平和之品，以免过度进补，进一步损耗自身气血。

2. 明确食物的性味、归经

与药物相同，食物同样具有四气、五味、升降浮沉与归经的特点，很多常见食物更是作为药物在诸如《神农本草经》《本草纲目》等古代本草学专著中进行了记载。在进行脊柱病康复治疗过程中，应根据特性选择适宜的食物。

（1）四气：又称"四性"，指寒、热、温、凉四种特性。如苹果、海带、牛乳等食物属寒凉，具有滋阴、泻火等功用，主要针对火热之邪所致阴虚及热症；而羊肉、杏子、洋葱等食物属温热，多具有温中散寒、活血通经等功用；除此之外，食物本身寒热性质不明显的，则可归于平性，如莲子、猪蹄、鸡蛋等物，多具有平补温煦的作用。

（2）五味：指食物的酸、苦、甘、辛、咸这五种味道。结合中医理论，食物同样具有酸味能收能涩，苦味能泻能燥，甘味能补能缓，辛味能散能行，咸味能软坚润下的特性。酸味代表食物有：青梅、山楂、番茄、狗肉等，多可用于敛汗、止泻、开胃等。苦味代表食物有：苦瓜、首蓿、莴笋等，多用于清热解毒、利尿等。甘味代表食物有：大枣、饴糖、猪肉、牛乳等，多可用于滋阴、润燥、止痛等。辛味代表食物有：辣椒、芫荽、生姜、陈皮等，多可用于解表、透疹、行气、活血等。咸味代表食物有：猪蹄、虾蟹、小米、栗子等，多用于涩精、散结、润肠、养血等。其次，无明显偏倚的食物可分为"淡味"，一般具有渗湿利尿的作用，如冬瓜、薏米等。同一食物可具有一种或多种味，实际应用中应做到灵活搭配多样。

（3）升降浮沉：人体正常情况下，机体内升降浮沉协调进行。当升不升，当降不降则发病。食物所具有的升降浮沉特性多与自身行为有关，李时珍提出："酸咸无升，辛甘无降，寒无浮，热无沉。"脊柱病多存在气机紊乱，升降失衡，致使气血阻滞于经络关节，进而发病。在康复治疗过程中，饮食调配应当充分考虑食物的升降特性，以调畅气机，达到更好的康复效果。

（4）归经：用于饮食疗法的食物在功用上同样具有脏腑功能系统的趋向性与选择性。相同性味的食物虽具有相似的功用，但作用范围往往存在较大差异，如甘味食物多以补益为主，但具体又存在补肺、补脾、补肾的区别。脊柱病病位并不局限于骨骼，同时累及周围肌肉，并常常伴有内科病症，多呈现以肾为主、多脏腑功能失调的情况。所以在饮食调配组方时应考虑食物的归经差异，结合患者疾病特征进行全面调节，以达到康复治疗的目的。

3. 食饮有节，遵照宜忌

饮食有节，指食量有节、食时有节、偏嗜有节。过饥过饱都无益于食物药性及营养物质的吸收，进食时间无规律同样会加大脾胃功能负担，对患者脏腑功能造成损伤；疾病大多病因复杂，累及多脏腑，偏嗜某一性味不仅无益于病情康复，甚至会因此使病情加重或复杂化。所以在为患者制订饮食方案时，应全面考虑食量、进食时间及饮食搭配问题。

此外，应明确食物与食物之间、食物与疾病之间的相反相畏关系，避免食物之间搭配不当导致本身产生毒性或药性减弱，以及因配伍失和，导致病情加重的情况。

三、临床应用

在临床实践中，脊柱病多由外伤、外感、内伤及手术等因素所致，病位多在筋、肌、骨，而三者的正常生理机能依托于气血的正常运行。《黄帝内经》中有述"肝之合筋也""肾者……其充在骨""脾主身之肌肉"。而气血的生化及输布依赖于心、脾、肾等脏腑的正常运行。因此，饮食疗法应针对不同病因进行调整，以达到康复治疗的目的。

1. 外伤

此类疾病多因外力或姿势不当导致筋伤或关节紊乱，根本原因为肝肾不足、气滞血瘀，饮食方面应选取补益肝肾、行气活血之品。如：三七、山楂、河鱼、陈皮、姜黄、丹参等。

常用食谱如下：

（1）三七鱼尾：以三七水、生姜、花椒、食盐腌制后的河鱼为主要食材，进行清炖。功效活血行气、健运脾肾。

（2）姜橘茶：取姜丝、陈皮、红糖适量，以养生壶文火慢煮15分钟，可做代茶饮。功效温中健脾、活血化痰。

2. 外感

脊柱病外感邪气多以风、寒、湿之邪为主，邪留筋肉、关节之间，发为痹症，多表现为疼痛或肌肉痉挛。饮食疗法应进行辨证，予以疏风、散寒、祛湿为本，结合疾病与体质差异进行调整。可选用的食材如：葱白、豆豉、猪肚、牛羊肉、薏米、茯苓等。

常用食谱如下：

（1）葱白炒鸡蛋：取葱白切马耳片，鸡蛋打散，配少许精盐，共同烹炒即可。功效解表通阳、滋阴润燥。

（2）醋椒豆腐：豆腐适量，切小块，水开后入锅，文火煲制10分钟，加盐、鸡精、米醋及胡椒粉，转大火，飞入蛋花，关火加盖闷制2分钟即可。功效温中散寒。

（3）当归羊肉汤：羊肉切块，加葱姜蒜焯水；当归、红枣、枸杞、桂圆洗净，生姜去皮切片，装入料包；炖锅水开后将羊肉、料包入锅，加精盐、料酒、少量白酒炖煮 2 小时即可。功效温经散寒，行气养血。

（4）茯苓薏米粥：取茯苓、薏米适量，淘洗干净，清水浸泡 15 分钟，煮锅烧水，水开后加入备好的茯苓、薏米，熬煮 1 小时即可。功效健脾渗湿。

3. 内伤

脊柱病内因以肾精不足为主，常累及其他脏腑，肝失调畅，脾失健运，进而互相影响。长期患病亦会耗损气血，影响情志，导致气血运行不畅，瘀滞于经络、筋肉及关节。选择饮食治疗方案时更应关注调理脏腑机能，推动气血运行，同时避免久病体虚，进补太过。应以粥食、煲汤为主，尽量减少生冷瓜果、油腻厚味的摄入，以免增添脏腑负担。可选用的食材如：枸杞、人参、茯苓、大枣、山药、小米、鲫鱼、猪肝、鸡蛋清、鸭肉等。

常用食谱如下：

（1）山药粟米粥：（白）山药洗净去皮切滚刀块，小米洗净，煮锅烧水，水开后加入山药块，10 分钟后加入小米，文火慢炖 40 分钟即可。功效益肺生津、补中固肾。

（2）生姜肉丝粥：猪里脊切丝，加生姜水、少许盐、料酒腌制 10 分钟，生姜去皮切丝备用，大米洗净，开锅后入锅，文火慢熬 30 分钟，加入肉丝、姜丝，加少许盐调味，转大火，开锅后 5 分钟即可。功效补肾滋阴、益气活血。

（3）人参乌骨汤：整只乌鸡去毛去内脏，清洗干净，冷水入锅，加葱姜蒜、料酒，开锅后 2 分钟，撇去浮沫，加入少量白酒，加盐调味，加入大枣、枸杞、少许人参，武火烧开后转文火慢炖 2 小时即可。功效补气养血、补肝益肾。

4. 手术

部分病情较重患者需进行手术治疗，以颈腰椎病为主，手术过程破血散气，术后患者恢复期应着重关注气血状态，补益肝肾，健脾和胃，气血双补。同时应评估患者脏腑功能状态，避免久病、重病患者进补过剩。可选取食材如：党参、黄芪、菠菜、桂圆、山药、大枣、乳鸽、猪肝、鲫鱼等。

常用食谱如下：

（1）人参鸡汤：老母鸡去毛去内脏，冷水入锅，加葱姜、料酒，水开后撇去浮沫，人参切薄片 3～5 片入锅，加调料，武火煮开转文火，慢炖 2 小时即可。功效培补元气、固脱生津。

（2）银鱼粥：银鱼干泡发，糯米洗净，生姜切丝备用。煮锅烧水，水开后放入所有食材，加少许料酒，加盐调味，文火慢炖 1 小时即可。功效健脾益肺、补益虚损。

临床实践中需根据患者病情及个体差异灵活调整食方、食材，以达到最佳康复效果。

四、护理注意事项

1. 指导患者进行饮食疗法前

进行饮食疗法前，详细询问患者病史，明确病症，了解过敏史及民族、生活习惯等，避免接触或者食用过敏及忌口的食物，根据患者情况制订适宜的饮食方案。

2. 指导患者进行饮食疗法期间

进行饮食疗法期间，应定期评估患者病情，及时对饮食方案进行合理调整。

3. 不良事件的护理措施

患者如果出现过敏、病情改变等特殊情况时，及时停止治疗方案，告知医生，并配合其对症处理。

（付士芳）

第四章　常见脊柱病中医康复护理

第一节　颈椎病

一、概述

颈椎病，又称"颈椎综合征"，是指由于颈椎间盘退行性改变、颈椎骨质增生和颈部损伤等因素引起脊柱内、外平衡失调，刺激或压迫颈神经根、椎动脉、脊髓或交感神经等组织而引起的症状复杂、影响广泛的临床综合征。本病多因风、寒、湿诸邪侵袭或脏腑、气血功能失调，经络不通，筋脉失养而发病。较其他脊柱病而言本病发病率较高，好发于 30～60 岁人群，近年来发患者群趋于低龄化。本病属中医"项痹病"范畴。

1. 临床分型

根据病变部位、受累组织不同，临床可分为颈型、神经根型、脊髓型、椎动脉型、交感神经型和混合型颈椎病。

2. 症状

（1）**颈型颈椎病**

① 以颈项部疼痛为主，可牵涉到头枕部或肩部；②颈项肌肉僵硬，活动受限。无特殊伴随症状。

（2）**神经根型颈椎病**

① 以伴随臂痛或手指麻木为特点，可见持续性酸、胀痛，甚至出现刀割样疼痛，颈部后伸、侧屈等活动时疼痛加剧；②部分患者会出现握力减退症状。

（3）**脊髓型颈椎病**

以慢性进行性四肢瘫痪为主要特征：①早期双侧或单侧下肢麻木、疼痛、无力或有踩棉花感，手部肌肉无力、发抖或活动不灵活，细小动作失灵；②重症患者可出现四肢痉挛性瘫痪、小便潴留或失禁等表现。

（4）**椎动脉型颈椎病**

① 以一过性眩晕为特征表现。发作与缓解往往与头部位置改变有关；②可伴有耳鸣、听力下降、视物不清、心慌等。

（5）**交感神经型颈椎病**

以周身复杂症候群为特征表现。主要有头痛或偏头痛，头晕、恶心、呕吐，视物模糊或视力下降、畏光，心跳加速、心前区痛，四肢冰凉、汗多，耳鸣、听力下降，胃肠胀气等。

（6）**混合型颈椎病**

同时出现以上两种或两种以上证型。

3. 体征

（1）**颈型颈椎病**

① 颈部肌肉肌张力增高，颈项强直，活动受限；②颈项部广泛压痛，压痛点多在斜方肌、冈上肌、菱形肌等部位；③颈椎间孔挤压试验、臂丛神经牵拉试验等可为阴性。

（2）**神经根型颈椎病**

① 对应棘突旁或患侧肩胛骨内缘有压痛点，并有上肢放射痛和麻木感，部分可及条索

状结节；②感觉减退，患侧上肢肌力减退，肌张力降低；③深反射减弱或消失；④椎间孔挤压试验、臂丛神经牵拉试验阳性。

（3）**脊髓型颈椎病**

① 肌张力高，肌力减退；②深反射亢进，浅反射减弱或消失；③病理反射阳性。

（4）**椎动脉型颈椎病**

① 患者棘突多有病理性移位，颈部做较大幅度的旋转、后伸活动时，可引起突然眩晕、四肢麻木、软弱无力而猝倒；②旋颈试验阳性。

（5）**交感神经型颈椎病**

① 周身压痛点较多，枕部可出现压痛；②可伴眼裂大小、瞳孔大小、血压、心率等的改变。

4. 辅助检查

（1）**颈型颈椎病**

颈椎 X 线检查：可见颈椎生理曲度变直或反弓。

（2）**神经根型颈椎病**

颈椎 X 线检查正位片：可见颈椎侧弯、棘突偏歪，颈椎生理曲度变直、反弓，椎间隙狭窄，椎体移位，椎体后缘增生，椎间孔变小等。

（3）**脊髓型颈椎病**

① 颈椎 X 线片检查：常见颈椎生理曲度变直，甚至反弓，颈椎椎体后缘骨质增生，椎间隙狭窄，椎间孔变小；②颈椎 CT 检查：可见椎管变窄、椎体后缘骨质增生或椎间盘突出压迫脊髓；③颈椎 MRI 检查：可见椎间盘髓核及增生的骨赘、黄韧带凸入椎管内，压迫硬膜囊及脊髓，神经根受压等。

（4）**椎动脉型颈椎病**

① 颈椎 X 线检查：可见颈椎侧弯、棘突偏歪、钩椎关节增生，颈椎生理曲度变直、反弓，以及椎体增生、椎间隙变窄，椎间孔变小，钩椎关节增生等；②经颅多普勒超声检查：可见椎-基底动脉血流速度降低，脑血流量减少。

（5）**交感神经型颈椎病**

颈椎 X 线检查：可见钩椎关节增生，颈椎生理曲度变直，椎体前缘或后缘骨质增生，椎间隙变窄，项韧带钙化，椎间孔变小等。

5. 诊断与鉴别诊断

结合颈椎病各分型临床特点、体征及检查结果可对颈椎病做出明确诊断。

本病可与落枕、肩周炎等相鉴别。

（1）落枕：急性发病，多有明显诱因，如睡姿不当等。以单侧颈部肌肉痉挛为主，病位较局限，一般无上肢症状。

（2）肩周炎：以肩关节周围软组织炎性病变为主，伴有患侧上肢主动及被动运动受限，无放射痛，具有自愈倾向。

此外，针对头晕、头痛、视物模糊等临床症状，应完善检查，排除高血压、冠心病等心脑血管疾病，以及前庭功能紊乱等相关疾病。

二、主要护理问题

1. 疼痛及活动受限

患者多因椎体形态改变，压迫神经根或牵涉周围肌肉，存在颈部与（或）患侧上肢疼痛及活动受限。

2. 生活自理能力下降

因疼痛与活动受限或麻木导致生活自理能力下降，体现在吃饭、穿衣等方面。

3. 负面情绪

因疼痛、活动受限、病程长、生活质量下降等多方面因素，患者易出现抑郁、焦虑等负面情绪。

4. 预防疾病复发或加重

生活工作习惯、外邪侵袭或体质问题均为本病诱发原因，容易造成疾病复发或加重的情况。

三、西医康复护理评估

颈椎病患者之间存在明显个体差异，在进

行康复治疗及护理过程中，对患者基本情况的把握尤为重要，结合相关评定技术，可对患者进行较全面的分析与了解，有助于颈椎病患者的康复进程（具体方法见第二章）。

1. 感觉功能评定

以疼痛评定为主要内容，围绕颈背部及肩背、上肢范围进行感觉功能评定。依据感觉障碍的类型、部位和范围，判断损伤神经位置，制定相应的治疗计划，确保患者安全，预防出现压疮、烫伤等继发性损害，并可辅助完成疗效评估。

2. 颈椎活动度评定

通过量角器等专业工具，判定颈椎关节活动障碍的程度，明确阻碍关节活动的因素，作为选择康复技术的有效依据。合理的定期评估也可为患者提供康复动力。

3. 肌力评定

确定当前受累肌肉范围、肌肉的生理状态及患者肌肉支配能力，有助于制订合理的康复、训练计划，也可作为康复进程的辅助判定方式。

4. 神经反射评定

通过对患者的神经反射评估，明确当前神经受损情况，确定受损神经位置，预估康复进程与预后情况。

5. 日常生活活动能力评定

评估当前颈椎异常对患者日常生活活动的影响程度，适当加强或减弱对患者的日常干预，有助于帮助患者恢复独立能力，同时也是康复治疗结束的重要指标。

6. 心理功能评定

有助于把握患者性格及情绪，制订合适的康复及护理方案，提高患者治疗热情，避免冲突，降低康复难度，提高康复疗效。

四、中医康复护理评估

1. 辨证分型

（1）风寒湿阻型：颈、肩、上肢窜痛麻木，头有沉重感，颈项僵硬，活动不利，恶寒畏风，舌淡红，苔薄白，脉弦紧。

（2）气滞血瘀型：颈肩部、上肢刺痛，痛处固定，伴有肢体麻木，舌质暗，脉弦。

（3）痰瘀阻络型：头晕目眩，头重如裹，四肢麻木，纳呆，舌暗红、苔厚腻，脉弦细。

（4）肝肾亏虚型：头痛眩晕，耳鸣耳聋，失眠多梦，肢体麻木，舌红少苔，脉弦。

（5）气血两虚型：头晕目眩，面色苍白，心悸气短，四肢麻木，倦怠乏力，舌淡苔少，脉细弱。

2. 肌肉骨骼触诊

患者取侧卧位或坐位，自然放松，检查者自 C1～C7 分别沿颈椎棘突及椎旁 2 厘米垂直向下滑动触摸，检查各椎体自然状态，确定颈椎有无侧弯，生理曲度、椎间隙是否正常，判断颈部、背部肌肉紧张度，明确压痛点等。

五、中医康复护理措施

1. 中医适宜技术对症护理

根据患者的病情选择适宜的中医脊柱康复护理技术。在患者知情同意的前提下，酌情予以推拿、针刺、耳穴压豆、艾灸、拔罐、中药熏蒸、牵引、中药热疗等治疗，病情较重的患者可根据病情增加小针刀（或刮痧）治疗（具体治疗方法详见第三章），以期快速恢复正常生活。

（1）推拿疗法：于患者枕部、颈肩背部、肩胛骨内缘，取风池、风府、颈夹脊、大椎、肩井、天宗、阿是穴等穴位，并针对相关肌群，行一指禅推、拿、揉、按等手法，以达到舒筋活血，解痉止痛，理筋整复的效果。

（2）艾灸疗法：根据患者病情选取天宗、肩井及颈背部阿是穴予艾灸治疗，结合病位辨证取穴，如病在督脉加灸大椎，病在太阳经加灸后溪，病在少阳经加灸阳陵泉，病在阳明经加灸合谷、足三里等。关注皮肤变化，避免烫伤。

（3）耳穴压豆疗法：以颈椎部、肾、神门、皮质下为主穴，头痛明显者加额、枕，肩臂疼加肩、肘，眩晕加内耳、枕，素体虚弱可加三焦、脾。嘱患者每天按压压豆4～5次，每次约15分钟，按压时以轻感刺痛、胀、耳郭微灼热感为佳，按压时注意力应集中。

（4）拔罐疗法：可取大椎、大杼、肩井、天宗、肩外俞等穴位，及肩、颈、背部疼痛处，予留罐或走罐治疗，以舒筋活血，通络止痛。

（5）中药熏蒸及中药热疗：根据患者病情，遵医嘱，选用中药外用处方，充分暴露患者颈背部，严格控制治疗温度及治疗时间，使药物经皮吸收，达到温经通脉、消肿止痛的作用。

（6）针刺、小针刀疗法：此两项治疗可以有效缓解患者颈部、肩背部及上肢的活动受限症状，缓解突出物对神经根的压迫，改善颈椎及肩部局部微循环，解除肌肉及软组织紧张及痉挛，促进腰部及下肢功能恢复等。治疗前，需评估及告知患者治疗的目的、方法及可能出现的不良反应，帮助患者消除恐惧心理，准备好相应器具，严格消毒，待医生操作后，需注意观察局部皮肤的情况，如果出现不良事件，告知医生并配合其做好对症处理。

（7）牵引疗法：颈椎牵引简单有效，可解除颈部肌肉痉挛，增大椎间隙，减小椎间盘等对神经根的压迫，减轻疼痛，可用于除脊髓型以外的各型颈椎病，对神经根型效果尤佳。一般采用枕颌吊带牵引，着力点应侧重于枕部。牵引重量宜先从1.5千克开始，可逐渐增加，以颈部无疼痛不适，颌面、耳、颞部无明显压迫感为宜。每日牵引1～2次，每次30分钟，

10日为1个疗程。牵引期间注意观察患者的牵引效果和不良反应，防止过度牵引造成颈段脊髓损伤。牵引后应询问患者的自觉症状，嘱其休息片刻方可离开。

2. 饮食护理

急慢性颈椎病无论从疼痛程度或是病程长短，均会对患者日常工作生活造成负面影响，容易滋生负面情绪，加之颈部不适，活动减少，饮食不节，进而影响脾胃功能，导致气血生化功能失调，筋脉进一步失养，日久可致卫气不固，容易感染外邪使病症反复。所以在推拿、汤药等治疗基础上，应结合患者实际情况，运用中医养生食疗理论，指导患者饮食，促进脏腑功能恢复，形成良性循环。

（1）风寒湿阻型患者应以散寒解表，温通经络为主，可选辛甘之品予以调善饮食，如选用葱白炒鸡蛋，红枣糯米粥等食谱。

（2）气滞血瘀型患者应以行气活血为主，兼顾疏肝理气，可选用行气健脾粥、海带汤等食谱。

（3）痰瘀阻络型患者首选健脾化痰类食材，切忌食肥甘厚味，可选用半夏山药粥等食谱。

（4）肝肾亏虚型患者应滋补肝肾，首选味甘、入肝肾两经的食材，可选用桑仁粥等食谱。

（5）气血两虚型患者首选补益气血，但不可补益太过，增加脏器负担，可选用归芪蒸鸡、参枣粥等食谱。

3. 生活起居护理

指导患者纠正头颈部的不良体位，注意保持正确体位。

（1）纠正工作生活中的不良体位。①定时改变头颈部位置：避免长时间保持同一动作，如低头学习20～30分钟后，朝相反方向转动头颈，并做颈部及上肢活动；②调整桌面高度：桌面高度以能够使头、颈、胸保持正常生理曲

线为准，避免头颈部过度前屈或后仰。

（2）纠正睡眠时的不良体位。①选择适宜的枕高：侧卧时，枕头高度宜与一侧肩宽持平，适宜的枕高为10~12厘米，可确保在仰卧及侧卧时均能保持颈椎的正常生理曲度，还需注意枕头的形状，以中间低、两端高的元宝形为佳；②保持良好的睡姿：头颈部保持自然仰伸位，胸、腰部保持自然曲度，双髋及双膝呈屈曲状，使全身肌肉、韧带及关节获得最大限度的放松与休息，也可根据个人习惯选择侧卧或仰卧，或侧仰卧位交替，避免采用俯卧位；③选择合适的床铺：首选硬板床，有利于保持颈椎、腰椎的生理曲线，可维持脊柱的平衡状态。

（3）注意保暖，防止受凉加重病情。

4. 情志护理

颈椎病的急性疼痛或慢性反复发病均有导致患者产生抑郁消极情绪的可能，在康复护理过程中应充分关注患者情绪，并及时做出正确引导与调整。

（1）保持诊室、治疗室环境整洁，空气新鲜，为患者康复治疗营造舒适的环境。

（2）医护人员除与患者沟通外，应同时通过患者家属了解患者近期变化，以求更准确地了解患者实际情况。

（3）可选取适当的中国传统音乐疗法进行辅助调护，根据患者证型，参照五音"宫商角徵羽"与五行的对应关系，选择适合的曲目。风寒湿阻型可选用商音乐曲，推荐曲目《阳春白雪》《广陵散》等，以强肺气，疏风散寒；气滞血瘀型可选用宫音、徵音相结合，推荐曲目《紫竹调》《春江花月夜》等，以行气活血，健脾强心；痰瘀阻络型可选用宫、商、羽三音结合，推荐曲目《江河水》《梁祝》等，以通调水道，化湿祛痰，通络止痛；肝肾亏虚型可选用角音与羽音相结合，推荐曲目《梅花三弄》《胡笳十八拍》等，以补益肝肾，强筋壮骨；气血两虚型可选用宫音、羽音相结合，推荐曲目《十面埋伏》《汉宫秋月》等，以益气养血，补脾益肾（具体内容详见第三章）。

5. 用药护理

（1）遵医嘱，合理使用消炎镇痛药（非甾体抗炎药）、金制剂激素、免疫抑制剂等，以减轻患者疼痛、眩晕等症状。应充分了解各种药物的不良反应。患者用药期间，注意观察，及时发现异常情况并向医师反映、协助处理。在患者起床前或运动前30分钟给予镇痛药效果最佳，但应避免使用麻醉性止痛药。

（2）针对有口服中药汤剂需求的患者，应关注方剂变化，及中药汤剂的保存，杜绝汤药变质情况。

6. 健康教育

（1）引导患者通过练习中国传统养生功法八段锦，完成康复及日常锻炼目标。评估患者病情，病情条件允许情况下，可完整练习全套八段锦功法。若患者活动耐受量不足，可着重练习其中"第一式　双手托天理三焦"与"第四式　五劳七伤往后瞧"。

（2）指导患者正确使用颈托。①颈托的主要作用为固定颈椎，支撑头部，减轻颈椎压力，限制颈椎过度活动，减少关节面间摩擦，有利于炎症反应的消除，预防颈段脊髓或神经根进一步损伤，适用于颈椎病急性发作患者；②使用颈托注意事项：患者起床活动时配戴颈托，有助于组织的修复和症状的缓解，卧床时不需要；颈托的高度必须保持颈椎处于中间位；急性期过后应及时去除颈围，以免长期应用导致颈部肌肉萎缩或关节僵硬。

（兑振华）

第二节　寰枢椎脱位

一、概述

寰枢椎位于颅颈交界区,连接颅底与颈椎。寰枢椎脱位是指先天性畸形、创伤、退变、肿瘤、感染炎症和手术等因素造成的寰椎与枢椎(第一和第二颈椎)骨关节面失去正常的对合关系,发生关节功能障碍和(或)神经压迫的病理改变。该病具有高发病率,高致残率,高死亡率的特点,严重威胁患者生命健康,影响患者生活质量,对社会经济造成巨大负担。属中医"骨错缝""脱臼"范畴。

1. 临床分型

寰枢椎脱位按病因可分为先天性、创伤性、炎症性、肿瘤性等。其中先天性和创伤性病因最为多见。按脱位方向和程度有 Fielding 分型分为4型;根据复位难易程度分为可复型、难复型、不可复型。根据病因、病程、复位情况、三维 CT、X 线及 MRI 等多种因素综合分型为牵引复位型(T 型)、手术复位型(O 型)、不可复位型(I 型)。

2. 症状

(1)颈部疼痛和僵直,颈部活动受限,尤以颈部旋转活动受限最明显。

(2)颈椎侧弯,头部偏向健侧,头部震颤,患者需要用手托扶下颌,以稳定头部。

(3)若为一过性脊髓、神经损伤,表现为短暂肢体瘫痪或肢体无力,但迅速好转或恢复。迟发型神经症状若为自发性或病理性脱位可表现有行走不稳、四肢软弱无力、四肢麻木、疼痛及痛觉过敏、手部精细动作障碍、胸腹部束带感、出现病理反射等,有时亦可有椎动脉型颈椎病的表现,如眩晕、视觉模糊、晕厥。

(4)外伤性寰枢椎脱位,因生命中枢受压可导致在受伤现场或搬运途中死亡,或不全性脊髓损伤,亦可发生呼吸或心血管系统危象,形成各种并发症。

3. 体征

(1)枕骨粗隆下方风池、完骨、风府穴压痛明显,头颈部被动活动受限,尤以旋转功能受限为主。

(2)患侧胸锁乳突肌以及前、中、后斜角肌痉挛压痛明显。

(3)伴有脊髓损伤可有脊髓神经支配区域的皮肤感觉和肌力的改变。

(4)有枕大神经卡压时可出现枕大神经分布区域放射性疼痛或皮肤感觉障碍。

(5)伴有严重脊髓损伤者可以出现霍夫曼征(+)以及巴宾斯基征(+)。

4. 辅助检查

(1)开口位 X 片,观察齿状突与双侧寰椎的间隙是否对称并确定脱位的方向。成人正常的寰齿关节间隙为 3 毫米,超过 4 毫米则怀疑为寰椎横韧带断裂,超过 7 毫米者可能尚伴有翼状韧带、齿状韧带及副韧带断裂。

(2)CT:寰枢正中关节(寰齿关节)脱位,CT 表现为寰椎向前移位,寰椎前弓后缘与齿状突距离增宽(正常时成人 3 毫米,儿童为≤5 毫米),齿状突两侧间隙不对称,CT 通过多平面及三维重建,可显示寰枕关节及寰枢关节脱位情况。

(3)MRI 可清楚地显示韧带断裂部位和程度、脊髓形态、受压部位和程度以及脊髓信号。正常横韧带及其损伤的 MRI 表现有如下特点:①正常韧带因组织密度高,其信号偏低,表现为紧贴齿状突后部,附着于寰椎两侧块的条状低信号影,中央部稍宽,两侧稍窄,与其周围信号略高的骨质结构与软组织、信号更高的脂肪及后方的脑脊液形成鲜明对比；②若韧带断裂，则可见低信号影中断，断裂处呈稍高信号。

5. 诊断与鉴别诊断

结合寰枢关节脱位临床特点、体征及检查结果可对该病做出明确诊断。

本病可与退行性寰枢关节失稳症鉴别，退行性寰枢关节失稳症无明确的外伤史。

二、主要护理问题

1. 颈髓受损

寰枢关节的脱位、半脱位常累及高位颈髓，要密切监测患者的四大生命体征，以及对颈髓损伤后的四肢瘫痪进行评估、治疗、护理。

2. 疼痛及活动受限

寰枢关节的脱位、半脱位患者一般表现为颈部疼痛和僵直，颈部活动受限，尤以颈部旋转活动受限最明显。另外，也会出现颈椎侧弯，头部偏向健侧，出现头部震颤，患者需要用手托扶下颌，以稳定头部。

3. 生活自理能力下降

因疼痛与活动受限或四肢运动功能下降，导致生活自理能力下降，体现在吃饭、视物、行走等各方面，严重瘫痪者只能卧床休息。

4. 负面情绪

因疼痛、恐惧、活动受限、病程长、生活质量下降等多方面因素，患者易出现抑郁、焦虑等负面情绪。

5. 预防疾病复发或加重

患者颈部关节失稳，容易复发，或进一步损伤颈髓。

三、西医康复护理评估

寰枢椎脱位患者之间存在明显个体差异，在进行康复治疗及护理过程中，对患者基本情况的把握尤为重要，结合相关评定技术，可对患者进行较全面的分析与了解，有助于寰枢椎脱位患者的康复进程（具体方法见第二章）。

1. 脊髓损伤程度评定

脊髓、神经损伤，表现为短暂肢体瘫痪或肢体无力，但迅速好转或恢复。迟发型神经症状若为自发性或病理性脱位可表现有行走不稳、四肢软弱无力、四肢麻木、疼痛及痛觉过敏、手部精细动作障碍、胸腹部束带感、出现病理反射等，有时亦可有椎动脉型颈椎病的表现，如眩晕、视觉模糊、晕厥。

2. 感觉功能评定

以疼痛评定为主要内容，围绕颈背部及肩背、上肢范围进行感觉功能评定。依据感觉障碍的类型、部位和范围，判断损伤神经位置，制订相应的治疗计划，确保患者安全，预防出现压疮、烫伤等继发性损害，并可辅助完成疗效评估。

3. 颈椎活动度评定

通过量角器等专业工具，判定颈椎关节活动障碍的程度，明确阻碍关节活动的因素，作为选择康复技术的有效依据。合理的定期评估也可为患者提供康复动力。

4. 肌力评定

确定当前受累肌肉范围、肌肉的生理状态及患者肌肉支配能力，有助于制订合理的康复、训练计划，也可作为康复进程的辅助判定方式。

5. 神经反射评定

通过对患者的神经反射评估，明确当前神

经受损情况，确定受损神经位置，预估康复进程与预后情况。

6. 日常生活活动能力评定

评估当前颈椎异常对患者日常生活活动的影响程度，适当加强或减弱对患者的日常干预，有助于帮助患者恢复独立能力，同时也是康复治疗结束的重要指标。

7. 心理功能评定

有助于把握患者性格及情绪，制订合适的康复及护理方案，提高患者治疗热情，避免冲突，降低康复难度，提高康复疗效。

四、中医康复护理评估

1. 辨证分型

（1）风寒湿阻型：颈、肩、上肢窜痛麻木，头有沉重感，颈项僵硬，活动不利，恶寒畏风，舌淡红，苔薄白，脉弦紧。

（2）气滞血瘀型：颈肩部、上肢刺痛，痛处固定，伴有肢体麻木，舌质暗，脉弦。

（3）痰瘀阻络型：头晕目眩，头重如裹，四肢麻木，纳呆，舌暗红，苔厚腻，脉弦细。

（4）肝肾亏虚型：头痛眩晕，耳鸣耳聋，失眠多梦，肢体麻木，舌红少苔，脉弦。

（5）气血两虚型：头晕目眩，面色苍白，心悸气短，四肢麻木，倦怠乏力，舌淡苔少，脉细弱。

2. 肌肉骨骼触诊

分别对患者颅骨后枕部、C2 到 C7 棘突上，双侧 C2 到 C7 横突，进行触诊，以明确痛点。

分别对头上下直肌，头大小斜肌，双侧前、中、后斜角肌，颈后侧斜方肌，颈夹肌进行触诊以明确痉挛的肌肉。

五、中医康复护理措施

1. 中医适宜技术对症护理

根据患者的病情选择适宜的中医脊柱康复护理技术。在患者知情同意的前提下，可行针刺、耳穴压豆、艾灸、拔罐、中药熏蒸、牵引、中药热疗、小针刀（或刮痧）治疗等（具体治疗方法详见第三章），以期快速恢复正常生活。

（1）推拿疗法：根据患者脱位的程度和类型，如果可以选择手法复位的尽量选择手法复位治疗，创伤小，费用低，恢复快。手法治疗嘱患者取正坐位，头前屈 30°，医者站其后，在头项部行点、拿、按、弹拨、扫散等法，再以右拇指顶在 C2 棘突稍左侧，左肘托住下颌上提一定幅度，以患者无不适为度，轻轻左右摇动颈项 3 下，左肘、右手同时轻柔用力，以右拇指下有松动感为度，如第一次无松动感，行第二次，再无，无须再做；然后左手拇指顶在 C2 棘突稍右侧，右肘托住下颌上提一定幅度，患者耐受且放松为度，轻轻左右摇动颈项 3 下，右肘、左手同时中度用力，左拇指下有松动感，提示手法成功，用颈托固定。3 天 1 次，3 次 1 个疗程。

（2）艾灸疗法：选取后枕部、大椎、肩井进行艾灸治疗，温通经脉、活血化瘀，促进局部炎症的水肿吸收。

（3）耳穴压豆疗法：以颈椎部、头部、肾、神门、皮质下为主穴，头痛明显者加额、枕，肩臂疼加肩、肘，眩晕加肝、枕，素体虚弱可加心、脾。嘱患者每天按压压豆 4～5 次，每次约 15 分钟，按压时以轻感刺痛、胀、耳郭微灼热感为佳，按压时注意力应集中。

（4）拔罐疗法：可取大椎、大杼、肩井、天宗、肩外俞等穴位，及肩、颈、背部疼痛处，予留罐或走罐治疗，以舒经活血，通络止痛。

（5）中药熏蒸及中药热疗：根据患者病情，遵医嘱，选择患者合适的体位。选用中药外用处方，充分暴露患者颈背部，严格控制治疗温度及治疗时间，使药物经皮吸收，达到温经通脉、消肿止痛的作用。

（6）针刺、小针刀疗法：针刺选择风池、完骨、天柱、天牖、天窗、天鼎、颈夹脊等穴针刺治疗，应严密对针刺穴位进行观测和评估，判断针刺后有无不良反应。小针刀疗法应该酌情使用。

（7）牵引疗法：牵引及颈部制动、外固定通常在中立位采用颅骨牵引或枕颌带牵引，后者主要用于小儿。牵引重量根据年龄而定，成人用 2.5～3kg，儿童用 1.5～2kg 即可。无移位、有轻度移位或复位后对位良好稳定者牵引 4～6 周，待骨折纤维性连接后再用 Halo-vest 支架外固定 6～8 周；无齿状突骨折牵引 3 周，然后用 Halo-vest 支架外固定 6～8 周。

2. 饮食护理

患者寰枢关节半脱位后出现头颈部偏歪，甚至头部震颤，必然会造成患者下颌关节的紊乱，出现咀嚼困难，因此饮食可多为流食，或者半流食。另外，高位颈椎损伤可造成延髓的损伤，出现吞咽困难或者呛咳，也需要采用流食或者半流食的喂养。

3. 生活起居护理

（1）寰枢关节脱位患者需要配戴颈托或者石膏外固定，患者需要注意颈托配戴以后出现视觉异常以及行动不灵活，生活起居动作宜缓不宜急，宜慢不宜快。

（2）保持颈部制动的特殊体位，患者术后回病房，医生将两手分别放在患者的头颈部，护理人员搬躯干和腿，医护两者同时用力。将其平稳地搬至床上平卧，保持头颈部中立位，严防颈部的过伸、扭转。

（3）正确翻身、预防压疮：术后 2 小时患者可以翻身，然后每 2～3 小时翻身一次。翻身应采用轴式翻身法：即一人负责保护患者的头颈部，另一人将手放在患者的肩部，另一只手扶住背部，两人双手同时用力，动作一致，保持作用力在一条直线上。翻身时动作要轻，幅

度要小。骨突处、背部要进行轻柔按摩，促进血液循环。床铺保持清洁干燥、无褶、无渣屑，预防压疮发生。

（4）保持呼吸道通畅：观察患者有无缺氧及呼吸频率和节律的变化。当患者鼻翼扇动，主诉气短或烦躁不安时，要及时通知医生。鼓励患者深呼吸，有效而正确地咳痰，勿用力过猛，如痰液多，咳不出来时，给予吸引，吸出咽喉部分泌物，如痰液黏稠而不易咳出时，可行雾化吸入，帮助稀释痰液以利咳出，确保呼吸道通畅。

（5）预防肺部感染：鼓励患者咳嗽咳痰。患者翻身及坐起时，护士要用手拍击患者的背部，及时清除肺内分泌物，痰液黏稠者行雾化吸入，以减少肺不张的发生。预防泌尿系感染，患者多喝水，多吃西瓜等水果，稀释尿液，预防感染及结石形成。

（6）促进体内的新陈代谢，留置导尿者，每周更换一次尿管，每天更换一次尿袋，定时夹管，定时放尿，保持膀胱容量及训练自主排尿的能力，给予尿道口消毒和膀胱冲洗，预防泌尿系感染。

4. 情志护理

寰枢关节脱位或者半脱位，都会造成椎基底动脉供血不足，患者会出现失眠、抑郁等情绪，失眠患者可以用艾司唑仑等能镇定又能催眠的药物予以治疗。也可以选用耳穴压豆，摩腹，以及针刺百会、四神聪等穴位以助眠。

如寰枢关节脱位出现抑郁情绪，首先是进行深度沟通，了解患者心理矛盾的主要的冲突点在哪里，进行适当的心理疏导，另外，可以选用改善脑供血的药物及抗抑郁的药物。

5. 用药护理

（1）利尿脱水药物：如 20% 甘露醇、呋塞米等。主要应用于创伤早期颈部损伤或脊髓损伤，可促进软组织及神经水肿的消退。

（2）糖皮质激素类药物：如甲泼尼龙、地塞米松、泼尼松龙等。主要应用于创伤早期合

并脊髓损伤的患者，创伤 8 小时内可大剂量甲泼尼龙冲击治疗。

（3）营养治疗药物：如牛痘疫苗提取物、神经生长因子等，主要应用于合并脊髓损伤者，外周神经损伤用甲钴胺等。

（4）非甾体抗炎药：如布洛芬、尼美舒利等，主要应用于创伤后缓解疼痛。

（5）镇静催眠药物及抗抑郁药的应用：如艾司唑仑等。

6. 健康教育

寰枢关节脱位患者关节韧带修复需要比较长的周期，因此，患者必须做好长期与疾病斗争的准备。因此，把疾病的发病和转归向患者进行耐心的讲解，既能够让患者建立一个科学的认知，又能够让患者接受目前的病情，防止病情加重，是健康教育的关键环节。在具体的康复护理细节上，要让患者配戴颈托，颈部制动，并注意保暖，减少使用手机的时间。

（任树天）

第三节　颈部扭挫伤

一、概述

颈部扭挫伤是指颈部受到暴力，或过度用力、动作不协调等原因，导致颈部肌肉、肌腱、腱鞘、筋膜、韧带等软组织出现痉挛、充血、部分纤维断裂等损伤，严重者可伴随骨折、脱位，甚至脊髓损伤。主要表现为疼痛、肿胀、活动受限。本病中医学属于"伤筋"的范畴。由不慎扭错伤及筋脉所致，呈现脉络损伤、瘀血阻络的特点，后期可因软组织纤维化和瘢痕形成导致弹性下降，而表现为肝肾不足、筋脉失养的特点，也更容易重复出现损伤。本病多发于颈部受力较大者及颈项部稳定性不足人群，各年龄段均可发病。

1. 病史

有过度用力或损伤史，突然发病。

2. 症状

（1）疼痛：表现为颈部疼痛、沉重感，在损伤后立刻或数小时后出现，1～2 天后疼痛可加重，并向肩背部放射。

（2）活动受限：颈部活动受限较明显，肿胀、僵硬，颈部痉挛而使颈部固定在某一位置，多向一侧偏歪。

（3）其他：累及交感神经，可引起头晕、头痛、嗳气、耳鸣等症状，累及脊髓者参考脊髓损伤的中医康复护理部分。

3. 体征

（1）局部变形：局部可触及肿块或条索状硬结，多在颈部一侧出现，并可触及棘突偏歪。

（2）压痛点：肿胀、条索的局部，及偏歪的棘突旁，通常有明显的压痛，按压时可伴随向肩背和上肢的放射痛。

（3）功能受限：颈部活动明显受限，相应患侧上肢可出现不同程度肌力和感觉减退。

4. 分类

（1）扭伤：多由间接暴力导致，表现为一侧颈肌疼痛，头多偏向患侧，可触及肌痉挛或条索状结节。

（2）挫伤：多由直接暴力导致，活动受限，局部疼痛、肿胀、痉挛，可见瘀斑。

（3）骨错缝：主要是关节突关节受到挤压、拔伸、剪切力，导致关节细微错动，活动受限严重，可触及棘突偏歪和棘突旁明显压痛。

5. 辅助检查

X线片多无异常，可因疼痛导致生理曲度变化和侧弯，部分可见棘突和关节突关节排列紊乱，严重者可见骨折、脱位等。

6. 诊断与鉴别诊断

本病一般通过外伤史、症状、体征和X线片可明确诊断。

本病需与颈椎病、落枕等相鉴别。

（1）颈椎病：多有长期颈部疼痛不适史，椎体和间盘退变、神经、脊髓、血管受压相关症状体征明显。X线、CT、MRI可确诊。

（2）落枕：无明确外伤史，症状较轻，多在晨起后出现。

二、主要护理问题

1. 疼痛及活动受限问题

颈部扭挫伤发病突然，疼痛剧烈，颈部活动受限明显。

2. 生活自理能力下降

患者多因疼痛剧烈而长期保持被动体位，进而影响日常生活与工作。

3. 负面情绪

易因剧烈疼痛及其产生的系列影响出现抑郁、焦虑等负面情绪。

4. 预防疾病复发或加重

发病后治疗不及时导致肌肉长期痉挛状态，软组织纤维化和瘢痕形成导致弹性下降，康复后未纠正的不良生活习惯等都是容易导致疾病复发的因素。

三、西医康复护理评估

颈部扭挫伤急性发病，症状明显，有针对性地进行合理病情评估，有助于确定患者病情轻重，明确预后（具体方法见第二章）。

1. 颈椎活动度评定

通过量角器等来测定患者颈椎关节活动度，以确定颈部肌群受累范围与程度。

2. 肌力评定

颈部扭挫伤的病理变化以颈部肌肉受损为主，可通过肌力检测方法对目标肌肉功能状态进行较为精准的评估。

3. 疼痛评定

结合颈部活动度和肌力评定，可更加准确地把握患者病情轻重，可作为康复治疗的根本依据之一。

4. 恐惧回避信念问卷

测量患者对疼痛的恐惧，以及由于恐惧而避免体育活动进行评估。

5. 神经反射评定

通过对患者的神经反射评估，明确是否存在神经受损，确定受损神经定位，预估康复进程与预后情况。

四、中医康复护理评估

1. 辨证分型

（1）气滞血瘀型：外伤后颈肩部疼痛、肿胀，疼痛剧烈，痛处固定，按之痛甚，颈部僵硬，活动受限。可有肩部和上肢窜痛、麻木。舌质暗，脉弦涩。

（2）风寒痹阻型：颈部酸痛，胀痛，有沉重感，得温则减，遇寒加重，颈部活动不利，颈部有硬结，舌质淡，苔薄白或白腻，脉弦。

（3）肝肾亏虚型：颈部扭挫伤反复发作，疼痛不甚剧烈，颈部活动度减小，颈部硬结，伴有颈肌酸痛、头晕、腰膝酸软无力、耳鸣等症，舌淡苔白，脉沉细。

2. 肌肉骨骼触诊

患者侧卧位或坐位，自然放松，检查者自 C1～C7 分别沿颈椎棘突及椎旁 2 厘米垂直向下滑动触摸，检查各椎体自然状态，确定颈椎有无侧弯、棘突偏歪，生理曲度、椎间隙是否正常。沿棘上韧带、椎旁和颈部侧面肌肉触摸，判断颈部、肩背部肌肉紧张度，寻找压痛点，确定受损部位等。

五、中医康复护理措施

1. 中医适宜技术对症护理

根据患者的病情选择适宜的中医脊柱康复护理技术。在患者知情同意的前提下，酌情予推拿、针刺、耳穴压豆、艾灸、拔罐、中药熏蒸、牵引、中药热疗等治疗，病情较重的患者可根据病情增加小针刀治疗（具体治疗方法详见第三章），以期快速舒筋止痛、改善颈部活动功能，恢复正常生活。

（1）推拿疗法：于患者枕部、颈肩背部、肩胛骨内缘，取后溪、风池、风府、颈夹脊、大椎、肩井、天宗、阿是穴等穴位，点穴、按揉，可通络镇痛；并针对相关肌群，行一指禅推、拿、揉、按等手法，以达到舒筋活血，解痉止痛；并根据患者病情，酌情使用理筋整复手法，如颈部拔伸、斜扳法等，以纠正错位，理顺经筋；以擦法、拍打等手法整理结束。

（2）艾灸疗法：根据患者病情选取风池、天柱、天宗、肩井及颈背部阿是穴予艾灸治疗，结合病位、证型辨证取穴，如病在督脉加灸大椎、后溪，病在少阳经加灸阳陵泉，病在阳明经加灸合谷、足三里等；瘀血重者加委中、膈俞、血海，风寒重者加关元、大椎、风门，肝

肾亏虚者加太溪、涌泉、阳陵泉等。关注皮肤变化，避免烫伤。

（3）耳穴压豆疗法：以颈椎、肾、神门、皮质下、交感为主穴，头痛明显者加额、枕，肩臂疼加肩、肘，眩晕加内耳、枕，素体虚弱可加三焦、脾。嘱患者每天按压压豆 4～5 次，每次约 15 分钟，按压时以轻感刺痛、胀、耳郭微灼热感为佳，按压时注意力应集中。

（4）拔罐疗法：可取大椎、大杼、肩井、天宗、肩外俞等穴位，及肩、颈、背部疼痛处，予留罐或走罐治疗，以舒筋活血，通络止痛。

（5）中药熏蒸及中药热疗：损伤初期，局部肿胀疼痛较重时，不宜采用过热的疗法，可选用中药外用处方，酌情以低温药包冷敷，或常温药包湿敷；或待 48～72 小时之后，局部肿胀好转之后，根据患者病情，选用中药外用处方热敷治疗，严格控制治疗温度及治疗时间，使药物经皮吸收，达到温经通脉、消肿止痛的作用。

（6）针刺、小针刀疗法：此两项治疗可以有效缓解患者颈部、肩背部及上肢及活动受限症状，改善颈椎及肩背局部微循环，解除肌肉及软组织紧张及痉挛，促进功能恢复等。症状表现在颈后部者，多取手足太阳经、手足少阳经，在颈前部者，多取手足阳明经穴位。急性损伤以泻法为主，慢性损伤可平补平泻。治疗前，需评估及告知患者治疗的目的、方法及可能出现的不良反应，帮助患者消除恐惧心理，操作后，需注意观察局部皮肤的情况，如果出现不良事件，做好对症处理。

2. 饮食护理

（1）气滞血瘀型患者应以行气活血为主，兼顾疏肝理气，可选用行气活血的三七、山楂、陈皮等食材。

（2）风寒痹阻型患者应以散寒解表，温通经络为主，可选辛甘之品予以调善饮食，选用葱、姜等温通之物，如葱白炒鸡蛋、红枣糯米粥等食谱。

（3）肝肾亏虚型患者应滋补肝肾，首选味

酸甘、入肝肾两经的食材，可选用桑葚、枸杞、黑芝麻等，如桑仁粥等食谱。减少生冷、油腻食品。

3. 生活起居护理

颈部扭挫伤患者发病多与用力习惯不当，和缺少体育锻炼有关，尤其反复发病患者，应对其进行充分的生活起居习惯指导。

（1）急性期减少颈部活动，根据病情可酌情制动，如配戴颈托，但需要注意制动时间过长会加速肌肉萎缩，影响活动功能恢复。故应随着疼痛减轻，逐渐增加颈部活动，增加颈部和肩背部的肌肉力量和弹性，改善颈部稳定性。

（2）注意颈部保暖，改善睡眠习惯，纠正不良坐卧姿势，避免过度疲劳，以减少复发。

（3）合并骨折和脱位的，早期颈部固定，配戴颈托，必要时手术处理，避免加重损伤或再次损伤。

4. 情志护理

由于疼痛及活动受限等因素，颈部扭挫伤患者易出现烦躁、焦虑等情绪，有些患者急于返回工作或劳动，甚至会做出一些不良举动，延误治疗。

（1）应密切关注患者情绪变化，及时做出正确引导，赢得患者积极配合，避免产生抗拒心理，影响康复治疗进程。

（2）全面了解患者病情变化，积极与患者家属沟通，帮助患者处理好生活和情绪困境。

（3）可配合中国传统音乐疗法进行辅助调护，根据患者证型，参照五音"宫商角徵羽"与五行的对应关系，选择适合的曲目。如气滞血瘀型患者，宜选择角调乐曲（《胡笳十八拍》《江南好》等）、徵调乐曲（《新春乐》《步步高》等），每次20分钟，来平复患者心情；风寒痹阻型患者可选用商音乐曲，如《晚霞钟鼓》等，以强肺气，疏风散寒；肝肾亏虚型可选用角音与羽音相结合，如《玄天暖风》《伏阳朗照》等，以补益肝肾，强筋壮骨（具体内容详见第三章）。

5. 用药护理

（1）针对病情偏重，需要口服药物或静脉输液治疗的颈部扭挫伤患者，遵医嘱，可予口服止痛药、解痉药或营养神经药物。

（2）需要口服中药汤剂的患者，根据证型，遵医嘱指导患者服药。

6. 健康教育

（1）为患者进行健康科普，帮助患者了解其疾病原理、好发原因及日常注意事项，提高自我调护意识与能力。

（2）指导患者掌握正确的行走坐卧姿势、工作生活发力方式及咳嗽、打喷嚏方式，避免活动时对颈肩部肌肉过度牵拉和对颈椎的过度扭转，避免突然出现的转头或挥鞭样动作，导致病情加重。

（3）急性期酌情指导患者颈托的正确选择与使用：①颈托的规格与患者尺寸相适宜，松紧度以舒适为宜。②颈托的使用时长要适宜，病情较重者，应随时配戴；病情轻者，可在外出或久坐、久立时使用。并随着病情改善，逐渐减少每日配戴时长。③使用颈托的同时，不可完全制动，要注意项背肌功能锻炼，以防项背部肌肉萎缩。并需注意枕头的选择和使用，避免睡眠时枕头过高或过低，造成颈部悬空、挤压等不良姿势。

（4）根据患者病情，指导患者选择中国传统功法五禽戏、易筋经、太极拳等，以行气通络、舒筋活血、强筋壮骨。可酌情指导患者截取其中部分章节进行锻炼，如易筋经中"韦驮献杵第三势""摘星换斗势"，五禽戏中"猿提""猿摘""鹿抵"等（见第三章相关内容）。

（5）预防病情迁延：颈部扭挫伤患者积极治疗和休息后，症状可基本缓解或痊愈，但如果康复训练不足，姿势及用力不当，或遇再度损伤、感受外邪等因素，本病可迁延日久转为慢性劳损，且反复损伤。故应结合患者病情，加强健康教育，指导患者建立良好的生活习惯，强壮筋骨，增强脊柱核心稳定性，加强保护，预防病情迁延或反复。

（付士芳）

第四节　落枕

一、概述

落枕，又称为"失枕"，是指以颈项部肌肉疼痛、颈部活动受限、颈部僵直为主要临床症状的一种常见颈部软组织损伤病。本病多因素体虚弱，或睡姿不当、枕头高低不合适，或急性扭伤，或过度劳累，外感风寒之邪，致使气血凝滞，经脉瘀阻，发为疼痛。好发于青壮年，男多于女，冬春两季发病率较高。本病属中医"项痹病"范畴。

1. 病史

患者多自述颈部突发疼痛，活动时加剧。

2. 症状

（1）疼痛：常在晨起或急性损伤后出现颈部肌肉疼痛，重者可牵及头部、肩背部和上肢，活动时疼痛加剧，严重时可有局部肿胀。

（2）活动受限：被动体位，颈部活动受限，相对固定于某一位置，头部偏向患侧，下颌偏向健侧。

3. 体征

（1）肌肉紧张：受累肌群紧张，以胸锁乳突肌、斜方肌为主，可触及痉挛或条索样改变。

（2）局部压痛点、活动受限：颈部及受累肌群可触及明显压痛点，颈椎活动度明显受限。

4. 辅助检查

通常根据临床症状及病史可进行诊断，无须进行特殊检查。

X 线检查：长期反复落枕患者颈部 X 线检查可见颈椎生理曲度减小或变直，椎体边缘骨质增生，颈椎序列紊乱和颈椎侧弯等改变。

5. 诊断与鉴别诊断

根据患者病史、症状、体征和 X 线检查可明确诊断。

本病可与寰枢关节半脱位、神经根型颈椎病等相鉴别。

（1）寰枢关节半脱位：有明显外伤或呼吸道感染史，颈椎张口位 X 线检查可见齿突与两侧侧块间隙不对称超过 3 毫米。

（2）神经根型颈椎病：多有较长时间病史，伴有上肢放射痛、麻木等症状，颈椎 X 线检查可见椎间孔变窄，臂丛神经牵拉试验阳性。

二、主要护理问题

1. 疼痛及活动受限问题

落枕以颈部软组织受损为主，多伴有急性、剧烈疼痛，伴随颈部活动受限，活动后疼痛有明显加重。

2. 生活自理能力下降

患者多因疼痛剧烈而长期保持被动体位，进而影响日常生活与工作。

3. 负面情绪

易因剧烈疼痛及其产生的系列影响出现抑郁、焦虑等负面情绪。

4. 预防疾病复发或加重

发病后治疗不及时导致肌肉长期痉挛状态，容易使症状加重，康复后未纠正的不良生活习惯也容易导致疾病复发。

三、西医康复护理评估

落枕多为急性发病，症状明显，有针对性地进行合理病情评估，有助于确定患者病情轻重，明确预后（具体方法见第二章）。

1. 颈椎活动度评定

通过量角器等来测定患者颈椎关节活动度，以确定颈部肌群受累范围与程度。

2. 肌力评定

落枕病变以颈部肌肉受损为主，可通过肌力检测方法对目标肌肉状态进行较为精准的评估。

3. 疼痛评定

结合前两项评定，可更加准确把握患者病情轻重，可作为康复治疗的根本依据之一。

4. 恐惧回避信念问卷

测量患者对疼痛的恐惧，以及由于恐惧而避免体育活动进行评估。

四、中医康复护理评估

1. 辨证分型

（1）风寒阻络型：外感风寒之邪，颈项部疼痛剧烈，痛处拒按，得温痛减，伴颈项部活动受限，恶风。舌淡，苔白，脉沉紧。

（2）肝肾亏虚型：颈部疼痛反复发作，伴有颈肌的麻木不仁，眼睛干涩，腰膝酸软无力，耳鸣等症。舌淡苔白，脉沉细。

2. 肌肉骨骼触诊

颈部肌肉压痛明显，多以胸锁乳突肌、斜方肌为主，可触及肌肉痉挛与条索样改变。颈椎无明显异常或可触及颈椎生理曲度变浅。

五、中医康复护理措施

1. 中医适宜技术对症护理

根据患者的病情选择适宜的中医脊柱康复护理技术。在患者知情同意的前提下，轻症患者可行推拿、针刺、耳穴压豆、艾灸、拔罐、中药熏蒸、牵引、中药热疗等治疗，病情较重的患者可根据病情增加小针刀（或刮痧）治疗（具体治疗方法详见第三章），以期快速恢复正常生活。

（1）推拿疗法：以舒筋活血，温经通络治疗为主，选取颈肩部穴位，如风池、风府、风门、肩井、天宗、颈夹脊、阿是穴等，于穴位及周围肌肉行按揉法、一指禅推法、弹拨法、拿法、拔伸法等。

（2）艾灸疗法：可于患者风池、肩井及颈背部阿是穴予艾灸治疗，以皮肤红润为度，注意防护，以舒筋活络、温经止痛。

（3）耳穴压豆疗法：以神门、颈椎、肩为主穴，素体虚弱，多次发病者加用肝、脾、三焦。嘱患者每天按压压豆4～5次，每次约15分钟，按压时以轻感刺痛、胀、耳郭微灼热感为佳，按压时注意力应集中。

（4）拔罐疗法：可于患者颈肩部行定罐或走罐治疗，以通经止痛。治疗期间应注意皮肤状态，避免皮肤损伤。

（5）中药熏蒸及中药热疗：可遵医嘱选取合适的中药外用处方，对患处进行熏蒸或中频药透治疗。治疗期间应注意熏蒸温度及药透强度，治疗结束后注意保暖，避免风寒之邪侵袭。

（6）针刺、小针刀及牵引疗法：针对肌肉痉挛严重患者，可由医师酌情予以上述治疗。治疗前，需评估并告知患者治疗目的、方法及可能出现的不良反应，帮助患者消除恐惧心理，准备好相应器具，严格消毒。治疗后，关注患者状态，如果出现不良反应等特殊情况，及时与医师反馈，并配合其进行处理。

2. 饮食护理

可以根据中医辨证理论指导落枕患者选择适当的饮食。

（1）风寒阻络型患者应以散寒解表，温通经络为主，可选辛甘之品，如葱白、生姜、胡椒、糯米等，予以调善饮食，可选用葱白炒鸡蛋、红枣糯米粥等食谱。

（2）肝肾亏虚型患者主应滋补肝肾，首选味甘，入肝肾二经的食材，避免肥甘厚味，以粥食进补为宜，可选用桑仁粥等食谱。

3. 生活起居护理

落枕患者发病多与不良生活习惯有关，尤其反复发病患者，应对其进行充分的生活起居习惯指导。

（1）改善睡眠习惯，指导患者采用正确的睡姿，选择高低、软硬适中的枕头，不宜睡高枕、硬枕。

（2）注意颈部保暖，避免过度疲劳，以减少复发，避免发展为颈椎病。

（3）环境安静、舒适，保证充足的休息时间，避免过度劳累。

4. 情志护理

由于疼痛及活动受限等因素，落枕患者易出现烦躁、焦虑等情绪，有些患者甚至会做出一些不良举动，延误治疗。

（1）应密切关注患者情绪变化，及时做出正确引导，避免产生抗拒心理，影响康复治疗进程。

（2）积极与患者家属沟通，全面了解患者病情变化。

（3）可配合中国传统音乐疗法进行辅助调护，根据患者证型，参照五音"宫商角徵羽"与五行的对应关系，选择适合的曲目。风寒阻络型患者可选用商音乐曲，如《晚霞钟鼓》等，以强肺气，疏风散寒；肝肾亏虚型可选用角音与羽音相结合，如《玄天暖风》《伏阳朗照》等，以补益肝肾，强筋壮骨（具体内容详见第三章）。

5. 用药护理

（1）落枕患者以疼痛症状为主，一般不予药物干预，如有必须用药情况，需遵医嘱，合理给药，并应充分了解药物的不良反应。患者用药期间，注意观察，及时发现异常情况并向医师反应处理。

（2）针对有口服中药汤剂需求的患者，应遵医嘱指导患者服药。

6. 健康教育

（1）为患者进行健康科普，帮助患者了解其疾病好发原因及日常注意事项，提高自我调护意识与能力。

（2）落枕急性发病期可指导患者正确使用颈托。颈托使用注意事项：①患者起床活动时配戴颈托，有助于组织的修复和症状的缓解，卧床时不需要。②颈托的高度必须保持颈椎处于中间位。③急性期过后应及时去除颈围，以免长期应用导致颈部肌肉萎缩或关节僵硬。

（3）指导患者进行中国传统功法易筋经的学习与锻炼。尽可能引导患者每日完成整套功法的练习，以达到通调脏腑、健体强身的目的。但由于全套功法活动量较大，可酌情指导患者截取其中部分动作进行锻炼，如"韦驮献杵第三势""摘星换斗势"等。

（兑振华）

第五节　项背肌筋膜炎

一、概述

项背肌筋膜炎，又称"项背纤维织炎""肌肉风湿症"，是指项背部肌肉、筋膜、肌腱、韧带等软组织的无菌性炎症，导致以项背部疼痛、僵硬、活动受限及软弱无力等症状为主的病症。本病属慢性疾病，确切病因尚不明了，临床观察多与轻微外伤、劳累及感受风寒邪气等有关。好发于中年女性及伏案工作者，常累及斜方肌、菱形肌及提肩胛肌等。本病属中医"痹症"范畴。

1. 病史

多有项背部疼痛不适等病史。

2. 症状

（1）项背部疼痛：项背部疼痛不适，以酸痛为主，晨起、天气改变或受凉后症状加重，活动、得温后症状缓解，易反复发作。

（2）肌肉紧张、活动受限：项背部肌肉僵硬、板滞，或有重压感，向背部及肩胛间放射。急性发作时局部肌肉紧张、痉挛，项背部活动受限。

3. 体征

（1）项背部压痛：项背部及肩胛内缘广泛压痛，可触及变性的肌筋膜和纤维小结，可有筋膜摩擦音。

（2）活动受限：主要为颈项屈伸活动受限。

（3）颈神经根挤压试验一般为阴性。

4. 辅助检查

（1）X线检查：一般无明显异常。偶可见项韧带钙化、项背肌筋膜增厚、颈椎生理曲度变浅等。

（2）理化检查：一般无明显异常，有时可见血沉或抗"O"偏高。

5. 诊断与鉴别诊断

根据患者病史、症状、体征、X线及理化检查可明确诊断。

本病可与颈部扭挫伤、神经根型颈椎病等相鉴别。

（1）颈部扭挫伤：有颈项部外伤史，病程较短，颈项部一般无结节。

（2）神经根型颈椎病：多有较长时间病史，伴有上肢放射痛、麻木等症状；颈椎X线检查可见椎间孔变窄；臂丛神经牵拉试验阳性。

二、主要护理问题

1. 项背部疼痛

与感受外邪、经脉阻滞，或闪挫扭伤、气滞血瘀、筋脉受损，或久病体虚等有关。

2. 活动受限

与项背部气滞血瘀、筋脉拘紧、气血运行不畅导致的疼痛和肌肉紧张、痉挛有关。

3. 情绪焦虑

与项背部疼痛、活动受限有关。

4. 预防复发

与复感外邪、再度损伤、康复训练不足等因素有关。

三、西医康复护理评估

项背肌筋膜炎因患者的体质、年龄和发病时间，以及项背部局部组织炎症反应不同，其临床表现也有所不同。因此，对项背肌筋膜炎患者进行康复护理评估是十分重要的，常用到的西医康复护理评估如下（具体方法见第二章）。

1. 颈椎活动度评定

通过量角器等来测定患者颈椎关节活动度，以确定项背部肌群受累范围与程度。

2. 肌力评定

项背肌筋膜炎以斜方肌、菱形肌及提肩胛肌受累为主，可通过肌力检测方法对目标肌肉状态进行较为精准的评估。

3. 视觉模拟评分法

项背部疼痛是项背肌筋膜炎患者的主要临床表现，VAS 评分可根据患者对疼痛的感知程度，较为客观地对患者病情轻重及治疗效果进行评估。

4. 恐惧回避信念问卷

测量患者对疼痛的恐惧，以及由于恐惧而避免体育活动进行评估。

四、中医康复护理评估

1. 辨证分型

（1）气滞血瘀型：晨起痛剧，局部刺痛板滞，舌质紫暗，或有瘀斑，舌下脉络瘀紫，脉弦紧或涩。

（2）风寒湿阻型：项背部疼痛、板滞，甚至痛引上臂，伴有恶寒。舌质淡，苔白或腻，脉沉紧或濡缓。

（3）湿热蕴结型：项背部疼痛，痛处伴肿胀或小结节，小便短赤。舌红，苔黄腻，脉濡数或弦数。

（4）气血亏虚型：项背隐痛，劳累后加重，休息后缓解，舌淡少苔，脉细弱。

2. 肌肉骨骼触诊

项背部及肩胛内侧肌肉广泛压痛，多以斜方肌、菱形肌和提肩胛肌为主，可触及变性的肌筋膜、纤维小结等。

五、中医康复护理措施

1. 中医适宜技术对症护理

根据患者的病情选择适宜的中医脊柱康复护理技术。在患者知情同意的前提下，轻症患者可行推拿、针刺、耳穴压豆、艾灸、拔罐、中药熏蒸、中药热疗、牵引治疗等，病情较重的患者可根据病情增加小针刀（或刮痧）治疗（具体治疗方法详见第三章），以期快速恢复正常生活。

（1）推拿疗法：选择项背部及相应穴位，如风池、肩井、肺俞、膈俞等穴，以按、揉、擦等手法操作，达到疏通经络、解痉止痛、行气活血、舒筋活络的作用。

（2）艾灸疗法：可选取项背部相应穴位，如大椎、肩井、肺俞、阿是穴等，以艾条、艾炷或艾灸盒等进行操作，以皮肤红润为度，注意防护，达到舒筋活络、通经止痛的作用。

（3）耳穴压豆疗法：取颈、颈椎、肝、肾、神门、交感等耳穴，压豆后嘱患者每天按压压豆 4～5 次，每次约 15 分钟，按压时以轻感刺痛、胀、耳郭微灼热感为佳，按压时注意力应集中。

（4）拔罐疗法：选取风池、大椎、肩髃、肩井及阿是穴，可留罐 10～20 分钟，达到舒筋活络、通脉止痛的功效。

（5）中药熏蒸及中药热疗：遵医嘱，选用适宜的中药外用处方，充分暴露患者项背部，注意保暖，严格控制治疗温度及治疗时间，使药物经皮吸收，达到温经通脉、消肿止痛的作用。

（6）针刺、小针刀及牵引疗法：此三项治疗可以有效缓解患者颈部活动受限症状，改善局部微循环，解除肌肉及软组织紧张及痉挛，促进项背部功能恢复等。治疗前，需评估及告知患者治疗的目的、方法、可能出现的不良反应，帮助患者消除恐惧心理，准备好相应器具，严格消毒，待医生操作后，需注意观察局部皮肤的情况，如果出现不良事件，告知医生并配合其做好对症处理。

2. 饮食护理

本病急性发作时，患者由于疼痛较重、活动受限，往往不思饮食，进而导致脾胃功能下降，因此要指导患者饮食，促进恢复。项背肌筋膜炎患者的饮食护理可以根据中医辨证选择适当的饮食。

（1）气滞血瘀型患者应以行气活血之品为主，可选取三七、陈皮、姜黄等食材。

（2）风寒湿阻型患者应以散寒、祛湿之品为主，可选取醋椒豆腐、茯苓薏米粥等食谱。

（3）湿热蕴结型患者应以清热、利湿之品为主，可选取茼蒿、苦瓜、莲子等食材。

（4）气血亏虚型患者，选择饮食时，需尤其注意，推动气血运行的同时，应避免久病体虚，进补太过，应以粥食、煲汤为主，尽量减少生冷瓜果，油腻厚味的摄入，选取小米、党参、大枣等食材。

3. 生活起居护理

项背肌筋膜炎患者的发病与长期不良姿势有关，故生活起居的护理指导是必要的。

（1）调整不良姿势，指导患者正确的头、颈、肩、背姿，保持脊柱正直，纠正习惯性姿势不良，如看书时正面注视、不要偏头耸肩说话等，经常变换头部体位，避免长时间伏案工作。

（2）环境安静、舒适，保证充足的休息时间，避免过度劳累；睡觉时应避免使用高枕头。

（3）劳逸结合，注意保暖，防止受凉及感冒等加重病情。

4. 情志护理

项背肌筋膜炎为慢性病，易反复发作，患者多因此产生焦虑、抑郁等负面情绪，有些患者会因此做出一些不良举动，延误治疗。

（1）及时与患者及其家属进行充分沟通，鼓励患者树立战胜疾病的信心，疏导患者不良情绪，提高患者依从性。

（2）维持周围环境的整洁、雅静、空气流通，使患者情绪处于安定、愉悦状态。

（3）选取适当的中国传统音乐疗法进行调护，如在清晨起床后和晚饭前可选取理疗养生音乐，根据患者证型，选择适合的曲目，如气滞血瘀型项背肌筋膜炎患者，宜选择角调乐曲（《胡笳十八拍》《庄周梦蝶》等）、徵调乐曲（《渔歌》《樵歌》等），每次 20 分钟，来舒缓患者心情。注意听乐曲时应处于宽敞、整洁的环境，选取合适体位，避免噪音干扰。争取患者早日康复。

5. 用药护理

（1）针对病情偏重，需要口服药物或静脉输液治疗的项背肌筋膜炎患者，遵医嘱，予口服止痛药等。

（2）需要口服中药汤剂的患者，遵医嘱指导患者服药。

6. 健康教育

（1）积极进行适度的颈背部功能锻炼可以有效促进本病恢复。根据患者病情，可以指导患者选择中国传统功法五禽戏、太极拳等，以行气通络、舒筋活血。也可选择以下练习方法，以增强项背肌肌力。①左顾右盼：患者取直立位或坐位，头部依次向左侧、右侧转动，幅度宜大，以自觉酸胀感为佳，重复 30 次。②旋肩舒颈：患者取直立位或坐位，双手搭在两肩，两臂由后向前旋转 20～30 次，再由前向后旋转 20～30 次。③双手托天：患者取直立位或坐位，双手上举头顶，掌心朝上，仰视手背 5 秒。

（2）积极参与户外活动或体操锻炼，强健

（3）指导患者正确的姿势，经常变换头部体位，避免项背部过劳，导致疼痛加重。

（4）指导患者颈托的正确选择与使用：①颈托的规格与患者颈围相适宜，松紧度以舒适为宜；②颈托的使用时长要适宜，病情轻者，可在外出或久坐、久立时使用，病情较重者，应随时配戴；③使用颈托时，注意项背肌功能锻炼，以防项背部肌肉萎缩。

（5）急性项背部损伤者应及时治疗，避免迁延日久成为慢性劳损。

（6）预防复发：项背肌筋膜炎患者经过一段时间的治疗和休息后，症状可基本缓解或痊愈，但因劳损日久、再度损伤、康复训练不足、复感外邪等因素，易反复发作。故结合患者病情，加强健康教育，指导患者建立良好的生活习惯，预防复发。

（任凤蛟　侯洪利）

第六节　脊柱小关节紊乱

一、概述

脊柱小关节紊乱包括颈椎、胸椎和腰椎小关节紊乱，是指脊柱因急性损伤，或慢性劳损，或由于姿势不当而引起脊柱小关节的解剖位置异常，导致疼痛和脊柱功能障碍的一系列临床症候群。本病好发于青壮年，男性多于女性。好发部位分别为颈椎小关节、胸椎小关节、腰椎小关节。本病属于中医"骨错缝"范畴。

1. 临床分型

脊柱小关节紊乱根据其发病部位分为颈椎小关节紊乱、胸椎小关节紊乱和腰椎小关节紊乱三类。

2. 症状

（1）颈椎小关节紊乱

① 有长期低头工作的劳损史，或有颈部过度前屈、过度扭转的外伤史；②发病较急，颈项强直，疼痛，活动受限；③一些患者可能患有头颈综合征，如头晕、视力模糊、眼球震颤和面部麻木等症状。

（2）胸椎小关节紊乱

① 多数有在突然的外力作用下过度前屈或后伸肩背运动的受伤史；②出现胸背疼痛，有背负重物的感觉，甚则牵掣肩背作痛，俯仰转侧困难，常固定于某一体位不能随意转侧，疼痛随脊柱运动增强而过重，出现胸闷憋气、屏气呼吸；③一些患者可能出现与脊柱水平面相关的脏腑反射性疼痛，刺激到肋间神经会引起肋间神经痛。

（3）腰椎小关节紊乱

① 均有腰部闪伤、扭挫病史；②腰痛剧烈，表情痛苦，不敢活动，惧怕别人搬动；③所有腰肌都处于紧张僵硬状态，腰部活动功能几乎完全丧失。

3. 体征

（1）颈椎小关节紊乱

① 病变颈椎棘突的一侧隆起或偏歪，脊柱病变节段关节突关节偏突；②触诊可有颈椎侧弯，颈部活动受限，关节突关节处有固定压痛点；③颈部可触及条索状筋结。

（2）胸椎小关节紊乱

① 脊柱病变节段可触及偏歪的棘突；②脊柱病变节段小关节处有明显压痛，多为一侧，少数为两侧；③根据病变的不同部位，菱形肌和斜方肌可出现条索状痉挛，亦有明显压痛；④多数患者没有明显障碍，少数患者可因疼痛导致前屈或转侧时活动幅度减小，牵拉疼痛。

（3）**腰椎小关节紊乱**

① 呈僵直屈曲的被动体位，腰部的正常生理弧度发生改变，坐、站和过伸活动时疼痛加剧；②两侧骶棘肌有明显痉挛，严重者可引起两侧臀部肌肉痉挛；③滑膜嵌顿的后关节及相应椎间隙有明显压痛，一般无放射痛；④棘突无明显偏歪，严重疼痛可见保护性脊柱侧弯畸形；⑤腰部肌肉紧张、僵硬，各个方向活动均受限，尤其以后伸活动障碍最为明显。

4. 辅助检查

X线检查：脊柱小关节紊乱在X线摄片中常不易显示，故应首先排除脊柱结核、骨折、肿瘤等疾病。严重者可见脊柱侧弯、生理弧度变直、棘突偏歪、两侧后关节不对称、椎间隙左右宽窄不等。

5. 诊断与鉴别诊断

根据患者病史、症状、体征及X线检查可明确诊断。

本病可与落枕、肋间神经痛和脊柱肿瘤等相鉴别。

（1）落枕：主要损伤颈项部的肌肉韧带，临床表现为晨起颈项强痛，无棘突偏歪。

（2）肋间神经痛：疼痛沿肋间神经分布区出现，多为针刺样、刀割样，疼痛多为走窜，时发时止，并伴有胸部挫伤。

（3）脊柱肿瘤：症状逐渐加重，夜间尤甚，X线检查可见椎体破坏，CT或MRI检查对本病有确诊意义。

二、主要护理问题

1. 颈部、胸背部、腰背部疼痛

与筋节劳损，或筋络受损，气滞血瘀，筋拘节错有关。

2. 活动受限

与闪挫、扭旋撞击，伤及腰脊，筋节劳损，或筋络受损，筋拘节错有关。

3. 生活自理能力下降

与颈部、胸背部、腰背部疼痛，活动受限有关。

4. 情绪焦虑

与颈部、胸背部、腰背部疼痛，活动受限及生活自理能力下降有关。

三、西医康复护理评估

1. 视觉模拟评分法

脊柱小关节紊乱会引起颈部、胸背部、腰背部疼痛，VAS评分可根据患者对疼痛的感知程度，较为客观地对患者病情轻重及治疗效果进行评估。

2. Barthel 指数评定

用于评定脊柱小关节紊乱患者治疗前后的功能状况。

3. Roland-Morris 功能障碍调查问卷

评估腰椎小关节紊乱患者运动功能状态的一种问卷调查，涉及问题与腰背部疼痛密切相关，能较好反映患者因疾病而出现的运动功能障碍。

4. 抑郁调查表

用于评定脊柱小关节紊乱患者的不同程度的心理问题。

四、中医康复护理评估

1. 辨证分型

（1）气滞血瘀型：颈部、胸背部、腰部有外伤史，疼痛如针刺，痛有定处且拒按，颈部、胸背部、腰部僵硬，活动困难。舌质紫暗，或有瘀斑，舌下脉络瘀紫，苔薄白或薄黄，脉弦紧或涩。

（2）肝肾亏虚型：颈部、胸背部、腰部酸痛，劳累加重，休息缓解，下肢酸软乏力。偏阳虚者面色偏白，手足不温，腰腿发凉，少气懒言，或有阳痿、早泄，女性带下清稀等，舌淡苔白，脉沉细；偏阴虚者，咽干口渴，面色潮红，五心烦热，倦怠乏力，失眠多梦，男子可有遗精，女性带下色黄味臭，舌红少苔，脉弦细数。

2. 肌肉骨骼触诊

患者俯卧位，充分暴露腰背部，检查者立于患者一侧，双手拇指指腹自上到下，沿脊柱进行滑动触摸，检查有无棘突的一侧隆起或偏歪，有无关节突关节偏突，有无脊柱侧弯及压痛等。

五、中医康复护理措施

1. 中医适宜技术对症护理

根据患者的病情选择适宜的中医脊柱康复护理技术。在患者知情同意的前提下，患者可行推拿、针刺、耳穴压豆、拔罐、刮痧、牵引等治疗（具体治疗方法详见第三章），以期快速恢复正常生活。

（1）推拿疗法：选择错位棘突部位及其周围软组织，主要以阿是穴为主，通过按、揉、推等手法操作，达到舒筋通络，行气活血，理筋整复的作用。

（2）耳穴压豆疗法：选取颈椎、腰骶椎、坐骨神经、神门等穴位，压豆后嘱患者每天按压压豆4～5次，每次约15分钟，按压时以轻感刺痛、胀、耳郭微灼热感为佳，按压时注意力应集中。

（3）拔罐疗法：选取背部督脉及两侧膀胱经所在部位，循经拔罐，可留罐10～20分钟，达到舒筋活络、通脉止痛的功效。

（4）刮痧疗法：用刮痧板蘸润滑剂，选取背部督脉及两侧膀胱经所在部位，自上向下进行刮动，以出现红紫斑点或斑块为度，以达到活血祛瘀，通经止痛的功效。

（5）针刺、牵引疗法：此两项治疗可以有效缓解患者颈部、胸背部、腰背部疼痛及活动受限症状。治疗前，需评估及告知患者治疗的目的、方法、可能出现的不良反应，帮助患者消除恐惧心理，准备好相应器具，严格消毒，待医生操作后，需注意观察局部皮肤的情况，如果出现不良事件，告知医生并配合其做好对症处理。

2. 饮食疗法

脊柱小关节紊乱患者，由于疼痛较重、活动困难等，往往不思饮食，进而导致脾胃功能下降，出现便秘等症状，而便秘可增加腹压而加重腰痛症状，因此要指导患者饮食，以促进胃肠蠕动，预防便秘，促进恢复。

（1）气滞血瘀型患者，应以行气活血之品为主，可选取三七、陈皮、姜黄等食材。

（2）肝肾亏虚型患者，选择饮食时，需尤其注意，推动气血运行的同时，应避免久病体虚，进补太过，应以粥食、煲汤为主，尽量减少生冷瓜果，油腻厚味的摄入，选取枸杞、人参、山药等食材。

3. 生活起居护理

多数脊柱小关节紊乱的患者的发病与姿势不良或突然改变体位有关，故生活起居的护理指导是必要的。

（1）症状缓解或消失后，应适当休息，避免劳累，以稳定治疗效果。

（2）腰部不可负重，改变体位、取放物品时，动作要缓慢，幅度宜小，避免大幅度弯腰或旋转。

（3）注意保暖，防止风寒湿邪侵入经络，阻滞气血运行，加重病情。

（4）适当的功能锻炼可以逐渐加强胸背肌肉的力量，增强保护机制。

4. 情志护理

脊柱小关节紊乱可表现为颈、胸、腰背部疼痛、活动受限等症状，患者多因此产生焦虑抑郁等负面情绪，有些患者会因此做出一些不良举动，延误治疗。

（1）及时与患者及其家属进行充分沟通，鼓励患者树立战胜疾病的信心，疏导患者不良情绪，提高患者依从性。

（2）维持周围环境的整洁、雅静、空气流通，使患者情绪处于安定、愉悦状态。

5. 用药护理

（1）针对病情偏重，需要口服药物或静脉输液治疗的脊柱小关节紊乱患者，遵医嘱，予口服止痛药或营养神经药物。

（2）需要口服中药汤剂的患者，遵医嘱指导患者服药。

6. 健康教育

（1）根据患者病情，指导患者进行中国传统功法五禽戏中以活动筋骨，疏通气血，对颈椎、胸椎、腰椎等部位关节的作用明显，可酌情指导患者选取一部分章节进行锻炼，如虎戏、鹿戏（具体内容详见第三章）。

（2）适当进行户外活动或体育锻炼，强健体质。

（3）预防复发：脊柱小关节紊乱患者经过一段时间的治疗和休息后，症状可基本缓解或痊愈，但因再度损伤、姿势不当等因素，易反复发作，故结合患者病情，加强健康教育，指导患者建立良好的生活习惯，预防病情迁延。

（李跃彤　朴银晶）

第七节　前斜角肌综合征

一、概述

前斜角肌综合征属于神经卡压综合征，是胸廓出口综合征的一种。前斜角肌起自颈椎第3～6节的横突前结节，其肌纤维斜向前下方，止于第一肋骨的内上缘和斜角肌结节。前、中斜角肌与第一肋之间有1个三角形间隙，称斜角肌间隙，其中有臂丛和锁骨下动脉通过。斜角肌是呼吸副肌，有抬高第一肋的作用，受臂丛发出的C5～8神经根所支配。

前斜角肌综合征是指各种原因引起前斜角肌水肿、增生、痉挛并上提第一肋骨，导致斜角肌间隙狭窄，卡压穿行其间的臂丛神经及锁骨下动静脉而引起的一种临床综合征。多因外伤、劳损、先天颈肋、高位肋骨等刺激前斜角肌，使前斜角肌痉挛、肥大、变性而引起。多发于中青年人，患者多从事手工或长期伏案工作，女性多于男性，右侧多于左侧，其症状则因受压的组织不同而有所差异。属中医学"肩臂劳损""筋伤"或"痹症"的范畴。

前斜角肌综合征是因积累性劳损或感受风寒而诱发，痹阻经脉，阻滞气血，气血不行，颈部及上肢出现疼痛麻木等症状。极易被误诊为颈椎病、颈椎管狭窄等其他疾患，以致延误治疗。

1. 病史

大多数患者均有较长的颈肩痛病史，常被作为颈椎病或肩周炎进行治疗。主要表现为颈肩部的酸痛、不适，可向肩肘部放射，臂及手疼痛不适、麻木、感觉异常、无力。

2. 症状

（1）感觉方面：患者初期仅表现为颈部、肩背的僵硬、酸困、疼痛，随着病情的加重出现一侧颈部及锁骨上窝处连同一侧上肢出现疼痛、麻木及触电感，尤其前臂尺侧、手的无名指及小指更为明显，上肢痛多为沿尺神经、正中神经放射到小指或中指等臂丛神经受压的症状。患者常感颈臂部酸胀、麻木、疼痛、酸胀无力、畏冷、感觉异常、活动不利等，病情反复发作，时轻时重，有的患处有麻木、蚁行、刺痒感等。

（2）锁骨下动脉受压的表现：如头转向对侧、打喷嚏时可使桡动脉搏动减弱或消失，并使疼痛加剧。

（3）运动方面：患侧上肢外展及抬举活动受限。

（4）腱反射方面：病程较长者可有患肢腱反射减弱。

3. 体征

（1）颈部及锁骨上窝触及痉挛肥大的斜角肌，局部有明显压痛，并出现患肢放射样疼痛和触电感。

（2）患肢可出现温度降低、感觉异常、肌力减弱、手指发绀等。

（3）高举患肢则症状减轻，向下牵拉患肢则症状加剧。

（4）触诊桡动脉搏动减弱或消失，病程长者可出现小鱼际部肌肉萎缩，握力减弱，持物难等。

（5）5 项症状激发试验（肩外展试验 Wright 征、斜角肌挤压试验 Adson 征、上臂缺血试验 Roos 征、肋锁挤压试验 Eden 征及锁骨上扣击试验 Moslege 征）中常有三项或三项以上为阳性。

4. 辅助检查

（1）X 线检查：可以利用 X 线片排除颈胸椎的畸形，如颈肋、第一肋骨的异常或第 7 颈椎横突过长等先天畸形。

（2）CT 检查：可见由于肌细胞肥大引起横断面面积增大；肌纤维增生可导致局部密度增大，CT 值增大，当与周围组织粘连，CT 片示前斜角肌与周围组织界限不清。

（3）血管摄影：对本病的诊断有价值，用此方法可以将锁骨下动脉的压迫进行定位。

5. 诊断

主要根据病史、临床表现、物理检查及影像学检查等。

（1）患者无明显外伤史，多发于 30～40 岁。

（2）具有颈、肩、臂部麻木、疼痛、恶寒、酸胀无力、感觉异常、活动不利等病史。

（3）胸锁乳突肌锁骨头后可清楚地触及索条状的前斜角肌，锁骨上窝较为饱满，可触及隆起的包块，压之疼痛，并向患肢放射。

（4）感觉障碍以上肢前臂内侧及环、小指明显，颈椎活动可加重症状，斜角肌间隙压痛明显，并向上肢放射，可伴有患肢肌力减弱、肌肉萎缩，腱反射减弱或消失，有臂丛神经受压症状。

（5）激发试验阳性等可以确诊本病。

6. 鉴别诊断

前斜角肌综合征属于臂丛性上肢疼痛和血管障碍范畴，本病需与神经根型颈椎病、胸小肌综合征、颈部扭挫伤、肩周炎等相鉴别。

（1）神经根型颈椎病：颈椎病有明显的颈部症状，其疼痛性质属根性神经痛，为闪电样放射，并与神经根分布一致，压痛点多在患侧颈椎棘间或棘旁。肌力下降，手指运动不灵活为其临床表现。椎间孔挤压试验和臂丛牵拉试验多阳性。X 线片显示颈椎退行性变，如椎间隙狭窄，椎体后缘骨质增生等。

（2）胸小肌综合征：令患者做胸肌收缩、上肢过度外展或患肢抗阻力内收检查，可出现患侧脉搏减弱或消失，改变肩臂位置后，症状减轻，压痛点在喙突部位。

（3）颈部扭挫伤：因各种暴力使颈部过度扭转或受暴力冲击，引起的颈部软组织的损伤。

（4）肩周炎：又称肩关节周围炎，多发于50 岁左右女性，以肩关节周围软组织炎性病变为主，以肩部逐渐产生疼痛，肩关节活动功能受限，甚则肌肉萎缩为主要临床表现。无放射痛，达到某种程度后逐渐缓解，具有自愈倾向。

（5）臂丛神经炎：臂丛神经炎多发于成人，起病急，于受凉、感冒后感染病毒所致。其临床表现包括患侧颈部和肩部疼痛伴上肢放射性麻痛，无力甚至肌肉萎缩。但其无血管受到压迫的表现。该病的疼痛呈持续性或阵发性，尤其是在夜间，痛感最重。

（6）肋锁综合征：临床表现与前斜角肌综合征相同，但挺胸试验阳性。

（7）超外展综合征：临床表现与前斜角肌综合征相同，但超外展试验阳性。

（8）颈肋综合征：与前斜角肌综合征症状相同，但 X 线片显示有"颈肋"可鉴别。

二、主要护理问题

1. 疼痛及活动受限

患者多出现颈部、肩背的僵硬、酸困、疼痛，存在颈部与（或）患侧上肢疼痛及活动受限。

2. 生活自理能力下降

因疼痛与活动受限或麻木或肌力减弱导致生活自理能力下降。

3. 负面情绪

因疼痛、活动受限、病程长、生活质量下降等多方面因素，患者易出现抑郁、焦虑等负面情绪。

4. 预防疾病复发或加重

工作生活中的不良体位、不良动作或姿势的长期牵拉为本病诱发原因，容易造成疾病复发或加重的情况。

三、西医康复护理评估

前斜角肌综合征患者之间存在明显个体差异，在进行康复治疗及护理过程中，对患者基本情况的把握尤为重要，结合相关评定技术，可对患者进行较全面的分析与了解，有助于颈椎病患者的康复进程（具体方法见第二章）。

1. 感觉功能评定

以疼痛评定为主要内容，围绕颈背部及肩背、上肢范围进行感觉功能评定。依据感觉障碍的类型、部位和范围，制订相应的治疗计划，确保患者安全。

2. 颈椎活动度评定

通过量角器等专业工具，判定颈椎关节活动障碍的程度，明确阻碍关节活动的因素，作为选择康复技术的有效依据。合理的定期评估也可为患者提供康复动力。

3. 肌力评定

确定当前受累肌肉范围、肌肉的生理状态及患者肌肉支配能力，有助于制订合理的康复、训练计划,也可作为康复进程的辅助判定方式。

4. 日常生活活动能力评定

评估前斜角肌受累对患者日常生活活动的影响程度,适当加强或减弱对患者的日常干预,有助于帮助患者恢复独立能力,同时也是康复治疗结束的重要指标。

5. 疼痛评定

疼痛为本病的主要表现,疼痛评定可作为康复治疗的根本依据之一。

6. 心理功能评定

有助于把握患者性格及情绪,制订合适的康复及护理方案,提高患者治疗热情,避免冲突,降低康复难度,提高康复疗效。

7. 恐惧回避信念问卷

患者往往伴有焦虑、紧张、恐惧等心理。测量患者对疼痛的恐惧,以及由于恐惧而避免体育活动进行评估。

四、中医康复护理评估

1. 辨证分型

(1)风寒痹阻证:颈部酸胀重着,恶风发热,疼痛游走不定,颈肩部如蚁行走,筋脉弛缓或痉挛,舌淡苔白,脉弦紧。

(2)肝肾亏虚证:颈部酸软无力,上肢麻痛,肤色苍白无华,倦怠,乏力,腰膝酸软。舌淡胖苔白,脉弦细。

(3)气滞血瘀证:上肢胀痛或刺痛,疼痛难忍,手指僵硬,动作不灵,肢冷无力,肢体远端浮肿,青筋暴露,舌质紫暗有瘀斑,脉弦紧。

2. 肌肉骨骼触诊

患者取坐位,两臂自然垂放于体侧,充分暴露患侧颈部并放松,双眼平视前方。先确定胸锁乳突肌锁骨头,同时患者头部稍向健侧旋转以便触诊,于紧贴胸锁乳突肌锁骨头外侧缘,缺盆穴稍上处揣循前斜角肌。颈部肌肉压痛明显,多以胸锁乳突肌、斜方肌为主,可触及肌肉痉挛与条索样改变。

五、中医康复护理措施

1. 中医适宜技术对症护理

根据患者的病情选择适宜的中医脊柱康复护理技术。在患者知情同意的前提下,酌情予推拿、针刺、耳穴压豆、艾灸、拔罐、中药熏蒸、牵引、中药热疗等治疗,以期快速恢复正常生活。

(1)推拿疗法:推拿的主要部位是前斜角肌起点、止点、颈部、肩部及上臂。采用按、揉、推、弹拨等手法,轻揉颈部太阳、少阳及阳明经循行路线,反复3～5遍,重点施术于患侧,点按风池、肩井、天鼎、天宗等穴位,可使前斜角肌及其周围肌肉放松,改善局部血运,促进炎症吸收。手法应先较轻地舒缓局部病变肌肉,然后跟随斜角肌、臂丛神经、锁骨下动脉和锁骨下静脉的循行,手法应均匀、持久、有力,由轻到重,缓慢进行,从而达到解除痉挛的目的。如果推拿手法过重,会导致紧张和局部疼痛,肌肉更加痉挛。对于慢性损伤,手法宜重,速度宜快,幅度宜大,才能达到松解粘连、软化瘢痕的目的。施术时医者可将患者患侧上肢托起,使患者侧肩部肌肉充分放松。需要注意的是本病必须在排除骨折及其他骨性病变,明确诊断的情况下才能推拿治疗。

(2)艾灸疗法:根据患者病情选取缺盆、肩井、天窗、天鼎艾灸治疗,关注皮肤变化,避免烫伤。

(3)耳穴压豆疗法:以颈椎部、肾、神门、皮质下为主穴,肩臂疼加肩、肘,眩晕加内耳、枕，素体虚弱可加三焦、脾。嘱患者每天按压压豆4～5次，每次约15分钟，按压时以轻感刺痛、胀、耳郭微灼热感为佳，按压时注意力应集中。

（4）拔罐疗法：可取背部膀胱经腧穴位，及肩、颈、背部疼痛处，予留罐或走罐治疗，以舒筋活血，通络止痛。

（5）中药熏蒸及中药热疗：根据患者病情，遵医嘱，选用中药外用处方，充分暴露患者颈背部，严格控制治疗温度及治疗时间，使药物经皮吸收，达到温经通脉、消肿止痛的作用。

（6）针刺、小针刀疗法：此两项治疗可以有效缓解患者颈、肩、斜角肌、背部及上肢及活动受限症状，改善颈椎及肩背局部微循环，解除肌肉及软组织紧张及痉挛，促进腰部及下肢功能恢复等。可选取缺盆、天鼎、天宗、外关、后溪、丰池、肩井以及天应穴等穴位。治疗前，需评估及告知患者治疗的目的、方法及可能出现的不良反应，帮助患者消除恐惧心理，准备好相应器具，严格消毒，待医生操作后，需注意观察局部皮肤的情况，如果出现不良事件，告知医生，并配合其做好对症处理。

（7）牵引疗法：采用坐位颈椎前屈牵引，牵引可解除斜角肌痉挛，减轻疼痛。一般采用枕颌吊带牵引，着力点应侧重于枕部。牵引重量宜先从1.5kg开始，可逐渐增加，以颈部无疼痛不适，颌面、耳、颞部无明显压迫感为宜。每日牵引1～2次，每次20分钟，10日为1个疗程。牵引期间注意观察患者的牵引效果和不良反应，防止过度牵引。牵引后应询问患者的自觉症状，嘱其休息片刻方可离开。

2. 饮食护理

加强营养，增强机体抵抗力。根据患者不同体质进行饮食调护。饮食清淡有营养，注意膳食平衡，忌烟酒、浓茶及辛辣等刺激性食物。多食水果和新鲜蔬菜来保持大便的通畅，多进食富含维生素的食物，蛋白质含量高的食物，如生菜、鱼肉、莴笋、奶类等。肾阳虚者，多食温补之品，如羊肉、狗肉、桂圆等；肝肾阴虚者，可嘱其多食清补之品，如山药、鸭肉、牛肉、百合、枸杞等。一般患者可食胡桃、山芋肉、黑芝麻等补肾；木瓜、当归等以舒筋活络。

3. 生活起居护理

（1）纠正日常工作中的不良体位：对长期低头伏案工作的人来说，工作45分钟以后就要进行10～15分钟的休息，活动颈部关节和肢体关节。

（2）纠正睡眠时的不良体位：选择合适的枕头，仰卧时枕头置于颈后，使颈部有依托，保持颈椎正常生理前凸的位置，使颈部肌肉放松。平卧位休息，以缓解前斜角肌的张力。

（3）注意保暖，防止受凉加重病情。

（4）定期复查，如有不适应随时到医院检查。

4. 情志护理

前斜角肌综合征患者往往颈部疼痛难忍，严重影响患者的生存质量。患者容易出现焦虑、紧张、恐惧等心理。

（1）对于不同患者进行针对性的心理疏导，护理过程中应充分关注患者情绪，及时做出正确引导与调整，化消极心理为积极心理。使其树立战胜疾病的信心。

（2）可选取适当的中国传统音乐疗法进行辅助调护，根据患者证型，参照五音"宫商角徵羽"与五行的对应关系，选择适合的曲目。

5. 用药护理

（1）遵医嘱，合理使用消炎镇痛药（非甾体抗炎药）、免疫抑制剂等，以减轻患者疼痛、眩晕等症状。应充分了解各种药物的不良反应。患者用药期间，注意观察，及时发现异常情况并向医师反映、协助处理。

（2）针对有口服中药汤剂需求的患者，根据患者情况，嘱其注意服药时间，指导中药汤剂的保存方法，杜绝汤药变质情况。

6. 健康教育

（1）介绍有关知识，让患者了解发病的原因、机理、症状、体征和治疗效果。尤其明确该病的发病是由于不良动作或姿势的长期牵拉而形成，因此，应做好日常的预防措施。

（2）日常生活中注意劳逸结合，适当进行体育锻炼，如跑步、打球、游泳、跳健身操等。做颈、肩部功能锻炼，增强局部肌肉的强度和弹性。有条件可以进行抗阻力抬肩锻炼，不仅是治疗的重要辅助手段，也是预防再次复发的有效方法。

（任树天）

第八节　胸椎间盘突出症

一、概述

胸椎间盘突出症是指突出的胸椎间盘通过对脊髓的直接压迫和影响脊髓的血运而产生一系列临床表现的综合征。胸椎间盘突出症的发病率较低，临床上并不多见。据文献报道，无临床症状的胸椎间盘突出症的发生率为 7%～15%，而有着明显症状的胸椎间盘突出症发生概率仅占所有椎间盘突出症的 0.25%～0.75%。

近些年来，随着对本病认识的不断深入及影像学诊断技术的不断发展，尤其是 MRI 检查应用的日益广泛，目前对于本病的诊断率有逐渐增高的趋势。胸椎间盘突出症症状隐匿，胸椎管径在解剖学上相对狭小，内容为脊髓实质、脊髓两侧齿状韧带及神经根牵拉，限制脊髓后移，较小的椎间盘突出即可产生压迫症状。胸椎间盘突出易导致脊髓及神经根受压，较颈、腰椎间盘突出对患者的危害大。当胸椎间盘突出症有临床症状，特别是伴有神经功能损害时，症状会逐渐加重并严重影响患者的生活和工作能力，一旦出现脊髓压迫症状，大多呈进行性发展，致残率较高，严重的脊髓缺血会造成不可逆的影响。因此，一经确诊一般主张手术治疗。即使没有明显的神经症状，若 MRI 显示有脊髓病变迹象也可进行手术，以确保患者日后的生活质量。外科治疗的主要目标是对脊髓和（或）神经根彻底减压，并防止或纠正脊柱不稳

和畸形。

胸椎间盘突出症好发年龄段为 30～50 岁，引起胸椎间盘突出的常见原因是退行性变和外伤，其中退行性变占大多数，外伤则多见于青年人。胸椎间盘突出症可发生于胸椎每个节段，以下胸段多发：$T_{6、7}$ 达 90% 以上，约 75% 在 $T_8～L_1$，以 $T_{11、12}$ 间隙最为多见，这与下胸段活动范围大、应力集中、椎间盘易受损有关。

1. 临床分型

胸椎间盘突出症根据发病急缓分为急发型和缓发型。依症状的严重程度分型可分为轻型、中型、重型。依据病理解剖分型可分为外周型和中央型。根据突出的部位可分为：中央型、旁中央型、外侧型和硬膜内型，其中中央型突出以脊髓损害症状为主，外侧型突出多表现为根性症状。根据突出椎间盘的性质分为软性突出和钙化性突出。

2. 临床表现

（1）疼痛：胸椎间盘突出症最常见的首发症状是疼痛，根据突出的类型和节段，疼痛可为肋间神经痛、腰痛、胸壁痛，如单侧背部至胸部区域出现麻木感、异常感觉或放射样紧束感。咳嗽、打喷嚏或活动增加均可致使疼痛症状加重；休息后上述症状可减轻。胸椎间盘突出症引发的疼痛定位可能含糊不清，也可发生不典型的疼痛，如 $T_{11、12}$ 间盘突出可产生腹股

沟及睾丸疼痛。中胸段胸椎间盘突出症可表现为胸痛或腹痛。$T_{1、2}$椎间盘突出可引起颈痛、上肢痛。易误诊为心肺、胃肠、泌尿生殖等器官病变，甚至精神疾病。

（2）麻木无力或感觉异常，是另一常见症状。

（3）肌力减退和括约肌功能障碍也时有发生。

3. 体征

（1）发病早期往往仅表现为轻微的感觉障碍。

（2）出现脊髓压迫症状时，表现为典型的上运动神经元损害表现：肌力减退，肌张力增高或肌肉疼痛，反射亢进，下肢病理征阳性，异常步态和感觉障碍。

4. 辅助检查

影像学检查是明确诊断的重要手段。

（1）X线平片：对本病诊断有一定提示意义，可显示椎体边缘增生硬化、椎间隙变窄、椎间盘钙化等退行性改变，但无法明确具体诊断。

（2）CT和CT造影：可直接显示椎间盘突出的部位，准确地显示脊髓压迫的情况，有无钙化，并可清楚显示小关节增生、黄韧带或后纵韧带肥厚骨化等情况，对了解骨性结构情况、设计手术路径有一定的参考意义。

（3）MRI：是诊断本病最有效的方法，其矢状面和横断面图像可精确地进行定位和评估脊髓受压的程度，为分型和手术方法的选择提供帮助，并可了解脊髓本身的变化，直接显示胸椎的病变，为胸椎间盘突出与其他胸段脊髓疾患提供鉴别诊断。

5. 诊断

由于本病发病率低，临床表现复杂多样且缺乏特异性。早期脊髓压迫症状不典型，仅有胸背酸痛不适而误诊为肌筋膜炎、肋间神经痛等。当脊髓压迫症状明显时，又易与椎管内肿瘤、颈椎间盘突出症相混淆，故容易发生误诊或漏诊。临床上一旦怀疑本病，若条件许可应进行CT或MRI检查，结合症状、体征多可得出诊断。对存在下列情况时应警惕患有胸椎间盘突出症的可能。

（1）下肢无力、麻木、背痛、大小便功能障碍、足底踩棉感、下肢放射痛（与行走无明显关系）。

（2）大腿前方或腹股沟疼痛、肋间神经痛，或胸腹束带感，或反复发作胸腰背疼痛不适，或存在下肢锥体束征而颈椎无不适。

（3）影像学检查提示，存在相应水平的脊髓受压和胸椎间盘突出。

6. 鉴别诊断

本病需与胸椎管狭窄症、横贯性脊髓炎和肌萎缩侧索硬化症等相鉴别。

（1）胸椎管狭窄症：是胸椎管横断面减小而产生的胸段脊髓压迫综合征，多见于中年男性，其病因主要来自发育性胸椎管狭窄和后天退行性变所致的综合性因素。发展缓慢，起初多表现为下肢麻木、无力、发凉、僵硬及不灵活，双侧下肢可同时发病，也可一侧下肢先出现症状然后累及另一侧下肢。约半数患者有间歇性跛行，行走一段距离后症状加重，需弯腰或蹲下休息片刻方能再走。较重者存在站立及行走不稳，需持双拐或扶墙行走，严重者胸腹部有束紧感或束带感，胸闷、腹胀，如病变平面高而严重者有呼吸困难。

（2）横贯性脊髓炎：是指非特导性，由于原因不明的感染直接引起或感染诱发所引起的脊髓功能失常导致全部或大多数神经束的神经冲动传导阻滞，局限于数个节段的急性横贯性脊髓炎症。多见于青壮年，无性别差异。脊髓症状出现急骤。患者初始多为局部颈背痛或腹痛，胸腹束带感等神经根刺激症状，然后突然出现双下肢麻木，无力，感觉缺失及二便障碍。表现为脊髓病变水平以下的肢体瘫痪、感觉缺失和膀胱、直肠、自主神经功能障碍。是常见的脊髓疾病之一。

（3）肌萎缩侧索硬化症：也叫运动神经元病，它是上运动神经元和下运动神经元损伤之后，导致包括球部（所谓球部，指的是延髓支配的这部分肌肉）、四肢、躯干、胸部、腹部的肌肉逐渐无力和萎缩。临床上常表现为上、下运动神经元合并受损的混合性瘫痪。40 岁以上的中老年多发，以上肢周围性瘫痪、下肢中枢性瘫痪、上下运动神经元混合性损害的症状并存为特点。多无感觉障碍。

二、主要护理问题

1. 疼痛

胸椎间盘突出早期仅表现为局部的腰背部、上腹部、腹股沟区疼痛。与急性外伤、气滞血瘀、筋脉受损、或久病体虚、体力劳动、久坐久蹲、体育运动等造成的积累性损伤有关。

2. 活动受限

与急性外伤、气滞血瘀等所致筋脉拘紧、气血运行不畅有关。

3. 生活自理能力下降

与胸背部疼痛，下肢感觉障碍、无力有关。

4. 情绪焦虑

与疼痛、活动受限以及生活自理能力下降有关。

三、西医康复护理评估

由于胸椎间盘的突出较易导致脊髓及神经根的受压和缺血损害，故胸椎间盘突出症一旦表现出脊髓损害征象即应尽早手术，改善受累脊髓的血供与功能。选择合适的手术入路以尽可能地减少对脊髓和神经根的牵拉刺激格外重要。对胸椎间盘突出症患者常用到的西医康复护理评估如下。

1. 视觉模拟评分法

疼痛是胸椎间盘突出症患者的主要临床表现，VAS 评分可根据患者对疼痛的感知程度，较为客观地对患者病情轻重及治疗效果进行评估。

2. JOA 评分

包括症状、体征和日常生活活动（ADL），指标简单合理。可根据治疗前后评分计算改善指数和改善率。

3. Frankel 脊髓损伤分级法

将损伤平面以下感觉和运动存留情况分为 5 个级别。对脊髓损伤的评定有较大的实用价值。

4. Otani 分级方法

评价症状恢复情况：优，术后无症状，活动完全正常；良，轻度无力或痉挛强直，能参加日常工作；可，症状改善，残留反射痛及中度乏力，但参加日常工作有困难；差，术后症状无改善。

四、中医康复护理评估

1. 辨证分型

（1）血瘀型：腰腿痛如针刺，痛有定处且拒按，日轻夜重，腰部僵硬，俯仰旋转活动受限。舌质紫暗，或有瘀斑，舌下脉络瘀紫，脉弦紧或涩。

（2）寒湿型：腰腿冷痛重着，静卧痛不减，转侧不利，肢体发凉，受凉及阴雨天症状加重。舌质淡，苔白或腻，脉沉紧或濡缓。

（3）湿热型：腰部疼痛，痛处伴有热感，下肢乏力，遇热或下雨天疼痛加重，活动后痛减，恶热口渴，小便短赤。舌红，苔黄腻，脉濡数或弦数。

（4）肝肾亏虚型：腰酸痛，下肢乏力，劳累加重，休息缓解。偏阳虚者面色偏白，手足不温，腰腿发凉，少气懒言，或有阳痿、早泄，女性带下清稀等，舌淡苔白，脉沉细；偏阴虚者，咽干口渴，面色潮红，五心烦热，倦怠乏力，失眠多梦，男子可有遗精，女性带下色黄味臭，舌红少苔，脉弦细数。

2. 肌肉骨骼触诊

患者取俯卧位，医者立于患者的左侧，医者以右手的拇指对胸椎间盘突出症患者的背部肌肉进行触诊。触诊的顺序为：第一步，触诊后正中督脉线，从第一胸椎向下至第十二胸椎棘突上触诊，检查是否存在压痛；第二步，触诊胸椎脊柱旁开1.5厘米足太阳膀胱经，检查患者背部竖脊肌是否存在肌肉痉挛，是否存在压痛点；第三步，对双肩甲内缘进行触诊，检查菱形肌是否存在肌肉痉挛和压痛。

五、中医康复护理措施

1. 中医适宜技术对症护理

根据患者的病情选择适宜的中医脊柱康复护理技术。在患者知情同意的前提下，患者可行推拿、针刺、艾灸、拔罐、中药熏蒸等治疗，以期快速恢复正常生活。

（1）推拿疗法：选择胸背部足太阳膀胱经与病变胸椎相对应的俞穴进行治疗，如心俞、膈俞、志室、膏肓等穴位，以按、揉、点等手法操作，达到疏通经络、解痉止痛、行气活血的作用。

（2）艾灸疗法：可选取胸背部俞穴，配合辨证取穴，如病在督脉者，取至阳、筋缩，病在足太阳经者，取心俞、脾胃俞，病寒湿、血瘀者，配委中、地机等，以艾条、艾柱或艾灸盒等进行操作，以皮肤红润为度，注意防护，达到舒筋活络、通经止痛的作用。

（3）拔罐疗法：选取胸背部督脉及两侧膀胱经所在部位，循经拔罐，亦可循经走罐后留罐于大椎区、腰中区、肾俞区、命门区等，可留罐10～20分钟，达到舒筋活络、通脉止痛、强腰壮脊的功效。

（4）中药熏蒸及中药热疗：遵医嘱，选用适宜的中药外用处方，充分暴露患者背部（及下肢部），注意保暖，严格控制治疗温度及治疗时间，使药物经皮吸收，达到温经通脉、消肿止痛的作用。

2. 饮食护理

合理安排饮食，注意少食多餐，多吃蔬菜水果及豆类食品，多吃一些含钙量高的食物，如牛奶、奶制品、虾皮、海带、芝麻酱、豆制品等，有利于钙的补充。多吃提高免疫力的食物如山药、香菇、猕猴桃、无花果、苹果、沙丁鱼、蜂蜜、猪肝等，以提高机体抗病能力。

3. 生活起居护理

（1）调整不良姿势，指导患者正确的坐、站及卧姿，避免久行、久立、久坐。

（2）环境安静、舒适，保证充足的休息时间，避免过度劳累，卧床休息时，宜选用硬板床。

（3）胸部制动：不要剧烈运动，避免外伤，动作宜慢，幅度宜小，从而防止症状越来越严重。

（4）注意保暖，防止受凉加重病情。

（5）注意预防压疮、肺部感染、泌尿系感染及下肢深静脉血栓。

（6）卧床期间行上肢、下肢肌肉主动训练。

4. 情志护理

胸椎间盘突出症多需要手术治疗。患者均有不同程度心理压力，多因此产生焦虑、抑郁等负面情绪。

（1）应注意消除患者的紧张心理、减轻恐惧感，鼓励患者树立战胜疾病的信心，疏导患者不良情绪，使其主动配合，提高患者依从性。

（2）维持周围环境的整洁、雅静、空气流

通，使患者情绪处于安定、愉悦状态。

（3）选取适当的中国传统音乐疗法进行调护，如在清晨起床后和晚饭前可听理疗养生音乐，根据患者证型，选择适合的曲目。听乐曲时应处于宽敞、整洁的环境，选取合适体位，避免噪音干扰。争取患者早日康复。

5. 用药护理

（1）可给予非甾体抗炎药，以控制疼痛。

（2）需要口服中药汤剂的患者，遵医嘱指导患者服药。

6. 健康教育

（1）向患者说明锻炼的意义，锻炼的目的是防止肌肉萎缩，促进肌力恢复。根据患者病情，可以指导患者选择中国传统功法五禽戏，

以行气通络、舒筋活血。也可选择以下练习方法以锻炼腰背肌功能，缓解疼痛及活动受限。①飞燕式动作：患者取俯卧位，双上肢后伸，上身和下肢同时抬起并后伸，仅以腹部支撑并尽可能维持该姿势，维持3～5秒，重复10次，可逐渐延长时间。②桥式运动：患者取仰卧位，两腿屈髋屈膝，两脚着床，抬高臀部并挺胸挺腰，吸气，维持3～5秒，放下，呼气，重复10次。③俯卧抬腿运动：患者取俯卧位，两腿伸直，双手垫于额下，左右腿交互抬起并保持3～5秒，重复5～10次，可逐渐延长时间。

（2）配戴支具：由于胸部的作用，胸椎本身几乎没有活动，但为了安全起见，可以配戴支具来限制脊柱的屈伸活动、减轻胸椎的压力，保持正常的生理曲度，增加脊柱的稳定性。

（任树天）

第九节　胸胁屏伤

一、概述

胸胁屏伤，又称"胸胁迸伤""岔气""闪气"，主要是指因用力上举、扛抬重物、搬运物品时用力屏气，局部使用力量过大，超过胸部（如胸椎、胸壁或胸腔）的承受能力，或者因用力时姿势不正确，用力不协调，或某一动作持续时间过久，使胸壁的肌肉和小关节受到过度牵拉、扭错，产生胸胁闷痛、呼吸不畅、攻窜不定等一系列临床症状的疾病。多见于青壮年中活动量较大者和重体力劳动者，男性多于女性。

本病属于中医"胸胁内伤"范畴，认为劳作不慎，将身失宜，以致胸胁受伤，经气被阻，岔于邪道，气不循经而横逆胸胁；或脉络受损，血溢脉外。最终导致气血阻滞，升降枢纽失常，而见胸胁疼痛、胀满不舒、呼吸不畅，甚而咳嗽、咳痰等症。

1. 病因病机

本病的发生原因和病理变化主要是用力过度导致胸壁固有肌受到过度牵拉，产生胸壁软组织痉挛、撕裂，而引起疼痛；部分可以造成胸肋关节、肋椎关节受牵拉力过大，使其发生扭错，轻者关节移位，重者伴随韧带撕裂，并可压迫刺激肋间神经，引起沿肋间方向的走窜性疼痛；屏气发力时，肺内压力猛然增大，呼吸道薄弱处引起肺泡或小支气管破裂，出现相应的症状，严重者因小血管破裂，会出现咯血或痰中带血。

2. 症状

（1）劳作或某个动作发力后出现。

（2）胸胁部疼痛，疼痛位置可局限，也可胸痛彻背，或走窜而痛，面积较大，疼痛性质可表现为刺痛或胀痛，胸闷胀满，呼吸不畅，咳嗽、打喷嚏、大笑、大声说话震动时均引发

疼痛或加重疼痛。

（3）严重者可出现胸胁烦闷，呼吸气促，咳痰稠厚，或痰中带血，纳食减少等症状。

3. 体征

（1）患者可无明显局部肿胀及瘀斑，轻者胸部无明确压痛点，如有肋椎关节或胸肋关节错位者可在相应关节位置触及压痛，并在按压时伴随沿肋间方向的走窜性疼痛，有肋间肌痉挛、撕裂者可在相应的部位找到压痛点或肿胀，痛处拒按。

（2）胸廓挤压试验阴性，无骨擦音，胸部叩诊及听诊无明显异常。

4. 辅助检查

（1）X线检查多无明显异常，但可用于排查肋骨骨折、血胸、气胸等情况。

（2）实验室检查多无明显异常，可用于排查其他疾患。

5. 诊断

主要通过病史、症状、物理查体诊断，X线等辅助检查用于排除其他情况。

（1）多有明确用力不当的外伤史。

（2）伤后即出现一侧胸胁部疼痛，咳嗽、打喷嚏或吸气及转身时，疼痛加剧，并牵扯背部，疼痛范围较广泛，痛无定处。

（3）局部无明显肿胀，压痛点多在肋间筋膜或肋椎关节及胸肋关节处。

（4）X线排除肋骨骨折、血胸、气胸及心包阻塞等疾病。

6. 鉴别诊断

（1）肋骨骨折患者则有瘀肿痛显著，可闻及骨摩擦音，胸廓挤压试验阳性，甚至有反常呼吸运动，或有肋骨移位畸形，或兼痰中带血，或见呼吸困难等症。胸部X线拍片可资鉴别。

（2）肋间神经炎胸痛为沿肋间神经分布的刺痛或灼痛。疼痛部位以脊椎旁、腋中线及胸骨旁较明显。

（3）干性胸膜炎的胸痛呈刺痛或撕裂痛，多位于胸廓下部腋前线与腋中线附近，并可出现胸膜摩擦音；渗出性胸膜炎的胸痛不如干性剧烈，患者可有毒性症状和中、高度的发热现象。X线胸部检查可证实。

（4）胸肋软骨炎的病理特征是胸骨旁肋软骨非化脓性痛性肿胀，多侵犯第一、二肋软骨，受累的肋软骨常隆起，并有剧烈疼痛。

二、主要护理问题

1. 胸肋部疼痛、活动受限

疼痛可影响患者行走坐卧多种日常活动。上肢运动、呼吸活动、躯干扭转、大声说话都受限，严重影响患者工作、生活。

2. 生活工作能力下降

大声说话、卧位睡眠、翻身转侧等多数日常基础活动受限，久坐、抬举物体、弯腰拾物等会加重疼痛，严重影响患者生活、工作。

3. 脏腑功能受限

因胸壁疼痛，胸廓活动受限，呼吸功能受限，如处理不当，可影响肺部通气功能；胃肠道蠕动功能也可受影响。

三、西医康复护理评估

1. 疼痛视觉模拟评分法

胸胁屏伤会引起胸背部疼痛，VAS评分可根据患者对疼痛的感知程度，较为客观地对患者病情轻重及治疗效果进行评估。

2. Barthel 指数评定

用于评定胸胁屏伤患者治疗前后的功能状况，是对患者生活质量的总体评价。

3. 呼吸功能评定

通过肺活量、用力肺活量等指标，可用以观察本病对呼吸肌的损伤和对呼吸功能的影响程度。

四、中医康复护理评估

1. 辨证分型

（1）气机阻滞型：胸胁胀闷，疼痛走窜而不固定，压痛点不明显，深呼吸、咳嗽时疼痛明显，口干苦，纳呆便秘。舌苔薄白或薄黄，脉弦紧。

（2）胸胁血瘀型：胸胁部胀痛或刺痛，入夜尤甚，痛有定处，局部微肿或见瘀斑，咳呛可使疼痛加剧，甚则痛苦呻吟，呼吸不畅，胸背伛偻转侧困难，或有咯血，或痰中带血。舌质暗红，脉弦紧。

2. 肌肉骨骼触诊

患者坐位，先由患者引导触摸主要疼痛区域，从疼痛较轻位置开始，逐渐上下左右寻找痛点中心，然后沿肋骨或肋间隙判断相应节段；胸肋关节、肋椎关节处压痛者，依据相应椎体棘突和肋骨的肋间隙，判断受累节段。

五、中医康复护理措施

1. 中医适宜技术对症护理

根据患者的病情选择适宜的中医脊柱康复护理技术。在患者知情同意的前提下，可行推拿、针刺、耳穴压豆、艾灸、拔罐、中药熏蒸、中药热疗等治疗。

（1）推拿疗法：患者卧位，医者先点按章门、期门、大包、膻中、日月、内关、三阴交、行间及相应的膀胱经腧穴及阿是穴，以达行气止痛，轻轻地按揉胸胁部及肩背部，以柔筋止痛。再酌情以端提法、旋转、拍打等手法理筋整复，促进错位的关节复位，痉挛、损伤的软组织修复。可以双手置于患者胁肋部，前后搓动，参考小儿推拿"按弦走搓摩"手法，以利于疏肝行气，宽胸止痛。

（2）艾灸疗法：可选取太冲、行间、期门、肝俞、阿是穴等，以艾条、艾炷或艾灸盒等进行操作，以皮肤红润为度，注意防护，达到舒筋活络、通经止痛的作用。气滞重者加膻中、气海，血瘀重者加膈俞、委中等。

（3）耳穴压豆疗法：选取胸椎、肺、肝、胸、交感等穴位，压豆后嘱患者每天按压压豆4～5次，每次约15分钟。按压时，以轻感刺痛、胀、耳郭微灼热感为佳。按压时，注意力应集中。

（4）拔罐疗法：选取背部督脉及两侧膀胱经1、2侧线所在部位，循经拔罐，可循肋骨走行方向走罐，走罐力度不宜过大，并于膀胱经部位留罐10～20分钟，达到舒筋活络、通脉止痛的功效。

（5）中药熏蒸及中药热疗：遵医嘱，选用适宜的中药外用处方，充分暴露患处，注意保暖，严格控制治疗温度及治疗时间，使药物经皮吸收，达到温经通脉、消肿止痛的作用。

（6）针刺疗法：此项治疗可以有效缓解患者胸胁、背部疼痛及活动受限症状。针刺以背部棘旁背俞穴、夹脊穴为主，夹脊穴直刺，背俞穴向脊柱方向斜刺，胁肋部阿是穴可选用皮内针，针刺较浅表，可避免针刺深度过大造成气胸的风险。治疗前，需评估及告知患者治疗的目的、方法、可能出现的不良反应，帮助患者消除恐惧心理，准备好相应器具，严格消毒，待医生操作后，需注意观察局部皮肤的情况，如果出现不良事件，告知医生并配合其做好对症处理。

（7）刮痧疗法：选取患者背部，沿膀胱经纵向，肩胛间区沿肋骨走行方向，或取胁肋部沿肋间走行。疼痛部位局部视患者疼痛程度和肿胀情况，酌情以轻手法操作。以刮痧板蘸红花油等介质操作。也可指导患者沿肋间走行方向，以手指自后向前推擦。

2. 饮食护理

胸胁屏伤患者饮食功能直接受影响相对不大，但由于疼痛、活动困难等，往往不思饮食，尤其对痛觉耐受较差的患者，且情绪不佳，加之气机受阻，肝气横逆，肝气犯胃因而脾胃功能下降，出现胃胀、嗳气等，因此要指导患者选择进食容易、易消化的食物，避免久坐造成疼痛加重。

（1）胸胁血瘀型患者，应以行气活血之品为主，可选取三七、陈皮、山楂、姜黄等食材，促进活血散瘀，通络止痛。

（2）气机阻滞型患者，选择饮食时，适当增加党参、大枣、山药、银耳、百合等益气养阴润肺之品，以及陈皮、玫瑰花、洋葱、橙子等疏肝理气之品。应以粥食、煲汤为主，尽量减少生冷瓜果、油腻厚味的摄入。

3. 生活起居护理

过度活动会诱发和加重本病疼痛，日常起居护理要着重避免过大和剧烈的活动。

（1）急性期应避免剧烈活动，多数不需外固定。若疼痛严重，必要时短期配戴胸肋固定带。

（2）适度进行呼吸训练，避免呼吸肌制动，引发相关并发症。

（3）避免大笑，如有咳嗽、喷嚏等情况，酌情用中药宣肺，或使用镇咳药物，避免反复震动刺激，加重病情。

（4）避免情绪过度激动，以免增加胸部紧张度，不利于疾病恢复。

4. 情志护理

因对日常活动的影响，和对沟通、说笑等的限制，患者多有烦躁苦闷心情。

（1）及时与患者及其家属进行充分沟通，疏导患者不良情绪，提高患者依从性。

（2）避免患者情绪激动，避免大笑、大哭、发怒等，以免加重病情。

（3）维持周围环境的整洁、雅静、空气流通，使患者情绪处于安定、愉悦状态。

（4）选取适当的中国传统音乐疗法进行调护，如在清晨起床后和晚饭前可听理疗养生音乐，根据患者证型，选择适合的曲目，气滞血瘀型患者可选择角调乐曲（《春风得意》《春之声圆舞曲》等）、徵调乐曲（《新春乐》《狂欢》等）。注意听乐曲时应处于宽敞、整洁的环境，选取合适体位，避免噪音干扰。酌情可鼓励患者轻声哼唱，利于派遣憋闷情绪。

5. 用药护理

（1）针对病情偏重，需要口服药物或静脉输液治疗的患者，遵医嘱，予口服止痛药物等。

（2）需要口服中药汤剂的患者，遵医嘱指导患者用药。

6. 健康教育

（1）适当进行户外活动或体育锻炼，强健体质，尤其注意锻炼躯干核心稳定肌群，防止活动中身体不稳定或呼吸频率变化而引发岔气。加强心肺耐力和动作协调性训练也非常重要，以预防动作失调造成气机逆乱。

（2）根据患者病情，指导患者进行中国传统功法五禽戏中以活动筋骨，疏通气血，对颈椎、胸椎、腰椎等部位关节的作用明显，可酌情指导患者选取一部分动作进行锻炼，如鹿抵、猿摘、熊晃、鸟飞等练习（具体内容详见第三章）。

（3）积极进行呼吸训练和呼吸肌的练习，学习腹式呼吸、深长呼吸、缩唇呼吸等形式，提高呼吸弹性阻力结构顺应性。

（4）预防复发。大多数患者经过及时积极的非手术治疗及休息后可以得到满意的疗效，但对于部分治疗不及时患者可转为胸胁陈旧损伤。因此，除了积极治疗外，还要注意纠正不良活动发力方式，剧烈运动和体力劳动之前做好准备活动和心理准备，提前预估动作力度和幅度，尽可能提前热身。运动和劳动循序渐进，力度由轻到重，幅度由小到大。寒冷天气避免张大口呼吸。

（兑振华）

第十节　第三腰椎横突综合征

一、概述

第三腰椎横突综合征是以第三腰椎横突部位明显压痛为特点的慢性腰痛，又称作"第三腰椎横突周围炎""第三腰椎横突滑囊炎""第三腰椎横突增长性腰背痛"或腰神经后外侧支卡压综合征等，多见于青壮年，大多数患者有扭伤史，特别是突然弯腰，或长期从事弯腰作业的人，因动作的不协调，腰背部肌肉收缩而使肥大的横突周围软组织被牵拉，附于横突上的深筋膜被撕裂而造成慢性纤维组织炎性改变或肌疝，有的因肌肉上下滑动于第三腰椎横突形成保护性滑囊，一旦发生炎性改变即产生局部疼痛。本病一般属中医学"腰痛""腰腿痛"等范畴。

1. 临床分型

根据不同的临床表现分为以腰部疼痛为主腰痛型与臀上皮神经卡压出现的腰臀部疼痛型。

2. 症状

本病多见于青壮年，男性多发，尤以体力劳动者为最多。半数以上有外伤史，常有腰扭伤或劳损史，主要表现为腰痛或腰臀部弥漫性疼痛，晨起或弯腰时疼痛加重，弯腰直起时困难，稍事活动，疼痛减轻，疼痛多呈持续性，少数患者主诉疼痛向臀部或大腿外侧至膝外侧发散至腘窝平面，很少涉及小腿。

3. 体征

（1）可触到第三腰椎横突较长，骶棘肌外缘第三腰椎横突尖端处有局限性明显压痛，有时可触及一纤维性软组织硬结，常可引起同侧下肢反射痛。

（2）腰 2～3 椎旁或骶部常有麻木区或过敏区，内收肌可出现疼痛紧张。重者可见臀肌痉挛，臀中肌可触及条索状物，有压痛。

（3）腰椎活动度多正常，直腿抬高试验阴性。

4. 辅助检查

腰椎 X 线片多无异常，可表现为第三腰椎横突明显过长，有时可见左右横突不对称，或向后倾斜。本病的实验室检查多无异常，因此一般无须进行实验室检查。

5. 诊断

（1）有突然弯腰扭伤，长期慢性劳损或腰部受凉史。

（2）多见于从事体力劳动的青壮年。

（3）一侧慢性腰痛，晨起或弯腰疼痛加重，久坐直起困难，有时可向下肢放射至膝部。

（4）第三腰椎横突处压痛明显，可触及条索状硬结。

（5）X 线摄片可示有第三腰椎横突过长或左右不对称。

6. 鉴别诊断

本病需与腰椎间盘突出症、腰肌劳损等相鉴别。

（1）与腰椎间盘突出症的鉴别：①本症咳嗽、打喷嚏时疼痛不加重；②压痛点位置不同，本病位于 L_3 横突尖端，后者为病椎椎板间隙；③本病少数重症者可出现直腿抬高试验阳性，但加强试验一定为阴性。

（2）与腰肌劳损的鉴别：腰肌劳损压痛范围大，除腰部外，腰骶部或臀部有时也有压痛。而第三腰椎横突综合征则比较局限。

（3）另须注意与坐骨神经痛、腰椎管狭窄症、急性骶髂关节扭伤、梨状肌综合征、腰椎结核、肾周围脓肿、腰椎恶性肿瘤等相鉴别。

二、主要护理问题

1. 腰部及下肢疼痛

由于第三腰椎横突在所有腰椎横突中为最长者，附着的肌肉也最多，因此第三腰椎横突是肌肉收缩运动的一个支点。在长期弯腰劳动中，肌附着处产生慢性牵拉性损伤，造成多数小肌疝，同时腰神经感觉支也会受牵拉而产生疼痛，引起局部肌肉痉挛，或慢性劳损，使第三腰椎横突周围发生水肿、渗出、纤维增生等慢性炎症，或形成第三腰椎横突滑囊炎等。

2. 活动受限

第三腰椎为腰椎的活动中心，是前屈后伸、左右旋转时的活动枢纽，故其两侧横突所受牵拉应力最大。由于第三腰椎横突最长，故所受杠杆作用最大，其上所附着的韧带、肌肉、筋膜、腱膜承受的拉力亦大，故容易出现损伤，损伤以后会出现腰部活动受限。

3. 情绪焦虑

与腰部疼痛、活动受限以及生活自理能力下降有关。

4. 预防复发

与复感外邪、再度损伤、康复训练不足等因素有关。

三、西医康复护理评估

第三腰椎横突综合征对患者进行康复护理评估是十分重要的，常用到的西医康复护理评估如下（具体方法见第二章）。

1. 腰椎活动度评定

通过量角器等来测定患者腰椎关节活动角度，以对其腰椎功能及身体执行力进行评估。

2. 肌力评定

第三腰椎横突综合征患者大多存在腰臀部肌力减退及下肢肌力减退，可行各种肌力检测手法等对其肌力进行较为精准的评估。

3. 视觉模拟评分法

腰腿疼痛是第三腰椎横突综合征的主要临床表现，VAS 评分可根据患者对疼痛的感知程度，较为客观地对患者病情轻重及治疗效果进行评估。

4. Oswestry 功能障碍指数

第三腰椎横突综合征评估自我量化功能障碍的问卷调查表，包括了疼痛程度、单项运动功能和个人综合功能三个方面的评定。

5. JOA 腰背痛评分

JOA 腰背痛评分包括症状、体征和日常生活活动（ADL），指标简单合理。可根据治疗前后评分计算改善指数和改善率。

6. Roland-Morris 功能障碍调查问卷

评估第三腰椎横突综合征运动功能状态的一种问卷调查，涉及问题与腰背部疼痛密切相关，能较好反映患者因疾病而出现的运动功能障碍。

7. 恐惧回避信念问卷

测量患者对疼痛的恐惧，以及由于恐惧而避免体育活动进行评估。

四、中医康复护理评估

1. 辨证分型

（1）血瘀气滞证：腰痛如刺，痛处固定，拒按，腰肌板硬，转摇不能，动则痛甚。舌暗红，脉弦紧。

（2）风寒阻络证：腰部冷痛，转侧俯仰不

利，腰肌硬实，遇寒痛增，得温痛缓。舌质淡，苔白滑，脉沉紧。

（3）肝肾亏虚证：腰痛日久，酸软无力，遇劳更甚，卧则减轻，腰肌萎软，喜按喜揉。偏阳虚者面色无华，手足不温，舌质淡，脉沉细；偏阴虚者面色潮红，手足心热，舌质红，脉弦细数。

2. 肌肉骨骼触诊

触诊可触到第三腰椎横突较长，骶棘肌外缘第三腰椎横突尖端处有局限性明显压痛，有时可触及一纤维性软组织硬结，常可引起同侧下肢反射痛。腰 2、3 椎旁或骶部常有麻木区或过敏区，内收肌可出现疼痛紧张。重者可见臀肌疼痛，臀中肌可触及条索状物，有压痛。

五、中医康复护理措施

1. 中医适宜技术对症护理

根据患者的病情选择适宜的中医脊柱康复护理技术。在患者知情同意的前提下，轻症患者可行推拿、针刺、耳穴压豆、艾灸、拔罐、中药熏蒸、牵引、中药热疗等治疗，病情较重的患者可根据病情增加小针刀（或刮痧）治疗（具体治疗方法详见第三章），以期快速恢复正常生活。

（1）推拿疗法：选择第三腰椎及其横突周围穴位，如气海俞、大肠俞、腰眼、环跳、委中等穴，以按、揉、点等手法操作，尤其对横突周围肌肉痉挛患者的筋结进行弹拨手法达到疏通经络、解痉止痛、行气活血、整复关节的作用。

（2）艾灸疗法：主要对命门、气海俞、肾俞、腰眼、患侧秩边穴进行艾灸。

（3）耳穴压豆疗法：以神门、肾上腺、腰椎、骶椎和小肠为主穴，体虚者可加三焦，脾虚不欲食者可加大肠，急躁易怒者可加肝。压豆后嘱患者每天按压压豆 4～5 次，每次约 15 分钟，按压时以轻感刺痛、胀、耳郭微灼热感为佳，按压时注意力应集中。

（4）拔罐疗法：选取背部督脉及两侧膀胱经所在部位，循经拔罐，亦可循经走罐后留罐于大椎区、腰中区、肾俞区、命门区等，可留罐 10～20 分钟，达到舒筋活络、通脉止痛、强腰壮脊的功效。

（5）中药熏蒸及中药热疗：遵医嘱，选用适宜的中药外用处方，充分暴露患者腰背部（及下肢部），注意保暖，严格控制治疗温度及治疗时间，使药物经皮吸收，达到温经通脉、消肿止痛的作用。

（6）针刺、小针刀及牵引疗法：针刺穴位主要选择气海俞、大肠俞、腰眼、秩边、环跳等穴位进行针刺，以起到疏通经络的作用。小针刀主要对第三腰椎横突周围的肌肉起止点和痛性筋结进行松解。第三腰椎横突综合征在对腰大肌、腰方肌等肌肉进行放松后，可以做一个牵引治疗。

2. 饮食护理

急性发作的第三腰椎横突综合征者，由于疼痛较重、活动受限，第三腰椎横突对内脏植物神经卡压，导致脾胃功能下降，出现腹胀、便秘等症状，而便秘可增加腹压而加重腰腿痛症状，因此要指导患者饮食，以促进胃肠蠕动，预防便秘，促进恢复。

3. 生活起居护理

多数第三腰椎横突综合征者的发病与长期不良姿势有关，故生活起居的护理指导是必要的。

（1）调整不良姿势，指导患者正确的坐、站及卧姿，避免久行、久立、久坐。

（2）环境安静、舒适，保证充足的休息时间，避免过度劳累，卧床休息时，宜选用硬板床。

（3）腰部不可负重，变换体位及取放物品时，动作宜慢，幅度宜小，避免大幅度弯腰或旋转。

（4）注意保暖，防止受凉加重病情。

4. 情志护理

第三腰椎横突综合征为慢性病，多反复发作，患者多因此产生焦虑、抑郁等负面情绪，有些患者会因此做出一些不良举动，延误治疗。因此，需及时与患者及其家属进行充分沟通，鼓励患者树立战胜疾病的信心，疏导患者不良情绪，提高患者依从性。维持周围环境的整洁、安静、空气流通，使患者处于情绪安定、愉悦状态。选取适当的中国传统音乐疗法进行调护。

5. 用药护理

（1）针对疼痛较甚者，可服用非甾体抗炎药，疼痛减轻即可停药。

（2）需要口服中药汤剂的患者，遵医嘱指导患者服药。

6. 健康教育

（1）根据患者病情，可以指导患者选择中国传统功法五禽戏，以行气通络、舒筋活血、强筋壮腰。也可选择以下练习方法以锻炼腰背肌功能，缓解疼痛及活动受限。①飞燕式动作：患者取俯卧位，双上肢后伸，上身和下肢同时抬起并后伸，仅以腹部支撑并尽可能维持该姿势，维持 3～5 秒，重复 10 次，可逐渐延长时间。②桥式运动：患者取仰卧位，两腿屈髋屈膝，两脚着床，抬高臀部并挺胸挺腰，吸气，维持 3～5 秒，放下，呼气，重复 10 次。③俯卧抬腿运动：患者取俯卧位，两腿伸直，双手垫于额下，左右腿交互抬起并保持 3～5 秒，重复 5～10 次，可逐渐延长时间。

（2）指导患者掌握正确的弯腰动作及咳嗽、打喷嚏方式，避免腹压突然升高，导致病情加重。

（3）指导患者正确选择与使用腰托：①腰托的规格与患者腰围相适宜，松紧度以舒适为宜；②腰托的使用时长要适宜，病情轻者，可在外出或久坐、久立时使用，病情较重者，应随时配戴；③使用腰托时，注意腰背肌功能锻炼，以防腰部肌肉萎缩。

（4）预防复发：第三腰椎横突综合征患者经过一段时间的治疗和休息后，症状可基本缓解或痊愈，但因劳损日久、脊柱稳定性不佳、再度损伤、康复训练不足、复感外邪等因素，导致本病复发率相当高，故应结合患者病情，加强健康教育，指导患者建立良好的生活习惯，预防复发。

（5）康复护理：急性损伤期疼痛较甚，应卧床休息，减少活动，起床活动后应用腰围保护。缓解期可行腰部功能锻炼，患者取站立位，两足分开与肩同宽，两手握拳，拳眼顶于第三腰椎横突，上下按揉腰肌，同时腰部前屈旋转后伸，连续动作 5～10 分钟，每天 1～2 次，以解除粘连，消除炎症。腰部要注意防寒保暖，预防寒邪侵袭。

（任树天）

第十一节　椎间盘源性腰痛

一、概述

腰痛是临床常见病、多发病，有研究显示，超过 80% 的人一生当中会出现腰痛的症状。引起腰痛的原因很多，其中由椎间盘病变引起者，称为椎间盘源性腰痛。椎间盘源性腰痛是指椎间盘内部结构和代谢功能出现异常（椎间盘变性、紊乱、破裂等）所产生的慢性腰痛，不伴有椎间盘突出症相关症状，尤其无神经根受压或牵涉等引发的阳性体征，占所有慢性腰痛的 30%～40%，好发于 20～50 岁，40 岁最多见。大多病情复杂、病程长，残障率及疼痛复发率高，随着当代人类工作方式和生活习惯的改变，本病的发病率还在不断攀升，属临床常见病和多发病，其已经成为严重的医学问题，严重影响人们的生活、生命质量和工作效率。

椎间盘源性腰痛属中医"腰痛""痹症"的范畴，主要的发病机理可概括为"不荣则痛，不通则痛"。多因跌扑闪挫、过度劳损、寒湿邪气入侵致气滞血瘀、寒湿瘀积、经络闭塞，或先天禀赋不足、年老肾衰、久病等引起肾气不足、经脉失养，导致出现疼痛、麻木、活动受限等症状。

1. 临床分型

根据椎间盘源性腰痛的发病特点和临床表现可将其分为椎间盘内部结构破裂、退行性椎间盘疾病以及腰椎节段性不稳三种类型。也有依据病因将椎间盘源性腰痛分为两类：纤维环破裂诱导的腰痛和终板破裂引起的腰痛。

2. 症状

（1）慢性、持续性下腰部疼痛，可伴有腰4～腰5、腰5～骶1棘间、髂后部、腹股沟区、股前区、臀后部、股后区、股骨大转子等处的酸胀痛，其疼痛部位通常在膝关节以上。

（2）无明显外伤史，患者在疼痛发生前可能有比较明确的肥胖、负重、过度劳累等情况。

（3）活动或劳累后，特别是脊柱纵向垂直应力加大后症状明显加重，不能长时间端坐位、长时间站立，咳嗽、打喷嚏等可使症状加重，症状易反复发作，持续时间长，可达数月以上。伸展、站立和平躺时可减轻疼痛。

（4）不伴有下肢放射痛和间歇性跛行，无神经根受压的体征，如果存在放射痛，通常会放射到臀部或大腿，较少放射至下肢，且疼痛区域缺乏神经分布特点。

3. 体征

体格检查示：

（1）腰部多无固定压痛点。

（2）小部分患者腰部活动受限。

（3）神经系统检查一般无神经损害病理

征，直腿抬高试验和股神经牵拉试验均为阴性，或仅出现腰痛或腰部疼痛明显大于腿痛。

（4）皮肤感觉、肌张力、膝跟腱反射等通常无明显阳性体征。

（5）有时腹部触诊可触发腰痛。

4. 辅助检查

（1）X线检查：是腰部疼痛的常规检查。一般需摄正位、侧位和左右斜位片，必要时加摄腰椎前屈和后伸时的侧位片。普通X线片多显示正常，无明显椎间隙变窄，无明显节段性不稳，部分患者可能存在某些间接症状，如骨刺形成、椎间隙轻度狭窄等，过屈、过伸位检查部分出现腰椎不稳征象，但无明显特异性。

（2）腰椎CT平扫：普通CT检查显示无椎间盘突出、椎管狭窄和其他阳性发现。可清晰显示椎体前、后缘的骨赘，硬脊膜囊，脊髓，神经根的受压部位和程度，测量椎管前后径和横径，还能了解椎间孔和横突孔有无狭小，椎板有无肥厚等。

（3）腰椎MRI扫描：MRI是重要检查手段之一，它能较清楚地显示椎间盘的退变情况。MRI扫描其椎间盘通常表现为T2加权像低信号改变，称之为"黑间盘"，提示椎间盘退变。但是也有研究认为，随着椎间盘的退变，内部水分含量减少，也会出现低信号影，"黑间盘"同时也是人老化的自然过程，由于50岁以上人群椎间盘退变是普遍的，所以"黑间盘"对老年患者诊断意义不大。有研究表明MRI显示单阶段间盘信号改变可以较可靠的说明椎间盘为疼痛来源，对于多节段间盘信号改变不能明确病变间盘。若MRI没有异常改变，对排除椎间盘源性腰痛有较大意义。在"黑间盘"基础上合并MRI T2加权像椎间盘后纤维环出现的高信号区可以确定该椎间盘为疼痛来源，不必行椎间盘造影。但是也有研究认为，在诊断椎间盘源性腰腿痛方面，虽然高信号区征象的特异性较高，但是敏感性过低，不具有显著代表性。

（4）椎间盘造影：椎间盘造影术是目前诊断椎间盘源性腰痛的最重要的方法。椎间盘造影是一种侵入性的诊断方法，椎间盘造影术是一种疼痛激发试验，可以直观显示患者疼痛情况。其诱发的一致性疼痛被公认为椎间盘源性腰痛诊断金标准，可以准确清晰地显示椎间盘组织的疼痛来源。关于椎间盘造影复制疼痛的机制存在两种解释，一种认为造影剂注入后椎间盘内压力升高，刺激纤维环和终板内分布的神经末梢引起疼痛；另一种理论认为是造影剂的化学刺激引起疼痛。造影阳性标准为：①椎间盘具有明显的形态改变；②注入造影剂一段时间后患者产生强烈的腰痛症状，且与平时发生的持续性腰痛性质相同；③具有疼痛阴性的椎间盘作为对照。

5. 诊断

椎间盘源性腰痛的诊断可从临床表现与影像学表现两方面进行诊断。但因其症状不典型，同时采用 X 线及 CT 片进行诊断具有不确定性，目前临床上诊断椎间盘源性腰痛的主要方法是依靠腰椎 MRI 与椎间盘造影术。

目前对椎间盘源性下腰痛可参考的诊断标准如下：

（1）下腰痛反复发作，持续时间超过 6 个月。

（2）疼痛部位一般位于腰骶部（L4～S1 棘突间）。

（3）腰痛多在活动后、久立或久坐时加重，平卧时疼痛症状缓解。

（4）磁共振检查：病变椎间盘髓核至少有 1 个在 T2 加权像出现"黑间盘"，同时无椎管或者侧隐窝狭窄表现。

（5）患者直腿抬高试验、坐骨神经牵拉试验等呈阴性，神经系统查体正常。

（6）腰部及下肢肌张力正常，无感觉及运动障碍，无异常反射。

（7）X 线检查排除腰椎不稳、峡部裂和滑脱，CT 检查排除腰椎椎管狭窄和腰椎间盘突出和其他异常。

（8）金标准：椎间盘造影，在腰椎间盘造影下可以诱发出同平时相同的症状表现。

6. 鉴别诊断

本病可与腰椎椎管狭窄症、梨状肌综合征和第三腰椎横突综合征、腰椎间盘突出症等相鉴别。

（1）腰椎椎管狭窄症：腰部疼痛，伴一侧或双侧下肢牵涉痛，休息后症状可缓解，有特征性症状"间歇性跛行"，CT、MRI 检查可确诊。

（2）梨状肌综合征：以臀部疼痛或臀腿疼痛为主，髋关节内收、内旋时疼痛加重，严重者可出现跛行。梨状肌体表投影区压痛，梨状肌紧张试验阳性，直腿抬高试验阴性。

（3）第三腰椎横突综合征：腰部及臀部疼痛，活动时加重，第三腰椎横突处压痛，可扪及硬结或条索状物，直腿抬高试验阴性，无神经根刺激症状。

（4）腰椎间盘突出症：疼痛为因纤维化破裂、髓核突出后压迫神经根所导致的根性疼痛，伴有神经根性的下肢放射痛、坐骨神经痛等。

此外，还需与脊柱本身疾病，如椎体骨折、椎弓根崩裂、椎体滑脱、脊柱肿瘤等；以及椎管内炎症，如硬膜外脓肿、蛛网膜炎、脊髓炎；椎管内肿瘤，如髓内肿瘤、髓外肿瘤；椎管内囊肿；神经根及鞘膜异常；以及内脏疾病牵涉痛，如妇科疾病、泌尿外科疾病等相鉴别。

二、主要护理问题

1. 腰部及下肢疼痛

与感受外邪、经脉阻滞，或跌扑闪挫、气滞血瘀、筋脉受损，或久病体虚、劳欲太过、肝肾亏虚有关。

2. 活动受限

与感受外邪、跌扑闪挫、久病体虚等所致气滞血瘀、筋脉拘紧、肝肾亏虚、气血运行不畅有关。

3. 生活自理能力下降

与腰部及下肢疼痛、活动受限有关。

4. 情绪焦虑

与腰部疼痛、活动受限以及生活自理能力下降有关。

5. 预防复发

与复感外邪、再度损伤、康复训练不足等因素有关。

三、西医康复护理评估

椎间盘源性腰痛主要原因是椎间盘内在结构的变化引起，其椎间盘退化是外界影响与自身机体老化所致，通常和患者的年龄、日常生活方式、生物力学以及遗传等方面密切相关。因此，对椎间盘源性腰痛患者进行康复护理评估是十分重要的，常用到的西医康复护理评估如下（具体方法见第二章）。

1. 腰椎活动度评定

通过量角器等来测定患者腰椎关节活动角度，以对其腰椎功能及身体执行力进行评估。

2. 健康状况简明量表（SF-36）

健康状况简明量表是最常用的生活质量量表之一，评分越低说明生活质量越差。

3. 视觉模拟评分法

腰腿疼痛是腰椎间盘突出症患者的主要临床表现，VAS 评分可根据患者对疼痛的感知程度，由患者根据自己的真实情况，在刻度尺通过划线进行标注，可较为客观地对患者病情轻重及治疗效果进行评估。

4. Oswestry 功能障碍指数

腰椎间盘突出症患者评估自我量化功能障碍的问卷调查表，包括了疼痛程度、单项运动功能和个人综合功能三个方面的评定。

5. JOA 腰背痛评分

JOA 腰背痛评分包括症状、体征和日常生活活动（ADL），指标简单合理。可根据治疗前后评分计算改善指数和改善率。

6. 腰椎活动度（ROM）评分

评估腰椎功能，患者垂直站立，双眼直视正前方，腰背部肌肉放松，测量腰椎活动度仪器配戴，对后伸、前屈、右侧屈、左侧屈角度进行测量，各角度积分就是 ROM 评分。

7. 简化 McGill 疼痛量表

评价疼痛程度，含疼痛分级指数（PRI），现时疼痛强度（PPI）和 VAS，其中 PRI 含 11 个感觉条目和 4 个情感条目，每个条目的按无、轻、中、重，记 0～3 分，PPI 评分范围为 0～5 分，VAS 评分范围为 0～10 分，评分越高表明疼痛或不良情绪的感觉越剧烈。

8. 日常生活能力（ADL）评定

含大小便、进餐、穿衣、修饰、行走、上下楼梯、如厕、床椅转移等 10 项，满分为 100 分，评分高说明日常生活能力高，独立性越好。

9. 焦虑自评量表

评定患者焦虑的主观感受。

10. 抑郁自评量表

直观地反映患者抑郁的主观感受。

四、中医康复护理评估

1. 辨证分型

（1）脾肾阳虚型：症见面色发白，畏寒肢冷，腰膝酸软，遇寒加重，得温痛减，喜温喜按。舌质淡白、脉弱或沉。

（2）肝肾亏虚型：症见腰膝酸软，乏力，

可见骨关节疼痛，疼痛时轻时重。舌质薄瘦，少苔或无苔，脉沉细。

（3）寒湿痹阻型：此证多为阳气不足所致的寒湿困体，症见关节腰背冷痛、重着，痛有定处，遇寒加重，得温痛减，疼痛缠绵。舌质胖淡，有齿痕，苔白腻，脉弦紧或濡。

（4）气滞血瘀型：症见局部疼痛、刺痛、痛处拒按。多系外伤闪挫或久坐劳损所致，舌质紫暗或有瘀斑，脉涩或紧。

（5）气血不足型：症见畏寒肢冷、自汗、疲倦无力，疼痛隐隐，痛无定处，休息后减轻，劳累后加重，面色无华萎黄。舌淡苔薄、脉弱或沉、无力。

2. 肌肉骨骼触诊

患者取俯卧位，充分暴露腰背部，检查者立于患者一侧，双手拇指指腹自 L4～S5、L5～S1 分别沿腰椎棘突、椎旁 2 厘米垂直向下滑动触摸，检查腰部肌肉紧张度，腰部压痛点的位置，腰椎活动度等。

五、中医康复护理措施

1. 中医适宜技术对症护理

根据患者的病情选择适宜的中医脊柱康复护理技术。在患者知情同意的前提下，轻症患者可行推拿、针刺、耳穴压豆、艾灸、拔罐、中药熏蒸、牵引、中药热疗等治疗，病情较重的患者可根据病情增加小针刀（或刮痧）治疗（具体治疗方法详见第三章），以期快速恢复正常生活。

（1）推拿疗法：一般椎间盘源性下腰痛好发于 L4/5 椎间盘与 L5/S1 椎间盘，因此推拿取穴多以大肠俞、关元俞、腰阳关、环跳、秩边为主。以按、揉、点穴等手法操作，达到疏通经络、解痉止痛、行气活血的功效。另外，间盘源性下腰痛还可以通过斜板法，整复关节，减缓椎间盘内压力，纠正椎体错位，从而使间盘复位。

（2）艾灸疗法：结合脊柱两旁的膀胱经和夹脊穴选穴，辨证取穴，注意施灸温度的调节，注意观察施灸部位皮肤潮红情况，做到既不烫伤皮肤，又能收到好的效果；以艾条、艾炷或艾灸盒等进行操作，注意患者保持舒适体位，以免患者自行移动身体，艾灰脱落或艾炷倾倒而发生烫伤；艾灸完毕后应为患者盖好衣被，开窗通风，保持室内空气新鲜。

（3）耳穴压豆疗法：选取坐骨神经、神门、交感、内分泌、腰骶椎、肾、肝。伴有下肢后侧疼痛者，加膀胱、内生殖器；下肢外侧疼痛者，加胃、胆。压豆后嘱患者用示指和拇指相对按压，每天按压压豆 4～5 次，每次约 15 分钟，按压时使之产生酸、麻、胀、痛感，耳郭微灼热感为佳，按压时注意力应集中。

（4）拔罐疗法：拔罐法分为留罐、走罐、闪罐、针罐。操作前应评估患者，对于身体过于虚弱、妊娠女性、高龄及患有心脏病者、局部有皮肤破溃或有皮肤病的患者，不宜拔罐。选取背部督脉及两侧膀胱经所在部位，循经拔罐，亦可循经走罐后留罐于大椎区、腰中区、肾俞区、命门区等，可留罐 10～15 分钟，达到舒筋活络、通脉止痛、强腰壮脊的功效。

（5）中药熏蒸及中药热疗：遵医嘱，选用适宜的中药外用处方，清洁热敷部位的皮肤，布袋温度不宜过高或过低，严格控制治疗温度及治疗时间，随时询问患者感受，定时巡视，及时处理治疗过程中出现的意外情况；通过蒸汽气化直接作用于局部皮肤，使药物经皮吸收，达到温热肌肤、祛风散寒、行气活血、祛瘀止痛的作用。

（6）针刺、小针刀及牵引疗法：针刺取穴多以大肠俞、关元俞、腰阳关、环跳、秩边为主，另外，可以配合病变节段的华佗夹脊穴以增强疗效，针刀治疗主要通过松解病变节段相对应的竖脊肌、腰大肌、腰方肌的肌肉来调整脊柱内外力学平衡来治疗本病。

2. 饮食护理

饮食均衡，蛋白质、维生素含量宜高，脂

肪、胆固醇宜低，戒烟控酒，防止肥胖。肥胖会给脊椎带来过大的负荷，同时由于腹肌松弛而不能起到对脊椎的支撑作用，易使脊椎发生变形。椎间盘源性腰痛患者的饮食护理可以根据中医辨证选择适当的饮食。

（1）脾肾阳虚型患者应以温补肾阳为主，可选取羊肉、牛肉、牛腱等食材，在烹饪过程中加入肉桂、八角、花椒、当归、茴香等温肾散寒的药食同源的中药材。

（2）肝肾亏虚型患者，以滋补肝肾为主，可食粥食、煲汤，尽量减少生冷瓜果，油腻厚味的摄入，选取枸杞、人参、杜仲等食材。

（3）寒湿痹阻型患者多吃温经散寒、祛湿通络的食物，可选取肉桂、胡椒、干姜、茴香等食材。

（4）气滞血瘀型患者应以行气活血之品为主，可选取当归，如当归生姜羊肉汤活血养血。

（5）气血不足型以补益气血为主，选取归芪蒸鸡银耳红枣汤、红糖水、阿胶等。

3. 生活起居护理

椎间盘源性腰痛患者的发病与长期不良姿势有关，故生活起居的护理指导是必要的。

（1）调整不良姿势，指导患者正确的坐、站及卧姿，避免久行、久立、久坐。

（2）环境安静、舒适，保证充足的休息时间，避免过度劳累，卧床休息时，宜选用硬板床。

（3）腰部不可负重，动作宜慢，幅度宜小，避免大幅度弯腰或旋转。改变不良生活习惯及劳作姿势。

（4）本病寒冷天气及阴雨天气加重，注意保暖，防止受凉加重病情。

（5）卧床休息：适当的卧床休息，可以有效缓解腰痛。

4. 情志护理

椎间盘源性腰痛为慢性病，多反复发作，患者多因此产生焦虑、抑郁等负面情绪，有些患者会因此做出一些不良举动，延误治疗。

（1）注重对患者进行心理疏导，多与患者交流沟通、鼓励患者，护理人员向患者详细的讲解病情的发展情况，并纠正患者的错误观念，随时反馈病情，并建立良好的护患关系，让患者有亲切感，树立战胜疾病的信心，积极配合治疗。

（2）维持周围环境的整洁、空气流通，使患者情绪处于安定、愉悦状态。

（3）选取适当的中国传统音乐疗法进行调护，如在清晨起床后和晚饭前可听理疗养生音乐，每次 20 分钟，来平复患者心情。注意听乐曲时应处于宽敞、整洁的环境，选取合适体位，避免噪音干扰。

5. 用药护理

（1）常用的药物包括非甾体抗炎药、肌松药和阿片类药物，二线药物包括苯二氮䓬类药、抗抑郁药、抗癫痫药和全身性皮质类固醇，以缓解椎间盘源性腰痛。

（2）需要口服中药汤剂的患者，遵医嘱指导患者服药。

6. 健康教育

（1）腰痛患者进行功能锻炼时，需要有专业医师的指导，以有效地对腹横肌、腰方肌和多裂肌等核心肌群进行锻炼，从而维持身体稳定，有效促进血液循环的改善，强化肌肉感觉运动刺激，达到控制肌肉运动的目的，促进脊柱稳定性的提高。应选择正确、合适的姿势、强度、频率，切不可盲目追求数量、速度，避免事倍功半。根据患者病情，可以指导患者练习中国传统功法五禽戏，以行气通络、舒筋活血、强筋壮腰。也可选择以下练习方法以锻炼腰背肌功能，缓解疼痛及活动受限。①飞燕式动作：患者取俯卧位，双上肢后伸，上身和下肢同时抬起并后伸，仅以腹部支撑并尽可能维持该姿势，维持 3～5 秒，重复 10 次，可逐渐延长时间。②桥式运动：患者取仰卧位，以个体患者双肩以及双足为支撑点，屈曲膝关节缓慢抬高背部、臀部以及下肢，从而使腰背部处于悬空位，每天做 10 次，每次坚持 10 秒。③卧位训练：在桥式运动的基础上患者双手交叉抱肩，屈曲膝关节缓慢抬高患者腰背、臀部后一条腿伸直外展，使其与躯体呈直线，再收回，每天做 10 次，每次坚持 10 秒。④八段锦练习：不仅可以锻炼放松腰背部肌肉，促进血液循环，提高腰椎稳定性及腰部活动范围，缓解患者疼痛症状，还可以活血化瘀、舒经通络、理气止痛、去瘀生新，增强腰背部肌肉力量，作为全身性的康复训练方法，八段锦强度低、可以长时间练习，练习中要做到连贯自然，动作柔和，形体合一，特别强调呼吸与动作的紧密配合。⑤瑜伽练习温和、舒缓，适用于任何年龄和疾病群体，瑜伽练习能够减轻患者的疼痛和功能障碍，增加脊柱柔韧性和背部肌肉力量。瑜伽也能减轻患者的疲劳程度，瑜伽练习的冥想可以增强患者自我信念，提高疼痛应对能力，能够释放脊椎压力和紧张，协调身体功能，有助于增强椎间盘源性腰痛患者的社会功能和精神健康。

（2）提倡健康的生活方式，包括运动，降低体重指数，戒烟。注意减少弯腰的动作，减少负重。患者急性发作期避免搬重物上举、躯干扭转、身体震动。

（3）指导患者正确选择与使用腰托：①腰托的规格与患者腰围相适宜，松紧度以舒适为宜；②腰托的使用时长要适宜，病情轻者，可在外出或久坐、久立时使用，病情较重者，应随时配戴；③使用腰托时，注意腰背肌功能锻炼，以防腰部肌肉萎缩。

（任树天）

第十二节　急性腰扭伤

一、概述

急性腰扭伤，俗称"闪腰""岔气"，指因腰骶部肌肉、筋膜、韧带、关节囊及滑膜等软组织的急性损伤，而导致腰部疼痛及活动功能障碍的一种病症。本病多因突遭暴力，或姿势、用力不当，或跌扑闪挫等因素所致。好发于青壮年、体力劳动者及缺乏锻炼者，男性多于女性。本病属中医"腰痛""痹症"范畴。

1. 病史

多有腰部损伤史。

2. 症状

（1）腰部疼痛：持续性剧烈腰痛，多为刺痛、胀痛或牵扯样痛，部位固定，局部肿胀。患者常用一手或双手支撑腰部以缓解疼痛，部分患者可有臀部牵扯痛。

（2）活动受限：轻症患者以手撑腰可勉强行走，行走时动作缓慢，幅度较小，表情痛苦；重症患者完全无法活动，甚至无法翻身、起床等，深呼吸、咳嗽等疼痛加剧。

3. 体征

（1）局部压痛点：腰部损伤局部有明显压痛点。

（2）局部肌肉紧张：患者大多有一侧或双侧腰部肌肉的紧张痉挛。

（3）腰椎生理曲度消失，可伴有不同程度的脊柱侧弯，大多弯向患侧。

（4）直腿抬高试验、骨盆旋转试验可出现阳性。

4. 辅助检查

X 线检查：可有腰椎生理曲度消失或肌性侧弯等，一般无其他异常改变。

5. 诊断与鉴别诊断

根据患者病史、症状、体征及 X 线检查可明确诊断。

本病可与腰椎间盘突出症、椎体压缩性骨折等相鉴别。

（1）腰椎间盘突出症：患者腰痛伴下肢放射性疼痛、麻木等神经根压迫症状，起病缓慢，病程较长，常反复发作，可因急性损伤诱发或加重。直腿抬高试验及加强试验阳性。CT、MRI 可见髓核突出。

（2）椎体压缩性骨折：多有暴力外伤史，伤后剧烈疼痛，并伴有腹部胀气、排便困难等症状。X 线检查可进行鉴别。

二、主要护理问题

1. 腰部疼痛

与感受外邪、经脉阻滞，或跌扑闪挫、气滞血瘀、筋脉受损，或素体虚弱等有关。

2. 活动困难

与腰部剧烈疼痛有关。

3. 生活自理能力下降

与腰部剧烈疼痛、活动受限，需卧床休息有关。

4. 情绪焦虑

与腰部疼痛剧烈、活动困难影响生活质量有关。

三、西医康复护理评估

急性腰扭伤因患者的体质、年龄和腰部损伤部位、程度，以及腰部局部组织炎症反应等不同，其临床表现也有所不同。因此，对急性腰扭伤患者进行康复护理评估是十分重要的，

常用到的西医康复护理评估如下（具体方法见第二章）。

1. 腰椎活动度评定

通过量角器等来测定患者腰椎关节活动角度，以对其腰椎功能及身体执行力进行评估。

2. 视觉模拟评分法

腰部疼痛是急性腰扭伤患者的主要临床表现，VAS 评分可根据患者对疼痛的感知程度，较为客观地对患者病情轻重及治疗效果进行评估。

3. Oswestry 功能障碍指数

急性腰扭伤患者评估自我量化功能障碍的问卷调查表，包括了疼痛程度、单项运动功能和个人综合功能三个方面的评定。

4. JOA 腰背痛评分

JOA 腰背痛评分包括症状、体征和日常生活活动（ADL），指标简单合理。可根据治疗前后评分计算改善指数和改善率。

5. Roland-Morris 功能障碍调查问卷

评估急性腰扭伤患者运动功能状态的一种问卷调查，涉及问题与腰背部疼痛密切相关，能较好反映患者因疾病而出现的运动功能障碍。

6. 恐惧回避信念问卷

测量患者对疼痛的恐惧，以及由于恐惧而避免体育活动进行评估。

四、中医康复护理评估

1. 辨证分型

（1）气滞血瘀型：腰部有外伤史，腰痛如针刺，痛有定处且拒按，腰部僵硬，活动困难。舌质紫暗，或有瘀斑，舌下脉络瘀紫，苔薄白

或薄黄，脉弦紧或涩。

（2）湿热蕴结型：伤后腰痛，痛处伴有热感，遇热或下雨天症状加重，活动后缓解，恶热，口渴不欲饮，小便短赤，或大便里急后重。舌红，苔黄腻，脉濡数或弦数。

2. 肌肉骨骼触诊

患者取俯卧位，充分暴露腰背部，检查者立于患者一侧，双手拇指指腹自 L1～L5 分别沿腰椎棘突、椎旁 2 厘米垂直向下滑动触摸，检查腰椎有无侧弯、滑脱，腰部肌肉紧张度，腰部压痛点的位置，局部是否有肿块及肿块质地、大小、活动度等。

五、中医康复护理措施

1. 中医适宜技术对症护理

根据患者的病情选择适宜的中医脊柱康复护理技术。在患者知情同意的前提下，轻症患者可行推拿、针刺、耳穴压豆、艾灸、拔罐、中药熏蒸、中药热疗等治疗，病情较重的患者可根据病情增加小针刀（或刮痧）治疗（具体治疗方法详见第三章），以期快速恢复正常生活。

（1）推拿疗法：选择腰背部及相应穴位，如阿是穴、肾俞、腰阳关、命门、次髎等穴，以按、揉、擦等手法操作，达到疏通经络、解痉止痛、理筋整复的作用。

（2）艾灸疗法：扭伤 24 小时后可施灸，可选取腰部阿是穴、肾俞、次髎等，以艾条、艾灸盒或隔姜灸等进行操作，以皮肤红润为度，注意防护，每次约 15～20 分钟，达到舒筋活络、通经止痛的作用。

（3）耳穴压豆疗法：选取腰骶椎、髋、肾、膀胱等穴位。压豆后嘱患者每天按压压豆 4～5次，每次约 15 分钟，按压时以轻感刺痛、胀、耳郭微灼热感为佳，按压时注意力应集中。

（4）拔罐疗法：选取背部督脉及两侧膀胱经所在部位，循经拔罐，亦可循经走罐后留罐于大椎区、腰中区、肾俞区、命门区等，可留罐 10～20 分钟，达到舒筋活络、通脉止痛的功效。

（5）中药熏蒸及中药热疗：遵医嘱，选用适宜的中药外用处方，充分暴露患者腰背部，注意保暖，严格控制治疗温度及治疗时间，使药物经皮吸收，达到温经通脉、消肿止痛的作用。

（6）针刺、小针刀疗法：此两项治疗可以有效缓解患者腰部疼痛及活动受限，解除肌肉及软组织紧张痉挛，促进腰部功能恢复等。治疗前，需评估及告知患者治疗的目的、方法、可能出现的不良反应，帮助患者消除恐惧心理，准备好相应器具，严格消毒，待医生操作后，需注意观察局部皮肤的情况，如果出现不良事件，告知医生并配合其做好对症处理。

2. 饮食护理

急性腰扭伤患者，由于疼痛较重、活动困难等，往往不思饮食，进而导致脾胃功能下降，出现便秘等症状，而便秘可增加腹压而加重腰痛症状，因此要指导患者饮食，以促进胃肠蠕动，预防便秘，促进恢复。急性腰扭伤患者的饮食护理可以根据中医辨证选择适当的饮食。

（1）气滞血瘀型患者应以行气、活血之品为主，可选取三七、山楂、鱼尾等食材。

（2）湿热蕴结型患者应以清热、利湿之品为主，可选取莲子、苦瓜、茯苓等食材。

3. 生活起居护理

部分急性腰扭伤与姿势、用力不当有关，且不当的日常姿势及体位会导致腰部疼痛加重，故生活起居的护理指导是有必要的。

（1）急性期患者应卧硬板床休息，制动 3～5 天，以缓解疼痛及痉挛，促进恢复，同时环境应安静、舒适。

（2）调整日常不良姿势，指导患者正确的坐、站及卧姿，避免久行、久立、久坐。

（3）腰部不可负重，变换体位及取放物品时，动作宜慢，幅度宜小，避免大幅度弯腰或旋转。

（4）注意保暖，防止受凉等导致疼痛加重。

4. 情志护理

急性腰扭伤患者腰部疼痛剧烈，活动受限，患者多因此产生焦虑、抑郁等负面情绪，有些患者会因此做出一些不良举动，延误治疗。

（1）及时与患者及其家属进行充分沟通，鼓励患者树立战胜疾病的信心，疏导患者不良情绪，提高患者依从性。

（2）维持周围环境的整洁、雅静、空气流通，使患者情绪处于安定、愉悦状态。

（3）选取适当的中国传统音乐疗法进行调护，如在清晨起床后和晚饭前可听理疗养生音乐，根据患者证型，选择适合的曲目，如气滞血瘀型急性腰扭伤患者，宜选择角调乐曲（《胡笳十八拍》《江南好》等）、徵调乐曲（《新春乐》《步步高》等），每次 20 分钟，来平复患者心情。注意听乐曲时应处于宽敞、整洁的环境，选取合适体位，避免噪音干扰。争取患者早日康复。

5. 用药护理

（1）针对病情偏重，需要口服药物或静脉输液治疗的急性腰扭伤患者，遵医嘱，予口服止痛药或营养神经药物。

（2）需要口服中药汤剂的患者，遵医嘱指导患者服药。

6. 健康教育

（1）根据患者病情，可以指导患者练习中国传统功法五禽戏、太极拳等，以行气通络、舒筋活血、强筋壮腰。也可选择以下练习方法以锻炼腰背肌功能，促进气血运行，缓解疼痛及活动受限。①飞燕式动作：患者取俯卧位，双上肢后伸，上身和下肢同时抬起并后伸，仅以腹部支撑并尽可能维持该姿势，维持 3～5 秒，重复 10 次，可逐渐延长时间。②桥式运动：患者取仰卧位，两腿屈髋屈膝，两脚着床，抬高臀部并挺胸挺腰，吸气，维持 3～5 秒，放下，呼气，重复 10 次，可逐渐延长时间。

（2）指导患者掌握正确的弯腰动作及咳嗽、打喷嚏方式，避免腹压突然升高，导致病情加重。

（3）指导患者正确选择与使用腰托：①腰托的规格与患者腰围相适宜，松紧度以舒适为宜；②腰托的使用时长要适宜，病情轻者，可在外出或久坐、久立时使用，病情较重者，应随时配戴；③使用腰托时，注意腰背肌功能锻炼，以防腰部肌肉萎缩。

（4）预防病情迁延：急性腰扭伤患者经过一段时间的治疗和休息后，症状可基本缓解或痊愈，但因再度损伤、康复训练不足、感受外邪等因素，本病可迁延日久转为慢性劳损，故结合患者病情，加强健康教育，指导患者建立良好的生活习惯，预防病情迁延。

（齐雪梅　齐良伟）

第十三节　慢性腰肌劳损

一、概述

慢性腰肌劳损，又称"功能性腰痛""腰背肌筋膜炎"等，是指因积累性损伤等导致腰部肌肉及软组织产生无菌性炎症，引起以腰部一侧或双侧弥漫性疼痛为主症的慢性伤病。本病主要由慢性积累性损伤所致，其次有急性外伤日久、外感风寒湿邪气、体质虚弱及先天性畸形等原因。好发于中老年人，近年来青壮年发病率有所升高，与职业和工作环境密切相关。本病属中医"腰痛""痹症"范畴。

1. 病史

多有腰部急性损伤迁延或腰部慢性劳损史。

2. 症状

根据患者病史、体质、年龄、发病时间等不同，慢性腰肌劳损常出现以下几种症状。

（1）腰部疼痛：腰部隐痛、酸痛或胀痛，久立、久站、劳累、受凉或阴雨天气加重，充分休息、适量活动或得温后缓解，常反复发作。患者可有双手捶腰动作，以减轻疼痛。

（2）腰部活动基本正常，偶有牵掣不适感，弯腰较久时可出现疼痛加重、直腰困难，适量活动及改变体位后症状缓解。

（3）急性发作时，诸症加重，可有明显的肌肉痉挛，甚至有下肢牵掣痛、脊柱侧弯等，下肢疼痛常不过膝。

3. 体征

（1）腰部广泛压痛：可于腰椎棘突或两旁竖脊肌、骶髂关节面及髂嵴后缘等部位触及压痛点。

（2）腰部肌肉紧张，或触及硬结及肥厚感，重者可有一侧或双侧骶棘肌痉挛。

（3）脊柱外形一般无异常，神经系统检查多无异常，直腿抬高试验阴性。

4. 辅助检查

X线检查：多无明显异常，少数患者可见腰椎轻度侧弯，或骨质增生，或先天性畸形等，常见的先天性畸形有第5腰椎骶化、第1骶椎腰化、隐性脊柱裂等。

5. 诊断与鉴别诊断

根据患者病史、症状、体征及X线检查可明确诊断。

本病可与腰椎间盘突出症、腰椎退行性骨关节炎等相鉴别。

（1）腰椎间盘突出症：有腰痛伴下肢放射痛，腰部活动受限，脊柱侧弯，下肢感觉异常、腱反射异常等神经根受压症状。CT、MRI检查可明确诊断。

（2）腰椎退行性骨关节炎：腰痛主要为休息痛，即夜间、清晨疼痛明显，活动后疼痛减轻。脊柱后伸功能较差，可有叩击痛。X线检查可见腰椎骨钙质沉着和椎体边缘增生骨赘。

二、主要护理问题

1. 腰部疼痛

与感受外邪、经脉阻滞，或跌扑闪挫、气滞血瘀、筋脉受损，或久病体虚、劳欲太过、肝肾亏虚有关。

2. 情绪焦虑

与腰部疼痛日久有关。

3. 预防复发

与复感外邪、再度损伤、康复训练不足等因素有关。

三、西医康复护理评估

慢性腰肌劳损因患者的体质、年龄和发病时间，以及腰部局部组织炎症反应不同，其临床表现也有所不同。因此，对慢性腰肌劳损患者进行康复护理评估是十分重要的，常用到的西医康复护理评估如下（具体方法见第二章）。

1. 腰椎活动度评定

通过量角器等来测定患者腰椎关节活动角度，以对其腰椎功能及身体执行力进行评估。

2. 视觉模拟评分法

腰部疼痛是慢性腰肌劳损患者的主要临床表现，VAS评分可根据患者对疼痛的感知程度，较为客观地对患者病情轻重及治疗效果进行评估。

3. Oswestry 功能障碍指数

慢性腰肌劳损患者评估自我量化功能障碍的问卷调查表，包括了疼痛程度、单项运动功能和个人综合功能三个方面的评定。

4. JOA 腰背痛评分

JOA 腰背痛评分包括症状、体征和日常生活活动（ADL），指标简单合理。可根据治疗前后评分计算改善指数和改善率。

5. Roland-Morris 功能障碍调查问卷

评估慢性腰肌劳损患者运动功能状态的一种问卷调查，涉及问题与腰背部疼痛密切相关，能较好反映患者因疾病而出现的运动功能障碍。

6. 恐惧回避信念问卷

测量患者对疼痛的恐惧，以及由于恐惧而避免体育活动进行评估。

四、中医康复护理评估

1. 辨证分型

（1）气滞血瘀型：腰部痛如针刺，痛有定处且拒按，日轻夜重，腰部僵硬不适。舌质紫暗，或有瘀斑，舌下脉络瘀紫，脉弦紧或涩。

（2）风寒湿痹型：腰部冷痛重着，转侧不利，受凉及阴雨天症状加重，得温则缓，四肢发凉。舌质淡，苔白或腻，脉沉紧或濡缓。

（3）湿热蕴结型：腰部疼痛，痛处伴有热感，遇热或下雨天症状加重，活动后缓解，恶热口渴，小便短赤。舌红，苔黄腻，脉濡数或弦数。

（4）肝肾亏虚型：腰部酸痛，劳累加重，休息缓解，下肢酸软乏力。偏阳虚者面色偏白，手足不温，腰腿发凉，少气懒言，或有阳痿、

早泄，女性带下清稀等，舌淡苔白，脉沉细；偏阴虚者，咽干口渴，面色潮红，五心烦热，倦怠乏力，失眠多梦，男子可有遗精，女性带下色黄味臭，舌红少苔，脉弦细数。

2. 肌肉骨骼触诊

患者取俯卧位，充分暴露腰部，检查者立于患者一侧，双手拇指指腹自 L1～L5 分别沿腰椎棘突、椎旁 2 厘米垂直向下滑动触摸，检查腰椎有无侧弯，腰部肌肉有无紧张，腰部压痛点的位置，局部是否有肿块及肿块大小、活动度等。

五、中医康复护理措施

1. 中医适宜技术对症护理

根据患者的病情选择适宜的中医脊柱康复护理技术。在患者知情同意的前提下，轻症患者可行推拿、针刺、耳穴压豆、艾灸、拔罐、中药熏蒸、中药热疗等治疗，病情较重的患者可根据病情增加小针刀（或刮痧）治疗（具体治疗方法详见第三章），以期快速恢复正常生活。

（1）推拿疗法：选取腰背部及相应穴位，如肾俞、腰阳关、八髎、委中等，以擦、揉、按等手法操作，达到舒筋活血、解痉止痛的作用。

（2）艾灸疗法：可选取肾俞、命门、腰阳关、三阴交及阿是穴等周围局部区域，以艾条、艾炷或艾灸盒等进行操作，以皮肤红润为度，注意防护，达到舒筋活络、通经止痛的作用。

（3）耳穴压豆疗法：以腰、腰椎、骶椎、肾和神门为主穴，脾虚不欲食者可加脾，急躁易怒者可加肝。压豆后嘱患者每天按压压豆4～5 次，每次约 15 分钟，按压时以轻感刺痛、胀、耳郭微灼热感为佳，按压时注意力应集中。

（4）拔罐疗法：选取背部督脉和两侧膀胱经所在部位，循经拔罐，亦可循经走罐后留罐

于大椎区、腰中区、肾俞区、命门区等，可留罐10～20分钟，达到舒筋活络、通经止痛等的功效。

（5）中药熏蒸及中药热疗：遵医嘱，选用适宜的中药外用处方，充分暴露患者腰部，注意保暖，严格控制治疗温度及治疗时间，使药物经皮吸收，达到温经通脉、消肿止痛的作用。

（6）针刺、小针刀疗法：有疏通经络、松解粘连、消除炎症等作用，可有效缓解患者腰部疼痛症状。治疗前，需评估及告知患者治疗的目的、方法、可能出现的不良反应，帮助患者消除恐惧心理，准备好相应器具，严格消毒，待医生操作后，需注意观察局部皮肤的情况，如果出现不良事件，告知医生并配合其做好对症处理。

2. 饮食护理

本病急性发作时，患者由于疼痛较重，往往不思饮食，进而导致脾胃功能下降，因此要指导患者饮食，促进恢复。慢性腰肌劳损患者的饮食护理可以根据中医辨证选择适当的饮食。

（1）风寒湿痹型患者应以散寒、祛湿之品为主，可选取葱白炒鸡蛋、茯苓薏米粥等食谱。

（2）湿热蕴结型患者应以清热、利湿之品为主，可选取茼蒿、苦瓜、莲子等食材。

（3）气滞血瘀型患者应以行气活血之品为主，可选取三七、陈皮、丹参等食材。

（4）肝肾亏虚型患者，选择饮食时，需尤其注意，推动气血运行的同时，应避免久病体虚，进补太过，应以粥食、煲汤为主，尽量减少生冷瓜果，油腻厚味的摄入，选取枸杞、人参、山药等食材。

3. 生活起居护理

多数慢性腰肌劳损患者的发病与长期不良姿势所导致的积累性损伤有关，故生活起居的护理指导是必要的。

（1）调整不良姿势，指导患者正确的坐、站及卧姿，纠正习惯性姿势不良等，经常变换体位，避免久行、久立、久坐，维持脊柱正常生理弧度。

（2）环境安静、舒适，保证充足的休息时间，避免过度劳累，卧床休息时，宜选用硬板床。

（3）注意腰部保暖，防止受凉加重病情。

（4）劳逸结合，注意节制房事。

4. 情志护理

慢性腰肌劳损病情长，缠绵难愈，疗效缓慢，易反复发作，患者多因此产生焦虑、抑郁等负面情绪，有些患者会因此做出一些不良举动，延误治疗。

（1）及时与患者及其家属进行充分沟通，鼓励患者树立战胜疾病的信心，疏导患者不良情绪，提高患者依从性。

（2）维持周围环境的整洁、雅静、空气流通，使患者情绪处于安定、愉悦状态。

（3）选取适当的中国传统音乐疗法进行调护，如在清晨起床后和晚饭前可听理疗养生音乐，根据患者证型，选择适合的曲目，如气滞血瘀型慢性腰肌劳损患者，宜选择角调乐曲（《胡笳十八拍》《江南好》等）、徵调乐曲（《新春乐》《步步高》等），每次20分钟，来舒缓患者心情。注意听乐曲时应处于宽敞、整洁的环境，选取合适体位，避免噪音干扰。争取患者早日康复。

5. 用药护理

（1）针对病情偏重，需要口服药物或静脉输液治疗的慢性腰肌劳损患者，遵医嘱，予口服止痛药或营养神经药物。

（2）需要口服中药汤剂的患者，遵医嘱指导患者服药。

6. 健康教育

（1）积极进行适度的腰部功能锻炼可以有

效促进本病恢复。根据患者病情，可以指导患者练习中国传统功法五禽戏、易筋经、太极拳等，以行气通络、舒筋活血、强筋壮腰。也可选择以下练习方法，以增强腰背肌肌力。①飞燕式动作：患者取俯卧位，双上肢后伸，上身和下肢同时抬起并后伸，仅以腹部支撑并尽可能维持该姿势，维持 3～5 秒，重复 20～30 次，可逐渐延长时间。②桥式运动：患者取仰卧位，两腿屈髋屈膝，两脚着床，抬高臀部并挺胸挺腰，吸气，维持 3～5 秒，放下，呼气，重复 20～30 次，可逐渐延长时间。

（2）适当进行户外活动或体育锻炼，强健体质。

（3）指导患者正确的腰部姿势，经常变换体位，避免腰部过劳，导致疼痛加重。

（4）指导患者正确选择与使用腰托：①腰托的规格与患者腰围相适宜，松紧度以舒适为宜；②腰托的使用时长要适宜，病情轻者，可在外出或久坐、久立时使用，病情较重者，应随时配戴；③使用腰托时，注意腰背肌功能锻炼，以防腰部肌肉萎缩。

（5）急性扭伤者应及时治疗，避免迁延日久成为慢性劳损。

（6）预防复发：慢性腰肌劳损患者经过一段时间的治疗和休息后，症状可基本缓解或痊愈，但因劳损日久、脊柱稳定性不佳、再度损伤、康复训练不足、复感外邪等因素，易反复发作。故结合患者病情，加强健康教育，指导患者建立良好的生活习惯，预防复发。

（付士芳）

第十四节　腰椎间盘突出症

一、概述

腰椎间盘突出症，又称"腰椎间盘纤维环破裂症"，简称"腰突症"，是指由于腰椎间盘的变性、纤维环破裂，以及髓核突出刺激或压迫神经根、马尾神经所引起的以腰痛并伴一侧或双侧下肢放射性疼痛等症状为特征的一种综合征。本病多因慢性劳损，或跌扑闪挫，或感受风寒湿热邪气等诱发。好发年龄为 20～40 岁，男性多于女性，以 L4/L5、L5/S1 椎间盘病变最为常见。本病属中医"腰痛""痹症"范畴。

1. 临床分型

腰椎间盘突出症根据髓核突出程度可分为膨出型、突出型和脱出型三种。也可按其髓核向后突出部位分为中央型、单侧性和双侧型。

2. 症状

根据患者体质、年龄、发病时间，椎间盘突出的位置、大小、对周围组织的压迫及炎症反应等不同，腰椎间盘突出症常出现以下几种症状。

（1）腰部疼痛、活动受限：因突出物压迫神经根的位置及程度不同，大多患者会出现不同程度的腰背部疼痛及活动受限，可伴有下肢放射痛，也有部分患者仅出现下肢疼痛而无明显腰部疼痛。由于腰肌耐力差导致腰椎不稳或腹内压增高，腰痛多于久立、久站、久行、弯腰、喷嚏或咳嗽等后加重。

（2）下肢放射痛：多数患者为一侧下肢放射痛，呈针刺样、触电样，出现受累神经支配区肌肉疼痛，常因劳累、弯腰等加重。

（3）受累神经支配区感觉异常：早期感觉过敏，患肢怕冷、皮肤温度降低，久病者，由于受累神经受压迫或刺激，出现患肢肌肉无力、活动受限，或局部皮肤感觉迟钝、麻木等。

（4）脊柱侧弯：人体为减少突出物对神经根的刺激、减轻疼痛会产生一种自我保护性体位，日久会导致代偿性脊柱侧弯。

（5）腘绳肌紧张：儿童及青少年患者直腿抬高试验多有腘绳肌紧张而无坐骨神经痛，可能与其生长期中马尾成分的伸展有关。

（6）马尾综合征：见于中央型突出，由于突出物压迫马尾神经出现鞍区的放射性疼痛及麻木感，会阴部麻木、感觉减弱或消失，肛门括约肌松弛而出现排尿排便乏力、尿潴留、二便失禁等。

3. 体征

（1）腰椎局部压痛，腰部活动受限，椎旁肌紧张：腰椎间盘突出症患者腰部向各方向活动都会出现不同程度的受限，并有椎旁肌肌张力高，椎旁2厘米处压痛（或叩击痛），在按压时可出现下肢放射性疼痛。

（2）直腿抬高试验及加强试验、股神经牵拉试验阳性：①直腿抬高试验对 L4/L5、L5/S1 椎间盘突出阳性率较高。②股神经牵拉试验对 L3/L4 椎间盘突出阳性率较高。腰椎间盘会突出压迫、刺激神经，牵拉神经可使其进一步受压迫和刺激，出现放射性疼痛，儿童及青少年患者直腿抬高试验会出现腘绳肌紧张。

（3）受累神经根支配的运动和（或）感觉功能障碍，腱反射改变：患者下肢可有肌肉乏力、活动受限、麻木、发凉等运动及感觉障碍，L4 神经根受累时，膝腱反射可先亢进后减弱，S1 神经根受累时，跟腱反射障碍。

4. 辅助检查

（1）X 线检查：腰椎正常生理曲度消失、脊柱侧弯及患侧椎间隙变窄等。

（2）CT、MRI 检查：可显示腰椎间盘突出，硬脊膜囊及神经根受压等。

（3）肌电图：可显示异常肌电图的分布范围，有助于诊断受累神经损害程度。

5. 诊断与鉴别诊断

根据患者腰痛伴下肢放射痛，或一侧或双下肢麻痹、疼痛，可伴腰部不适，直腿抬高试验阳性或弱阳性，X 线可见一侧椎间隙变窄（或 CT、MRI 显示腰椎间盘突出）可确诊本病。

本病可与腰椎椎管狭窄症、梨状肌综合征和第三腰椎横突综合征等相鉴别。

（1）腰椎椎管狭窄症：腰部疼痛，伴一侧或双侧下肢牵涉痛，休息后症状可缓解，有特征性症状"间歇性跛行"，CT、MRI 检查可确诊。

（2）梨状肌综合征：以臀部疼痛或臀腿疼痛为主，髋关节内收、内旋时疼痛加重，严重者可出现跛行。梨状肌体表投影区压痛，梨状肌紧张试验阳性，直腿抬高试验阴性。

（3）第三腰椎横突综合征：腰部及臀部疼痛，活动时加重，第三腰椎横突处压痛，可扪及硬结或条索状物，直腿抬高试验阴性，无神经根刺激症状。

二、主要护理问题

1. 腰部及下肢疼痛

与感受外邪、经脉阻滞，或跌扑闪挫、气滞血瘀、筋脉受损，或久病体虚、劳欲太过、肝肾亏虚有关。

2. 活动受限

与感受外邪、跌扑闪挫、久病体虚等所致气滞血瘀、筋脉拘紧、肝肾亏虚、气血运行不畅有关。

3. 生活自理能力下降

与腰部及下肢疼痛、活动受限有关。

4. 情绪焦虑

与腰部疼痛、活动受限以及生活自理能力下降有关。

5. 预防复发

与复感外邪、再度损伤、康复训练不足等因素有关。

三、西医康复护理评估

腰椎间盘突出症因患者的体质、年龄和发病时间，以及腰椎间盘突出的位置、大小以及对周围组织的压迫及炎症反应不同，其临床表现也各不相同。因此，对腰椎间盘突出症患者进行康复护理评估是十分重要的，常用到的西医康复护理评估如下（具体方法见第二章）。

1. 腰椎活动度评定

通过量角器等来测定患者腰椎关节活动角度，以对其腰椎功能及身体执行力进行评估。

2. 肌力评定

腰椎间盘突出症患者大多存在受累神经支配区肌肉的肌力减退，可行各种肌力检测手法等对其肌力进行较为精准的评估。

3. 视觉模拟评分法

腰腿疼痛是腰椎间盘突出症患者的主要临床表现，VAS 评分可根据患者对疼痛的感知程度，较为客观地对患者病情轻重及治疗效果进行评估。

4. Oswestry 功能障碍指数

腰椎间盘突出症患者评估自我量化功能障碍的问卷调查表，包括了疼痛程度、单项运动功能和个人综合功能三个方面的评定。

5. JOA 腰背痛评分

JOA 腰背痛评分包括症状、体征和日常生活活动（ADL），指标简单合理。可根据治疗前后评分计算改善指数和改善率。

6. Roland-Morris 功能障碍调查问卷

评估腰椎间盘突出症患者运动功能状态的一种问卷调查，涉及问题与腰背部疼痛密切相关，能较好反映患者因疾病而出现的运动功能障碍。

7. 恐惧回避信念问卷

测量患者对疼痛的恐惧，以及由于恐惧而避免体育活动进行评估。

四、中医康复护理评估

1. 辨证分型

（1）血瘀型：腰腿痛如针刺，痛有定处且拒按，日轻夜重，腰部僵硬，俯仰旋转活动受限。舌质紫暗，或有瘀斑，舌下脉络瘀紫，脉弦紧或涩。

（2）寒湿型：腰腿冷痛重着，静卧痛不减，转侧不利，肢体发凉，受凉及阴雨天症状加重。舌质淡，苔白或腻，脉沉紧或濡缓。

（3）湿热型：腰部疼痛，痛处伴有热感，下肢乏力，遇热或下雨天疼痛加重，活动后痛减，恶热口渴，小便短赤。舌红，苔黄腻，脉濡数或弦数。

（4）肝肾亏虚型：腰酸痛，下肢乏力，劳累加重，休息缓解。偏阳虚者面色偏白，手足不温，腰腿发凉，少气懒言，或有阳痿、早泄，女性带下清稀等，舌淡苔白，脉沉细；偏阴虚者，咽干口渴，面色潮红，五心烦热，倦怠乏力，失眠多梦，男子可有遗精，女性带下色黄味臭，舌红少苔，脉弦细数。

2. 肌肉骨骼触诊

患者俯卧位，充分暴露腰背部，检查者立于患者一侧，双手拇指指腹自 L1～L5 分别沿腰椎棘突、椎旁 2 厘米垂直向下滑动触摸，检查腰椎有无侧弯、滑脱，腰部肌肉紧张度，腰部压痛点的位置，局部是否有肿块及肿块大小、活动度等。

五、中医康复护理措施

1. 中医适宜技术对症护理

根据患者的病情选择适宜的中医脊柱康复护理技术。在患者知情同意的前提下，轻症患者可行推拿、针刺、耳穴压豆、艾灸、拔罐、中药熏蒸、牵引、中药热疗等治疗，病情较重的患者可根据病情增加小针刀（或刮痧）治疗（具体治疗方法详见第三章），以期快速恢复正常生活。

（1）推拿疗法：选择腰背部及下肢部及相应穴位，如肾俞、腰阳关、环跳、委中等穴，以按、揉、擦等手法操作，达到疏通经络、解痉止痛、行气活血、整复关节的作用。

（2）艾灸疗法：可选取腰部及下肢部阿是穴，配合辨证取穴，如病在督脉者，取命门、后溪，病在足太阳经者，取肾俞、委中，病寒湿、血瘀者，配委中等，以艾条、艾炷或艾灸盒等进行操作，以皮肤红润为度，注意防护，达到舒筋活络、通经止痛的作用。

（3）耳穴压豆疗法：以神门、肾上腺、腰椎、骶椎和小肠为主穴，体虚者可加三焦，脾虚不欲食者可加大肠，急躁易怒者可加肝。压豆后嘱患者每天按压压豆 4～5 次，每次约 15 分钟，按压时以轻感刺痛、胀、耳郭微灼热感为佳，按压时注意力应集中。

（4）拔罐疗法：选取背部督脉及两侧膀胱经所在部位，循经拔罐，亦可循经走罐后留罐

于大椎区、腰中区、肾俞区、命门区等，可留罐 10～20 分钟，达到舒筋活络、通脉止痛、强腰壮脊的功效。

（5）中药熏蒸及中药热疗：遵医嘱，选用适宜的中药外用处方，充分暴露患者腰背部（及下肢部），注意保暖，严格控制治疗温度及治疗时间，使药物经皮吸收，达到温经通脉、消肿止痛的作用。

（6）针刺、小针刀及牵引疗法：此三项治疗可以有效缓解患者腰部及下肢疼痛及活动受限症状，缓解突出物对神经根的压迫，改善腰椎局部微循环，解除肌肉及软组织紧张及痉挛，促进腰部及下肢功能恢复等。治疗前，需评估及告知患者治疗的目的、方法、可能出现的不良反应，帮助患者消除恐惧心理，准备好相应器具，严格消毒，待医生操作后，需注意观察局部皮肤的情况，如果出现不良事件，告知医生并配合其做好对症处理。

2. 饮食护理

急性发作的腰椎间盘突出症患者，由于疼痛较重、活动受限，往往不思饮食，进而导致脾胃功能下降，出现便秘等症状，而便秘可增加腹压而加重腰腿痛症状，因此要指导患者饮食，以促进胃肠蠕动，预防便秘，促进恢复。腰椎间盘突出症患者的饮食护理可以根据中医辨证选择适当的饮食。

（1）寒湿型患者应以散寒、祛湿之品为主，可选取葱白炒鸡蛋、醋椒豆腐等食谱。

（2）湿热型患者应以清热、利湿之品为主，可选取茼蒿、苦瓜、莲子等食材。

（3）血瘀型患者应以行气活血之品为主，可选取三七、鱼尾等食材。

（4）肝肾亏虚型患者，选择饮食时，需尤其注意，推动气血运行的同时，应避免久病体虚，进补太过，应以粥食、煲汤为主，尽量减少生冷瓜果，油腻厚味的摄入，选取枸杞、人参、茯苓等食材。

3. 生活起居护理

多数腰椎间盘突出症患者的发病与长期不良姿势有关，故生活起居的护理指导是必要的。

（1）调整不良姿势，指导患者正确的坐、站及卧姿，避免久行、久立、久坐。

（2）环境安静、舒适，保证充足的休息时间，避免过度劳累，卧床休息时，宜选用硬板床。

（3）腰部不可负重，变换体位及取放物品时，动作宜慢，幅度宜小，避免大幅度弯腰或旋转。

（4）注意保暖，防止受凉加重病情。

4. 情志护理

腰椎间盘突出症为慢性病，多反复发作，患者多因此产生焦虑、抑郁等负面情绪，有些患者还会做出一些不良举动，延误治疗。

（1）及时与患者及其家属进行充分沟通，鼓励患者树立战胜疾病的信心，疏导患者不良情绪，提高患者依从性。

（2）维持周围环境的整洁、雅静、空气流通，使患者情绪处于安定、愉悦状态。

（3）选取适当的中国传统音乐疗法进行调护，如在清晨起床后和晚饭前听理疗养生音乐，根据患者证型，选择适合的曲目，如肝肾亏虚型腰椎间盘突出患者，宜选择角调乐曲（《胡笳十八拍》《江南好》等）、羽调式乐曲（《二泉映月》《梁祝》等），每次 20 分钟，来平复患者心情。注意听乐曲时应处于宽敞、整洁的环境，选取合适体位，避免噪音干扰。争取患者早日康复。

5. 用药护理

（1）针对病情偏重，需要口服药物或静脉输液治疗的腰椎间盘突出症患者，遵医嘱，予口服止痛药或营养神经药物。

（2）需要口服中药汤剂的患者，遵医嘱指导患者服药。

6. 健康教育

（1）根据患者病情，可以指导患者练习中国传统功法五禽戏，以行气通络、舒筋活血、强筋壮腰。也可选择以下练习方法以锻炼腰背肌功能，缓解疼痛及活动受限。①飞燕式动作：患者取俯卧位，双上肢后伸，上身和下肢同时抬起并后伸，仅以腹部支撑并尽可能维持该姿势，维持 3～5 秒，重复 10 次，可逐渐延长时间。②桥式运动：患者取仰卧位，两腿屈髋屈膝，两脚着床，抬高臀部并挺胸挺腰，吸气，维持 3～5 秒，放下，呼气，重复 10 次。③俯卧抬腿运动：患者取俯卧位，两腿伸直，双手垫于额下，左右腿交互抬起并保持 3～5 秒，重复 5～10 次，可逐渐延长时间。

（2）指导患者掌握正确的弯腰动作及咳嗽、打喷嚏方式，避免腹压突然升高，导致病情加重。

（3）指导患者正确选择与使用腰托：①腰托的规格与患者腰围相适宜，松紧度以舒适为宜；②腰托的使用时长要适宜，病情轻者，可在外出或久坐、久立时使用，病情较重者，应随时配戴；③使用腰托时，注意腰背肌功能锻炼，以防腰部肌肉萎缩。

（4）预防复发：腰椎间盘突出症患者经过一段时间的治疗和休息后，症状可基本缓解或痊愈，但因劳损日久、脊柱稳定性不佳、再度损伤、康复训练不足、复感外邪等因素，本病复发率相当高，故结合患者病情，加强健康教育，指导患者建立良好的生活习惯，预防复发。

（付士芳）

第十五节　腰椎椎管狭窄症

一、概述

腰椎椎管狭窄症，又称"腰椎椎管狭窄综合征"，是指腰椎中央椎管、神经根管、椎间孔因先天发育或后天获得性因素（如退变、外伤等）变形或狭窄而引起的腰骶神经根、马尾或血管压迫综合征。本病多由肾气亏虚、劳损久伤，或反复外伤、慢性劳损、或外感风寒湿邪所致。好发于 40 岁以上的中年人，男性较女性多见，体力劳动者多见。好发部位为 L4/L5、L5/S1，发病者普遍具有不同程度的椎间关节退行性改变，且常与退变性侧凸、滑脱、不稳等病理状态并存。本病属中医"腰腿痛""痹症""痿证"范畴。

1. 临床分型

腰椎椎管狭窄症按病变部位可分为中央型和周围型狭窄，周围型狭窄又可分为侧隐窝狭窄和椎间孔狭窄。也可按其病因分为原发性（或发育性、先天性）和继发性腰椎椎管狭窄。

2. 症状

大多退行性腰椎椎管狭窄症患者，其椎管径变窄发生得十分缓慢，神经组织能逐渐适应这种变化，使得患者初期仅表现有轻微神经症状。随着椎管进一步狭窄，出现椎管内压力增加、炎性组织、马尾缺血和摩擦性神经炎等改变，产生相应临床症状：

（1）腰痛伴下肢放射性痛：腰痛多为缓发性、持续性，下肢痛多为双侧，可左右交替出现或单侧偏重。疼痛以酸痛、灼痛或刺痛为主。在久立、久行及腰部后伸时加重，休息或弯腰后症状缓解或消失，偶有外伤或负重后加重。

（2）间歇性跛行：多见于中央型狭窄及狭窄较重者。患者安静（站立或蹲坐）状态下多

无症状，短距离行走即出现腰腿痛，或麻木无力等症状，安静休息后症状逐渐缓解。患者下肢血液循环正常，骑自行车无妨碍。

（3）腰部后伸活动受限：腰部后伸时疼痛加重，活动受限。

3. 体征

腰椎椎管狭窄症患者症状多，但体征较轻或较少，特别是休息后更难检查到阳性体征，患者症状和体征不一致是本病的特点之一。

（1）背伸试验阳性：患者背伸可引起后背与小腿的疼痛，这是本病的一个重要体征。

（2）弯腰试验阳性：嘱患者以较快速度步行，患者疼痛加重，若继续行走，患者为减轻疼痛多采取弯腰姿势，或坐位时腰部前屈亦可减轻疼痛症状。

（3）下肢肌肉萎缩，肌力减退：部分患者可出现此症状，以胫前肌及伸肌萎缩最为明显，足趾背伸乏力等。

（4）下肢感觉障碍、腱反射障碍：患者可出现小腿外侧痛觉减退或消失，跟腱反射减弱或消失等。

（5）直腿抬高试验：一般为阴性，患者久行出现明显下肢症状后该试验可为阳性。

（6）急性马尾综合征：较罕见，可出现尿频尿急或排尿困难、马鞍区麻木、肛门括约肌松弛，甚至双下肢不完全瘫痪等。

4. 辅助检查

（1）X 线检查：可显示椎体骨质增生，椎间隙狭窄，小关节突增生，肥大或椎体滑脱等改变。侧隐窝狭窄无法确切显示。

（2）CT 检查：可显示侧隐窝狭窄，上关节突增生，骨赘形成，椎管呈三叶形等改变。

（3）MRI 检查：可显示中央椎管、侧隐窝、

神经根管等狭窄。

（4）脊髓造影及 CT 脊髓造影（CTM）检查：针对病情复杂、诊断困难等的患者，为进一步明确其腰椎椎管狭窄情况，可进行脊髓造影或 CT 脊髓造影检查。将造影剂（常用水溶碘造影剂）注入蛛网膜下腔，及时行 X 线或 CT 检查以显示病变情况。显示典型的"蜂腰状"缺损，根袖受压，节段性狭窄及部分或完全梗阻等，完全梗阻时，可显示梳齿状断面。侧隐窝狭窄无法确切显示。

5. 诊断与鉴别诊断

根据患者的症状、体征和影像学检查可明确诊断。

本病可与血栓闭塞性脉管炎、腰椎间盘突出症等相鉴别。

（1）血栓闭塞性脉管炎：慢性进行性动静脉同时受累的全身性疾病，患者有下肢麻木、酸胀、疼痛和间歇性跛行症状，足背动脉及胫后动脉搏动减弱或消失，重者可有肢体远端溃疡或坏死。腰椎椎管狭窄症患者的下肢血运良好。

（2）腰椎间盘突出症：好发于青壮年，起病较急，常反复发作，患者腰痛及下肢放射性痛，弯腰时可疼痛加重，多有腰部棘突旁压痛，并向一侧下肢放射，直腿抬高试验及加强试验阳性等，一般无"间歇性跛行"。影像学检查可明确诊断。

二、主要护理问题

1. 腰部及下肢疼痛

与感受外邪、经脉阻滞，或跌扑闪挫、气滞血瘀、筋脉受损，或久病体虚、劳欲太过、肝肾亏虚有关。

2. 活动受限

与感受外邪、跌扑闪挫、久病体虚等所致气滞血瘀、筋脉拘紧、肝肾亏虚、气血运行不畅有关。

3. 生活自理能力下降

与腰腿疼痛、活动受限及筋脉弛缓、软弱无力有关。

4. 有失用综合征的危险

与筋软无力，长期卧床有关。

5. 情绪焦虑

与腰腿疼痛、活动受限以及生活自理能力下降有关。

6. 预防复发

与复感外邪、再度损伤、康复训练不足等因素有关。

三、西医康复护理评估

腰椎椎管狭窄症病史长，患者往往有长时间的间断性下肢痛，广泛的肌力、感觉及括约肌功能障碍等，严重者不能参加重体力劳动。因此，对腰椎椎管狭窄症患者进行康复护理评估是十分重要的，常用到的西医康复护理评估如下（具体方法见第二章）。

1. 腰椎活动度评定

通过量角器等来测定患者腰椎关节活动角度，以对其腰椎功能及身体执行力进行评估。

2. 肌力评定

腰椎椎管狭窄症患者可有下肢乏力症状，可行各种肌力检测手法等对易受累及的肌肉肌力进行较为精准的评估。

3. 视觉模拟评分法

腰痛伴下肢放射性痛是腰椎椎管狭窄的主要临床表现，VAS 评分可根据患者对疼痛的感知程度，较为客观地对患者病情轻重及治疗效果进行评估。

4. Oswestry 功能障碍指数

腰椎椎管狭窄症患者评估自我量化功能障碍的问卷调查表，包括了疼痛程度、单项运动功能和个人综合功能三个方面的评定。

5. JOA 腰背痛评分

JOA 腰背痛评分包括症状、体征和日常生活活动（ADL），指标简单合理。可根据治疗前后评分计算改善指数和改善率。

6. 恐惧回避信念问卷

测量患者对疼痛的恐惧，以及由于恐惧而避免体育活动进行评估。

7. 改良 Macnab 疗效评定

评定患者治疗前后症状改善情况、活动受限情况及对日常生活的影响。

8. Braden 评分

对于腰椎椎管狭窄症患者，尤其是重症患者，需要长时间卧床休息，可对其压疮的危险因素进行评估，以预防患者进一步损伤。

四、中医康复护理评估

1. 辨证分型

（1）风寒痹阻型：腰腿痛酸胀重着，拘紧不舒，遇冷加重，得热则缓。舌淡，苔白滑，脉弦紧。

（2）肾气亏虚型：腰腿酸痛，腰膝酸软无力，卧则缓解，劳则加重，形羸气短，肌肉不充。舌淡，苔薄白，脉沉细。

（3）气虚血瘀型：腰痛不耐久坐，疼痛缠绵，神疲乏力，面色少华，下肢麻木。舌质瘀紫，苔薄，脉弦紧。

（4）痰湿阻滞型：腰腿沉重疼痛，腹膨腰凸，下肢麻木微肿，立重卧轻，多形体肥胖，胸闷气短，痰多，纳呆，四肢倦怠。舌淡红，苔白腻，脉弦滑。

2. 肌肉骨骼触诊

患者俯卧位，充分暴露腰背部及下肢部，检查者立于患者一侧。

双手拇指指腹自 L1～L5 分别沿腰椎棘突、椎旁 2 厘米垂直向下滑动触摸，检查腰椎有无侧弯、脱出，腰部肌肉紧张度，腰部压痛点的位置，局部是否有肿块及肿块大小、活动度等。

双手拇、示、中、无名指指腹沿双下肢依次触摸，检查下肢肌肉紧张度、肌容量、压痛点部位等。

五、中医康复护理措施

1. 中医适宜技术对症护理

根据患者的病情选择适宜的中医脊柱康复护理技术。在患者知情同意的前提下，轻症患者可行推拿、针刺、耳穴压豆、艾灸、拔罐、中药熏蒸、牵引、中药热疗等治疗，病情较重的患者可根据病情增加小针刀（或刮痧）治疗（具体治疗方法详见第三章），以期快速恢复正常生活。

（1）推拿疗法：选择腰背部、下肢部及相应穴位，如腰阳关、肾俞、环跳、委中等，以按、揉、擦等手法操作，达到舒筋活络、疏散瘀血、松解粘连的作用。

（2）耳穴压豆疗法：以神门、肾上腺、腰椎、骶椎和肾为主穴，体虚者可加三焦，脾虚不欲食者可加大肠。压豆后嘱患者每天按压压豆 4～5 次，每次约 15 分钟，按压时以轻感刺痛、胀、耳郭微灼热感为佳，按压时注意力应集中。

（3）艾灸疗法：可选取腰部及下肢部阿是穴，配合辨证取穴，如病在督脉者，取命门、后溪，病在足太阳经者，取肾俞、委中，病寒湿、血瘀者，配委中等，以艾条、艾炷或艾灸盒等进行操作，以皮肤红润为度，注意防护，达到补肾壮腰、舒筋通络、散寒止痛的作用。

（4）拔罐疗法：选取背部督脉及两侧膀胱经所在部位，循经拔罐，亦可循经走罐后留罐于大椎区、腰中区、肾俞区、命门区等，可留罐 10～20 分钟，达到舒筋活络、通络止痛、强腰壮脊的功效。

（5）中药熏蒸及中药热疗：遵医嘱，选用适宜的中药外用处方，充分暴露患者腰背部（及下肢部），注意保暖，严格控制治疗温度及治疗时间，使药物经皮吸收，达到温经通脉、行气止痛的作用。

（6）针刺、小针刀及牵引疗法：此三项治疗可以有效缓解患者腰部及下肢疼痛及活动受限症状，改善腰椎局部微循环，解除肌肉及软组织紧张及痉挛，促进腰部及下肢功能恢复等。治疗前，需评估及告知患者治疗的目的、方法、可能出现的不良反应，帮助患者消除恐惧心理，准备好相应器具，严格消毒，待医生操作后，需注意观察局部皮肤的情况，如果出现不良事件，告知医生并配合其做好对症处理。

2. 饮食护理

腰椎椎管狭窄症患者，由于疼痛较重、活动受限，往往不思饮食，进而导致脾胃功能下降，因此要指导患者饮食，促进恢复。腰椎椎管狭窄症患者的饮食护理可以根据中医辨证选择适当的饮食。

（1）风寒痹阻型患者应以散寒、祛风之品为主，可选取葱白炒鸡蛋、醋椒豆腐等食谱。

（2）痰湿阻滞型患者应以利湿之品为主，可选取当归羊肉汤、茯苓薏米粥等食谱。

（3）气虚血瘀型患者应以补气活血之品为主，可选取党参、当归、鱼尾等食材。

（4）肾气亏虚型患者，选择饮食时，需尤其注意，推动气血运行的同时，应避免久病体虚，进补太过，应以粥食、煲汤为主，尽量减少生冷瓜果，油腻厚味的摄入，选取枸杞、人参、茯苓等食材。

3. 生活起居护理

多数腰椎椎管狭窄症患者的发病与长期不良姿势有关，故生活起居的护理指导是必要的。

（1）调整不良姿势，指导患者正确的站、坐及卧姿等，避免久行、久立、久坐。如站立时膝关节微屈，臀大肌轻轻收缩，腹肌自然收缩；坐时上半身略向前倾，有适当后倾角的靠背，腰部有约 4 厘米厚的依托物；宜选用硬板床睡卧，避免腰部过度后伸等。

（2）腰部不可负重，弯腰拾物时动作应缓慢，先屈髋屈膝，重心下移，腰部微屈拾物，避免双腿直立拾物，以减少腰背肌的负担及损伤。

（3）环境安静、舒适，温度以 26℃为宜，保证充足的休息时间，避免过度劳累。

（4）注意保暖，防止受凉加重病情。

4. 情志护理

腰椎椎管狭窄症病程较长，患者多因疼痛日久而产生焦虑、抑郁等负面情绪，有些患者会因此做出一些不良举动，延误治疗。

（1）及时与患者及其家属进行充分沟通，鼓励患者树立战胜疾病的信心，疏导患者不良情绪，提高患者依从性。

（2）维持周围环境的整洁、雅静、空气流通，使患者情绪处于安定、愉悦状态。

（3）选取适当的中国传统音乐疗法进行调护，如在清晨起床后和晚饭前可听理疗养生音乐，根据患者证型，选择适合的曲目，如痰湿阻滞型腰椎椎管狭窄症患者，宜选择宫调乐曲（《月儿高》《春江花月夜》等）、商调乐曲（《长清》《白雪》等），每次 20 分钟，来平复患者心情。注意听乐曲时应处于宽敞、整洁的环境，选取合适体位，避免噪音干扰。争取患者早日康复。

5. 用药护理

（1）针对病情偏重，需要口服药物或静脉输液治疗的腰椎椎管狭窄症患者，遵医嘱，予口服止痛药或营养神经药物。

（2）需要口服中药汤剂的患者，遵医嘱指导患者服药。

6. 健康教育

（1）根据患者病情，可以指导患者选择中国传统功法易筋经、五禽戏等，以行气通络、舒筋活血、强筋壮腰。也可选择以下练习方法以锻炼腰背肌及腹肌功能，缓解疼痛及活动受限。①仰卧双手触膝：患者取仰卧位，屈髋屈膝，双脚着床，头和肩膀缓缓抬高并向双膝靠近，双手触及双膝，保持3~5秒后复原，重复10次，可逐渐延长时间。②仰卧屈腿运动：患者取仰卧位，两腿模拟蹬自行车动作，随患者病情可逐渐延长时间。③桥式运动：患者取仰卧位，两腿屈髋屈膝，两脚着床，抬高臀部并挺胸挺腰，吸气，维持3~5秒，放下，呼气，重复10次。

（2）指导患者选择合适的座椅，腰部加靠垫，脚部加脚垫等。

（3）指导患者掌握正确的弯腰动作及咳嗽、打喷嚏方式，避免腹压突然升高，导致病情加重。

（4）指导患者正确选择与使用腰托：①腰托的规格与患者腰围相适宜，松紧度以舒适为宜；②腰托的使用时长要适宜，病情轻者，可在外出或久坐、久立时使用，病情较重者，应随时配戴；③使用腰托时，注意腰背肌功能锻炼，以防腰部肌肉萎缩。

（5）结合患者病情，加强健康教育，指导患者建立良好的生活习惯，预防复发。

（付士芳）

第十六节　腰椎滑脱症

一、概述

腰椎滑脱是指腰椎椎体排列异常，上位腰椎椎体相对于下位椎体向前或向后的移位。大部分腰椎滑脱初期并无显著的自觉症状，而在代偿能力下降之后，或发生关节突增生、椎管狭窄、神经根或马尾神经受压等继发损害之后出现下腰部疼痛、下肢疼痛等症状，而被称为"腰椎滑脱症"。以腰椎前滑脱为多见。在中医学中大致属于"腰痛""腰脊痛""久腰痛"等范畴。多由劳伤积损，瘀血阻络，风寒湿邪痹阻等因而致腰痛，以劳损肾气为主。肝肾亏虚、筋骨懈惰为其内因，风寒湿邪侵袭及闪挫外伤为外因，多种原因共同导致气滞血瘀、经脉受阻，筋失所养，不通则痛或不荣则痛。

1. 分类

根据病因和影像学改变，可分为：先天发育不良性腰椎滑脱、峡部病变性腰椎滑脱、退行性腰椎滑脱、创伤性腰椎滑脱、病理骨折性腰椎滑脱等。也可简单分为：发育性腰椎滑脱和获得性腰椎滑脱。

2. 症状

部分患者可因外伤后腰痛就诊，更多患者无明确外伤史，表现为突然发病的下腰痛和（或）下肢痛，或慢性腰痛的急性发作。

（1）腰痛：腰椎滑脱初期或轻度滑脱患者多无明显症状，而到成年晚期出现继发损害，或失代偿后出现腰部疼痛。

（2）下肢痛：一侧或者两侧下肢疼痛，或伴下肢麻木，由滑脱节段的神经根受压迫、刺激所致。

（3）间歇性跛行：滑脱阶段继发椎管狭窄，可出现间歇性跛行。

（4）马尾神经症状：滑脱后突入椎管的椎体边缘、突出的椎间盘等结构压迫马尾神经所致。

3. 体征

腰椎生理前凸增加，腰背肌紧张，棘突及相邻韧带压痛，较重的滑脱可在棘突间或腰骶间摸到甚至看到阶梯感。腰部屈伸活动略受限，腱反射可不受影响。神经根受压者可出现直腿抬高试验阳性。

4. 辅助检查

（1）X 线检查：腰椎正侧位和双斜位，可见椎体排列连续性变化、椎间隙狭窄、椎体边缘和关节突增生肥大、椎间盘和韧带钙化等。斜位片可见"小狗戴项链"征，显示椎弓峡部断裂，有学者将伴随峡部断裂的腰椎滑脱，称为真性滑脱。腰椎过伸过屈位可以检查有无腰椎失稳及其程度。X 线片还可用于评估腰椎滑脱程度的分级：一般根据 X 线片测量，将滑脱的下位椎体前后径分为 4 等份，上位椎体相对其滑脱 1/4 以内为滑脱 I 度，在 1/4～1/2 之间为 II 度，1/2～3/4 为 III 度，3/4 以上为 IV 度。

（2）CT、MRI 检查：可详细观察椎管、椎间盘、神经根等情况。

（3）肌电图：用于确定下肢疼痛麻木受累神经节段。

5. 诊断

有腰部疼痛和下肢疼痛麻木的症状和相关体征，X 线检查见椎体滑脱，且症状、体征与滑脱节段相关，并排除其他引起腰痛的病因，即可诊断。

6. 鉴别诊断

腰肌劳损、腰扭伤也可出现腰部疼痛、腰部肌肉紧张，腰椎间盘突出症、腰椎椎管狭窄症也可出现下肢放射痛和麻木，或间歇性跛行，但无椎体滑脱的相关体征，且影像学检查无椎体滑脱，再分析症状、体征受累节段与滑脱节段有无直接相关，即可与以上疾病鉴别。

二、主要护理问题

1. 疼痛及活动受限

患者多因椎体形态和排列变化，椎体稳定性降低，压迫神经根或牵涉周围肌肉，存在腰部和（或）患侧下肢疼痛及活动受限。

2. 生活自理能力下降

因疼痛与活动受限或麻木，及腰椎稳定性下降等，导致生活自理能力下降，在翻身、起床、久坐、弯腰等方面均受影响。

3. 负面情绪

因疼痛、活动受限、病程长、生活质量下降等多方面因素，且患者对病因病机和预后存在未知和恐惧，易出现抑郁、焦虑等负面情绪。

4. 预防疾病复发或加重

生活工作中姿势和发力习惯不当、外邪侵袭或体质问题均为本病诱发原因，容易造成疾病复发、症状反复，或滑脱程度加重的情况。

三、西医康复护理评估

腰椎滑脱症因患者的体质、年龄、有无峡

部裂和滑脱程度，以及神经根或马尾神经受压情况和局部炎症反应等不同，其临床表现也有所不同。因此，对腰椎滑脱症患者进行康复护理评估是十分重要的，常用到的西医康复护理评估如下（具体方法见第二章）。

1. 腰椎活动度评定

通过量角器等来测定患者腰椎关节活动角度，以对其腰椎活动功能及身体灵活性和稳定性进行评估。

2. 视觉模拟评分法

腰部疼痛是本病的主要临床表现，VAS 评分可根据患者对疼痛的感知程度，较为客观地对患者病情轻重及治疗效果进行评估。并可作为治疗后疼痛程度改善的观测指标。

3. Oswestry 功能障碍指数

腰椎滑脱症患者评估自我量化功能障碍的问卷调查表，包括了疼痛程度、单项运动功能和个人综合功能三个方面的评定。

4. JOA 腰背痛评分

JOA 腰背痛评分包括症状、体征和日常生活活动（ADL），指标简单合理。可根据治疗前后评分计算改善指数和改善率。

5. Roland-Morris 功能障碍调查问卷

评估腰椎滑脱症患者运动功能状态，涉及问题与腰背部疼痛密切相关，能较好反映患者因疾病而出现的运动功能障碍。

6. 恐惧回避信念问卷

测量患者对疼痛的恐惧，以及由于恐惧而避免体育活动进行评估。

7. 滑脱程度分级评估

根据 X 线检查结果，测量滑脱节段相邻两椎体移位的程度来判断。

四、中医康复护理评估

1. 辨证分型

本病病位在腰，内因为肝肾亏虚，筋骨不坚，懈惰形变；外因为风寒湿痹，或劳伤闪挫，阻滞经络气血。或因腰部筋脉失养，不荣则痛，或因经络气血瘀滞，不通则痛。

（1）气滞血瘀型：长期劳累，损及筋脉，或跌扑闪挫经久未愈，反复积累，造成脉络痹阻，气滞血瘀而痛。

（2）风寒湿痹型：久劳伤肾，正气不足，复感风寒湿气，客于筋脉，阻滞气血，不通则痛。

（3）肝肾亏虚型：久劳疲倦过度，伤及肝肾筋骨；或年老体弱，肝肾不足，筋骨不坚，腰部筋络失养，而发疼痛。

2. 肌肉骨骼触诊

患者站立或俯卧位，自上而下触摸腰骶部中线，检查有无棘突明显偏歪，棘突和棘突间有无压痛及阶梯感，触摸腰背部两侧腰肌紧张度，压痛点多出现在滑脱节段及椎旁 2 厘米，压痛可涉及腰部两侧竖脊肌、腰方肌位置，范围可向上下扩大 1～2 个椎体，急性疼痛期间可有相对弥漫的压痛和紧张。有下肢放射症状者，需检查臀部和患侧下肢，有无明显肌痉挛、压痛、感觉减退等。病程较长者，需同时关注腰部、臀部、下肢肌肉有无肌力和肌容量的变化。

五、中医康复护理措施

1. 中医适宜技术对症护理

根据患者的病情选择适宜的中医脊柱康复护理技术。在患者知情同意的前提下，轻症患者可行推拿、针刺、耳穴压豆、艾灸、拔罐、中药熏蒸、中药热疗、小针刀等治疗。

（1）推拿疗法：选择腰背部膀胱经、胆经

等部位，先以按、揉、擦等手法操作，以放松肌肉，松解紧张，再选相应穴位，如阿是穴、肾俞、大肠俞、腰阳关、命门、束骨、次髎等穴，以点、按、揉等手法疏通经络、解痉止痛；继以屈髋屈膝按压法、腰部斜扳法等相应正骨手法，促进错位椎体复位；最后以理筋手法整理结束，可用擦法、拍打法等适当改善复位后的腰部肌肉、韧带、筋膜等弹性和张力。

（2）艾灸疗法：可选取腰部阿是穴、肾俞、大肠俞、次髎、命门、腰阳关等，瘀血重者加委中、膈俞，风寒湿重者加阴陵泉、风市、关元等，肝肾亏虚者加绝骨、太溪、三阴交等。以艾条、艾灸盒或隔姜灸等进行操作，以皮肤红润为度，注意防护，每次约 15～20 分钟，达到舒筋止痛、强筋健骨的作用。

（3）耳穴压豆疗法：选取腰骶椎、肾、坐骨神经、神门等穴位。压豆后嘱患者每天按压压豆 4～5 次，每次约 15 分钟，按压时以轻感刺痛、胀、耳郭微灼热感为佳，按压时注意力应集中。

（4）拔罐疗法：选取背部督脉及两侧膀胱经所在部位，循经拔罐，亦可循经走罐后留罐于大椎区、腰中区、肾俞区、命门区等，可留罐 10～20 分钟，达到舒筋活络、通脉止痛的功效。

（5）中药熏蒸及中药热疗：遵医嘱，选用适宜的中药外用处方，充分暴露患者腰背部，注意保暖，严格控制治疗温度及治疗时间，使药物经皮吸收，达到行气活血、温经通脉、消肿止痛的作用。

（6）针刺、小针刀疗法小针刀可以剥离松解粘连结构和瘢痕组织，改善血液循环，促进组织修复，阻断紧张-疼痛-紧张的恶性循环，恢复筋骨之间的力学平衡。针刺可疏通经络，行气止痛，取肾俞、命门、环跳、委中、束骨、腰阳关、腰部夹脊穴、阿是穴等。瘀血重者以泻法为主，其余以平补平泻法为主。

2. 饮食护理

急性发病患者，由于疼痛剧烈、活动困难，往往不思饮食，慢性腰痛表现者，因长期气机不畅，进而导致脾胃功能下降，出现消化不良、便秘等症。而便秘可增加腹压而加重腰痛症状，因此要指导患者饮食，适当增加果蔬、粗粮等富含纤维的食物，以促进胃肠蠕动，预防便秘，促进恢复。本病患者应酌情食用补肝肾强筋骨之品，再根据中医辨证选择适当的饮食。

（1）气滞血瘀型患者应以行气、活血之品为主，可选取三七、山楂、鱼尾、葱、姜黄等食材。

（2）寒湿痹阻型患者应酌情以温散寒湿之品为主，可选取肉桂、茴香、葱姜、羊肉、当归、红豆等食材。

（3）肝肾亏虚型患者应根据体质，适当进补补益肝肾之品，如枸杞、黑豆、核桃、羊蝎子等，但应注意避免营养过度，造成肥胖，增加腰椎负担。

3. 生活起居护理

（1）急性发病患者应卧硬板床休息，减少腰部活动，避免滑脱的椎体关系变化，加重对椎管内容物、神经根和周围软组织的挤压和刺激。缓解疼痛及痉挛，促进病情恢复。

（2）缓解期注意调整日常不良姿势，指导患者正确的坐、站及卧姿，避免久行、久立、久坐。减少腰部负重，变换体位及取放物品时，动作宜慢，幅度宜小，避免大幅度弯腰或旋转。

（3）酌情配戴护腰，注意保暖，防止受凉等因素，导致疼痛加重。

4. 情志护理

急性期患者腰部疼痛剧烈，活动受限，患者多因此产生焦虑、抑郁等负面情绪，有些患者会因此做出一些不良举动，延误治疗。

（1）及时与患者及其家属进行充分沟通，进行本病相关的针对性科普，并对患者及家属及时告知治疗方案和流程，引导其客观正确理解病情预后，鼓励患者树立战胜疾病的信心，疏导患者不良情绪，提高患者依从性。

（2）维持周围环境的整洁、雅静、空气流

通，使患者情绪处于安定、愉悦状态。

（3）选取适当的中国传统音乐疗法进行调护，如在清晨起床后和晚饭前可听理疗养生音乐，根据患者证型，选择适合的曲目，如气滞血瘀型腰椎滑脱症患者，宜选择角调乐曲（《胡笳十八拍》《江南好》等）、徵调乐曲（《新春乐》《步步高》等），来平复患者心情。

5. 用药护理

（1）针对病情偏重，需要口服药物或静脉输液治疗的患者，遵医嘱，予口服非甾体抗炎药物、营养神经药物等。

（2）需要口服中药汤剂的患者，遵医嘱指导患者辨证服药。

6. 健康教育

（1）急性期嘱咐患者制动，减少腰部活动，适当进行卧位自我按摩和康复训练，如按压外关穴、腰痛点等以辅助治疗，摩腹揉腹以促进胃肠蠕动，预防便秘。还可视患者情况，酌情进行呼吸训练，避免卧床制动造成躯干肌萎缩无力，预防坠积性肺炎等。这对病情较重，可能需要较长时间卧床的患者，和年龄偏大的患者尤为重要。

（2）可指导患者选择以下练习方法以锻炼腰背肌功能，促进气血运行，缓解疼痛及活动受限。①滚翻：患者仰卧，屈髋屈膝团身，腹肌和髂腰肌等主动收缩，背后竖脊肌被动拉伸，前后翻滚，通过韧带和肌肉的张力、弹力，把滑脱向前的腰椎向后牵拉，促进整复回位。②卧位蹬腿：患者取仰卧位，两腿交替伸直或屈髋屈膝，做类似站立位高抬腿走路的动作，同时配合上肢左右摆臂，有助于卧位时尽早开展锻炼，促进腰腹肌肉力量恢复。③俯卧垫枕：患者取俯卧位，腹部垫枕头，枕头中心位置应高于髂前上棘，将向前滑脱的椎体向后支撑，患者俯卧其上，腰部以下放松，进行腹式深呼吸，通过腹部

压力规律的周期性升高，将椎体间隙撑开增大，利用韧带和肌肉的弹力促进错位椎体回位。④悬吊蹬腿：患者双手撑住双杠，双足离地，两手用力抓紧，肩背部以下尽量放松，身体摆正垂直，腰部以下自然下垂，利用重力逐渐拉伸前后纵韧带等张力结构，增大腰椎间隙，利用韧带等弹力结构，促进椎体回位，其间配合深呼吸，逐渐放松腰部以下肌肉，以免产生保护性抵抗，每次放松悬吊实践可逐渐延长，然后逐渐收缩腰腹部肌肉，结合下肢发力做屈髋屈膝动作，再将下肢蹬直，力度和速度逐渐增加，可两腿交替，也可双腿同时进行，最后调匀呼吸，缓慢落地，此操作结束后，俯卧位或俯卧垫枕休息10～15分钟。

（3）根据患者情况，可以指导患者选择中国传统功法五禽戏、太极拳等，以行气通络、舒筋活血、强筋壮骨。如五禽戏中鸟伸、猿摘、熊晃等功法练习（具体内容见第三章）。

（4）指导患者正确选择与使用腰托：①腰托的规格与患者腰围相适宜，松紧度以舒适为宜；②腰托的使用时长要适宜，病情轻者，可在外出或久坐、久立时使用，病情较重者，应随时配戴；③使用腰托时，注意腰背肌功能锻炼，以防腰部肌肉萎缩。

（5）预防病情迁延：腰椎滑脱患者经过一段时间的治疗和休息后，症状可逐渐缓解，但很多患者因为滑脱日久不能有效复位，且真性滑脱椎弓峡部断裂，椎体间缺少有效骨性固定结构，因而若遇再度损伤、康复训练不足、感受外邪等因素，腰椎椎体可再次滑脱，或原有的滑脱再次加重。故结合患者病情，加强健康教育，指导患者建立良好的生活习惯，预防病情迁延复发。可指导患者掌握正确的弯腰动作及咳嗽、打喷嚏方式，避免腹压突然升高，导致病情加重。

（兑振华）

第十七节　腰椎骨性关节炎

一、概述

腰椎骨性关节炎，亦称腰椎骨质增生症、腰椎肥大性脊椎炎、腰椎退行性脊椎炎、腰椎老年性脊椎炎等，主要是指由于脊椎骨的增生肥大等退行性变，使各椎骨之间稳定性受到破坏，韧带、关节囊和神经纤维组织受到过度牵拉或挤压而引起的，以腰痛为主要表现的临床病症。

1. 病因病理

腰椎椎体的骨质增生肥大性病变，包括原发性腰椎骨质增生和继发性腰椎骨质增生。原发性腰椎骨质增生主要是中老年人的生理性退行性变。患者大多在 40 岁以上，随着年龄的增长，椎间盘变薄变脆，椎间隙狭窄而韧带相对松弛，椎骨间失稳，易出现过度活动，应力增加且分布不均，在前后纵韧带与椎体上下缘附着处产生牵拉性骨刺。软骨细胞也随着年龄而出现老化凋亡，生理功能衰退，软骨基质减少、软骨变薄。椎间关节应力增大，导致软骨的磨损，并使局部骨量增加，出现肥大增生。因此，腰椎退行性变最显著的特征就是软骨缺失和骨质增生。但退变速度因人而异，往往受遗传和体质的影响，过度积累性劳损可使退变提前发生，肥胖超重的人也可使退行性变加速发展。

继发性腰椎骨质增生，继发于各种急慢性腰椎损伤和疾病。如腰椎骨折、脱位、关节软骨损伤、长期劳动和运动导致的慢性劳损、腰椎间盘突出所致的间盘缓冲减震能力下降、椎体侧凸后凸姿势不正等造成的椎体变形等，凡是产生应力分布不均的疾病或损伤，都容易在应力过大的部分产生反应性骨质增生，形成骨赘。

椎间隙变狭窄，椎间孔上下径变小，邻近椎体的上下关节突增生肥大变形，可使椎间孔之横径变小，从而产生神经根压迫症状。由于腰脊柱以 L4/5、L5/S1 受到的应力最大，故在此处发病最为多见。

腰椎骨关节炎属于中医学"腰痛""腰背痛""腰腿痛""骨痹"等范畴。本病发病原因较多，但肾气亏虚是其主要内因，感受风、寒、湿、瘀等诱因发病，而形成不同证型。

2. 症状

（1）部分腰椎骨质增生的患者可长期没有症状。常因用力劳动或运动时发生腰肌劳损、腰扭伤等情况就诊时摄片发现骨质增生。

（2）本病初期，患者的主要症状表现为腰背部钝痛、酸痛、僵硬。休息后、夜间、晨起时往往疼痛较重，适度活动后疼痛减轻，但活动稍久疼痛又加重。

（3）病程迁延，反复发作，常因感受寒湿环境变化、疲劳等因素诱发或加重疼痛。

（4）严重时腰部活动受限，翻身即感困难；部分患者疼痛可牵掣臀部及大腿后侧，并出现下肢麻木，感觉迟钝。

3. 体征

（1）体格检查可见腰椎外观变形，腰椎的生理前屈减小、消失或反凸，脊柱活动度减小，严重者腰部肌肉僵硬强直呈板状，丧失大部分腰部活动功能。

（2）腰骶部两侧广泛压痛，肌肉痉挛，有时沿臀上神经和坐骨神经的分布区可触及压痛，甚至表现出神经根受压症状，如直腿抬高试验阳性，患侧下肢有麻木感，小腿外侧或内侧疼痛、触觉减弱，膝或跟腱反射减弱或消失。

（3）下肢后伸试验常呈阳性。

4. 辅助检查

（1）X线片检查为诊断腰椎骨质增生的主要依据。腰椎正、侧位片，可见腰椎体边缘唇样骨质增生，边缘形成骨赘，严重者形成骨桥。腰椎的生理前屈减小、消失或反凸，伴随脊柱侧弯的，左右两侧椎体边缘增生程度不对称，椎间隙变窄或不对称，软骨下骨板致密，有的椎体下沉，后关节套叠。腰椎功能位片可见腰椎失稳，椎体排列连续性不佳，甚至呈阶梯形改变，即假性滑脱。（骨赘分度：Ⅰ度：为孤立的椎体边缘骨增生点，表现为椎体边缘密度高且略凸起。Ⅱ度：骨赘明显，且呈水平位突出。Ⅲ度：骨赘呈典型的鸟嘴形，其末端呈弧形，弯向椎间盘方向，且有互相接触的趋势。Ⅳ度：相邻椎体两骨赘接触、融合，形成骨桥。）

（2）CT扫描检查可显示椎管、侧隐窝及神经根管狭窄部位增生情况。对椎管狭窄特别是侧隐窝狭窄压迫神经根提供较清楚图像。

（3）MRI检查可清楚地观察腰椎间盘退变突出、骨质增生、脊柱滑脱、韧带肥厚钙化等病变对硬膜囊和神经根的压迫位置和程度。

5. 诊断

（1）一般年龄在40岁以上。

（2）腰部僵硬，酸困沉重，疼痛，不能久坐，稍活动后减轻，但活动稍久，疲劳后，症状又加重。

（3）腰椎活动受限、转侧不利，重时可见腰弯背驼。

（4）脊柱生理弧度正常、变直或反凸，腰骶部压痛。

（5）X线片可见椎体边缘骨赘形成，关节突关节面肥大增生，间隙变窄或有积气。

6. 鉴别诊断

（1）强直性脊柱炎是以骶髂关节和脊柱慢性炎症为主的全身骨关节病。典型表现有：X线示骶髂关节炎，脊柱呈"竹节"样改变，方椎畸形，椎旁韧带骨化，HLA-B27阳性。

（2）腰椎骨关节炎还需与椎间盘突出症、椎体肿瘤、结核等鉴别，结合询问病史、体格检查，辅助检查等综合分析，排除上述疾病并做出正确诊断。

二、主要护理问题

1. 腰部疼痛

部分患者无明显腰痛，也可呈现反复发作性腰痛，腰痛的发作与加重诱因与作息、劳动、感受外邪、经脉阻滞，或跌扑闪挫、气滞血瘀、筋脉受损，或素体虚弱等相关。

2. 活动困难

与腰部剧烈疼痛、腰椎间隙减小、骨赘甚至骨桥形成、腰椎间活动度降低有关。

3. 生活工作能力下降

多数患者生活基本能自理，主要影响需较久和较大强度的劳作，疼痛剧烈者需卧床休息。

4. 情绪焦虑

与腰部疼痛、活动困难影响生活质量有关。

三、西医康复护理评估

1. 腰椎活动度评定

通过量角器等来测定患者腰椎关节活动角度，以对其腰椎功能及身体执行力进行评估。

2. 肌力评定

腰椎骨性关节炎患者个别存在受累神经支配区肌肉的肌力减退，可行各种肌力检测手段等对其肌力进行较为精准的评估，包括腰背肌和下肢肌力。

3. 视觉模拟评分法

腰腿疼痛是腰椎骨性关节炎患者的主要临床表现，VAS 评分可根据患者对疼痛的感知程度，较为客观地对患者病情轻重及治疗效果进行评估。

4. Oswestry 功能障碍指数

腰椎骨性关节炎患者评估自我量化功能障碍的问卷调查表，包括了疼痛程度、单项运动功能和个人综合功能三个方面的评定。

5. JOA 腰背痛评分

JOA 腰背痛评分包括症状、体征和日常生活活动（ADL），指标简单合理。可根据治疗前后评分计算改善指数和改善率。

6. Roland-Morris 功能障碍调查问卷

评估腰椎骨性关节炎患者运动功能状态的一种问卷调查，涉及问题与腰背部疼痛密切相关，能较好反映患者因疾病而出现的运动功能障碍。

7. 恐惧回避信念问卷

测量患者对疼痛的恐惧，以及由于恐惧而避免体育活动进行评估。

8. 骨赘分度

Ⅰ度：为孤立的椎体边缘骨增生点，表现为椎体边缘密度高且略凸起。Ⅱ度：骨赘明显，且呈水平位突出。Ⅲ度：骨赘呈典型的鸟嘴形，其末端呈弧形，弯向椎间盘方向，且有互相接触的趋势。Ⅳ度：相邻椎体两骨赘接触、融合，形成骨桥。

四、中医康复护理评估

1. 辨证分型

（1）肝肾亏虚型：腰部酸痛，绵绵不休，下肢酸软无力，不耐久行久立，劳则加重，夜卧痛减，喜按喜揉。偏阳虚者兼有畏寒喜暖，少腹拘急，手足不温，舌淡，脉沉细；偏阴虚者兼有心烦失眠，口干咽燥，手足心热，舌红，脉细数。

（2）风寒湿痹型：腰部冷痛重着，强硬拘急，俯仰转侧不便，时轻时重，夜卧及阴雨天则痛重，舌淡红，苔薄白，脉沉迟或浮紧。

（3）血瘀气滞型：腰部剧痛，痛如针刺刀割，痛有定处，按之痛甚，昼轻夜重，甚则痛引下肢兼有麻木，舌质紫暗或有瘀斑，脉涩。

2. 肌肉骨骼触诊

患者取俯卧位，充分暴露腰背部，检查者立于患者一侧，双手拇指指腹自 L1～L5 分别沿腰椎棘突、椎旁 2 厘米垂直向下滑动触摸，检查腰椎有无侧弯、滑脱，腰椎棘突和韧带部位有无压痛，腰部肌肉紧张度，腰部压痛点的位置，局部是否有肿块及肿块大小、活动度等。

五、中医康复护理措施

1. 中医适宜技术对症护理

根据患者的病情选择适宜的中医脊柱康复护理技术。在患者知情同意的前提下，可行推拿、针刺、耳穴压豆、艾灸、拔罐、中药熏蒸、牵引、中药热疗等治疗，病情较重的患者可根据病情增加小针刀（或刮痧）治疗（具体治疗方法详见第三章）。

（1）推拿疗法：推拿手法治疗可解除肌肉痉挛，减轻椎间压力，增加关节活动度，但忌用重手法推拿。嘱患者取俯卧位，以推法、按揉法、擦法等松解腰椎两侧软组织，反复操作，点按肾俞、命门、气海俞、关元俞等，伴有下肢疼痛、麻木者，点按环跳、秩边、承山、委中、阳陵泉等。再次以松解手法在腰部和下肢操作。然后用运动关节类手法来理筋整复，调整椎间排列关系，改善肌骨平衡，如腰椎后伸扳法、下肢拔伸牵引、腰部斜扳法等。嘱咐患者做腰部屈曲、后伸、侧弯和旋转等主动活动。最后用拍打和擦法等整理手法，结束治疗。由于本病多在骨质增生同时伴有不同程度骨质疏松，因此使用较重的手法，或扳动类手法时，需谨慎评估患者骨质和身体承受能力，酌情选用手法和力度。

（2）艾灸疗法：可选取肾俞、大肠俞、命门、腰阳关、后溪及下肢部阿是穴，配合辨证取穴，病寒湿者加阴陵泉、关元、足三里等；血瘀者，配委中、膈俞等；肝肾亏虚者配肝俞、阳陵泉、太溪、关元等。以艾条、艾炷或艾灸盒等进行操作，以皮肤红润为度。

（3）耳穴压豆疗法：以神门、肾上腺、腰骶椎和肾为主穴，体虚者可加三焦，脾虚不欲食者可加大肠，急躁易怒者可加肝。压豆后嘱患者每天按压压豆4～5次，每次约15分钟，按压时以轻感刺痛、胀、耳郭微灼热感为佳，按压时注意力应集中。

（4）拔罐疗法：选取背部督脉及两侧膀胱经所在部位，循经拔罐，亦可循经走罐后留罐于大椎区、腰中区、肾俞区、命门区等，可留罐10～20分钟，达到舒筋活络、通脉止痛、强腰壮脊的功效。

（5）中药熏蒸及中药热疗：遵医嘱，选用适宜的中药外用处方，充分暴露患者腰背部（及下肢部），注意保暖，严格控制治疗温度及治疗时间，使药物经皮吸收，达到温经通脉、消肿止痛的作用。

（6）针刺疗法：可选取肾俞、大肠俞、命门、腰阳关、腰夹脊穴、后溪及阿是穴，配合辨证取穴，病寒湿者加大杼、阴陵泉、关元、足三里等；血瘀者配肝俞、委中、膈俞等；肝肾亏虚者配肝俞、阳陵泉、太溪、关元等。针用平补平泻，留针20～30分钟。

（7）小针刀及牵引疗法：此两项治疗可以

有效缓解患者腰部及下肢疼痛及活动受限症状，增大椎间隙，缓解对神经根的压迫，改善腰椎局部微循环，解除肌肉及软组织紧张及痉挛，促进腰部及下肢功能恢复等。治疗前，需评估及告知患者治疗目的、方法、可能出现的不良反应，帮助患者消除恐惧心理。

2. 饮食护理

急性发作的腰椎骨性关节炎患者，由于疼痛较重、活动受限，往往不思饮食，进而导致脾胃功能下降，出现纳呆、呃逆、嗳气、便秘等腑气不通的症状，因此要指导患者饮食，以促进胃肠蠕动，预防便秘，促进恢复。患者的饮食护理可以根据中医辨证选择适当的饮食。

（1）寒湿型患者应以散寒、祛湿之品为主，可选取葱白炒鸡蛋、醋椒豆腐等食谱，适当增加辛味食材，如葱、姜、肉桂、胡椒等。

（2）气滞血瘀型患者，应以行气活血之品为主，可选取三七、鱼尾、山楂等食材。

（3）肝肾亏虚型患者，选择饮食时，需尤其注意，推动气血运行的同时，应避免久病体虚，进补太过，应以粥食、煲汤为主，尽量减少生冷瓜果损伤脾肾之阳，或肥甘厚味滋腻困脾，酌情选取枸杞、人参、茯苓、黑豆、黑芝麻等食材。

除此之外，饮食方面还需注意避免营养过剩，增加体重，导致腰椎负担加重。

3. 生活起居护理

多数腰椎骨性关节炎患者的发病，多与长期劳作及不良姿势有关，病情的发作和加重等诱因，也多与劳作、起居失宜、不当的发力姿势等有关，故生活起居的护理指导是必要的。

（1）调整不良姿势，指导患者正确的坐、站及卧姿，避免久行、久立、久坐导致或加重腰部肌肉劳损，引发腰椎应力分布不均。

（2）环境安静、舒适，保证充足的休息时间，避免过度劳累，卧床休息时，宜选用硬板床。

（3）腰部不可过度负重，变换体位及取放物品时，动作宜慢，幅度宜小，缓解期可酌情进行日常生活训练和运动，但应避免大幅度弯腰或旋转。

（4）注意保暖，防止腰椎局部受凉，以免加重病情。

4. 情志护理

腰椎骨性关节炎为慢性病，多反复发作，患者常因此产生焦虑、抑郁等负面情绪，部分患者会产生对衰老和死亡的恐惧，有些患者会因此做出一些不良举动，延误治疗。

（1）及时与患者及其家属进行充分沟通，进行对本病相关的科普，重点和患者沟通治疗方案和流程，使患者建立对疾病的客观认识，鼓励患者树立战胜疾病的信心，疏导患者不良情绪，提高患者依从性。

（2）维持周围环境的整洁、雅静、空气流通，使患者情绪处于安定、愉悦状态。

（3）引导患者进行力所能及的活动，如文艺休闲，简单的体育锻炼等，逐渐让患者重拾信心，积累正能量，解构不良认知，淡化负面情绪。

（4）选取适当的中国传统音乐疗法进行调护，如在清晨起床后和晚饭前可听理疗养生音乐，根据患者证型，选择适合的曲目，如肝肾亏虚型腰椎骨性关节炎患者，宜选择角调乐曲（《胡笳十八拍》《江南好》等）、羽调式乐曲（《二泉映月》《梁祝》等），每次 20 分钟，来平复患者心情。亦可根据患者年龄、文化背景、喜好等，酌情播放军旅歌曲、革命歌曲等正能量音乐作品，振奋精神，调动正能量。注意听乐曲时应处于宽敞、整洁的环境，选取合适体位，避免噪音干扰。

5. 用药护理

（1）针对病情偏重，需要口服药物或静脉输液治疗的腰椎骨性关节炎患者，遵医嘱，予口服止痛药或营养神经药物。对慢性久病患者，止痛类药物仅在急性发作时服用，避免长期服用，增加患者代谢负担和发生不良反应的风险。

（2）需要口服中药汤剂的患者，遵医嘱指导患者服药。

6. 健康教育

（1）根据患者病情，可以指导患者选择以下练习方法以锻炼腰背肌功能，缓解疼痛及活动受限。①飞燕式动作：患者取俯卧位，双上肢后伸，上身和下肢同时抬起并后伸，仅以腹部支撑并尽可能维持该姿势，维持 3~5 秒，重复 10 次，可逐渐延长时间。②桥式运动：患者取仰卧位，两腿屈髋屈膝，两脚着床，抬高臀部并挺胸挺腰，吸气，维持 3~5 秒，放下，呼气，重复 10 次。③俯卧抬腿运动：患者取俯卧位，两腿伸直，双手垫于额下，左右腿交互抬起并保持 3~5 秒，重复 5~10 次，可逐渐延长时间。

（2）指导患者选择中国传统功法五禽戏、八段锦、易筋经等，以行气通络、舒筋活血、养气扶正、强筋壮腰。如八段锦中双手攀足固肾腰、五劳七伤往后瞧，五禽戏中熊晃、熊运、鹿抵、鸟伸，易筋经中韦陀献杵、倒拽九牛尾等功法练习。

（3）指导患者掌握正确的弯腰动作及咳嗽、打喷嚏方式，避免腹压突然升高，或腰部甩动闪挫，导致病情加重。

（4）疼痛严重，及伴随腰椎失稳的患者，指导其腰托的正确选择与使用：①腰托的规格与患者腰围相适宜，松紧度以舒适为宜；②腰托的使用时长要适宜，病情轻者，可在外出或久坐、久立时使用，病情较重者，应随时配戴；③使用腰托时，注意腰背肌功能锻炼，以防腰部肌肉萎缩。

（5）预防复发：腰椎骨性关节炎患者经过一段时间的治疗和休息后，症状可基本缓解或痊愈，但骨质增生、退变、韧带钙化、关节肥大等内部病理变化不会随症状的缓解而消失。如脊柱稳定性不佳、康复训练不足，加之遇劳累、寒湿侵袭、再度损伤等因素，本病很容易再度复发，故应结合患者病情，加强健康教育，指导患者建立良好的生活习惯，坚持循序渐进的体育锻炼，增强腰部核心肌群力量和稳定性，预防本病复发。

（兑振华）

第十八节　腰椎棘上韧带和棘间韧带损伤

一、概述

由于外力损伤、慢性劳损等原因导致腰椎棘上和棘间韧带组织结构破坏，并引起韧带和周边组织一系列病理变化的疾病，称为腰椎棘上和棘间韧带损伤。本病体力劳动者多发，男多于女，中年发病；好发于 L5/S1 间隙，亦常有两个或两个以上节段并发者。在中医领域属于"痹症""腰背强痛""腰部跌仆闪挫"等范畴。

1. 病因

棘上韧带在腰部较为表浅，是一种纤维束带状腱性组织，在 L5～S1 棘突间隙无棘上韧带。与棘上韧带相比，棘间韧带在腰部较为发达，起自下位椎体棘突上缘，止于上位椎体棘突下缘。棘上韧带与棘间韧带均具有限制脊柱前屈的作用。

在过度扭转、暴力损伤作用下，两者发生撕裂或断裂，引起局部组织坏死、机化、致痛物质释放等。另外，随年龄增长，在体内外各种因素的作用下，棘上韧带可发生退行性改变，使胶原纤维的排列与结构发生变化，甚至发生骨化；棘间韧带也可出现裂隙、囊腔、穿孔、棘突骨质增生等，韧带变性还可出现脂肪浸润。这些也会导致肌腱韧带受力能力下降，而更容易损伤。

随着年龄增加和慢性退变、劳损，肾气渐亏，且病情迁延日久也损及肝肾。肝肾不足，筋骨不坚为主因，在此基础上外力伤害损伤腰部筋骨，经络气血不通，气滞血瘀，气血不能通达，筋骨不能充养，更加重正气亏损，形成恶性循环。气机受阻日久，津液输布不畅，气郁化火，故渐湿热之象。

2. 症状

（1）腰部有急性外伤或慢性劳损史；男多于女，中年多见；L5～S1 间隙好发；体力劳动者多发。

（2）腰部疼痛，棘上韧带损伤疼痛相对表浅，腰部前屈时疼痛加重，后仰时减轻；棘间韧带损伤表现为深在性胀痛，脊柱旋转时加重。

3. 体征

（1）棘上韧带损伤在伤处有痛点和压痛点。棘间韧带损伤处有深压痛，可触及韧带剥离感。

（2）腰部活动明显受限，以前屈及旋转受限的范围明显。

（3）腰部肌肉可因保护性收缩而致腰部肌肉僵硬。

（4）棘突间隙增大。患者取俯卧位，于腹部及骨盆下垫放枕头，或使患者俯卧床边，以使棘突间部裂开，如发现棘突间有一凹陷，说明棘上韧带有损伤或松弛。

（5）拾物试验：患者先以一手扶膝蹲下，腰部挺直地用手接近物品，屈膝屈髋而不弯腰地将物品拾起，即为拾物试验阳性。

4. 辅助检查

（1）X 线检查：本病在 X 线上可以通过棘突间隙增宽来判断，侧位功能位摄片更明显。

（2）MRI 检查：在经过压脂处理的 MRI T2 加权像上，能观察到原本低信号的棘上或棘间韧带出现高亮信号，或者连续性中断。

5. 诊断

（1）急性损伤常在弯腰负重时伸腰后突然发病，慢性损伤者有长期弯腰劳损史。

（2）慢性损伤多发生于中年以上患者，以下腰段损伤多见。

（3）腰部疼痛，活动受限，弯腰及劳累后症状加重，腰部局限性压痛，压痛点常固定在 1～2 个棘突上或棘突间，或伴有下肢反射性疼痛。

（4）X 线功能位可见棘突间隙增宽。MRI 检查可见棘上韧带、棘间韧带处炎性表现。

6. 鉴别诊断

（1）腰三横突综合征：本病疼痛部位多在腰椎两侧，腰三横突压痛明显，与棘上和棘间韧带压痛点位置不同。

（2）腰肌劳损：腰肌劳损疼痛广泛持久，无明确的压痛部位；同时 MRI 上腰肌劳损多无明显异常，可供鉴别。

（3）腰椎间盘突出症：腰椎间盘突出症有明显的神经根刺激症状，直腿抬高试验阳性，CT、MRI 也可供鉴别。

（4）腰背部肌筋膜炎：本病多无明确外伤史，且多于遭受寒湿、天气湿冷时出现，压痛广泛且多为浅压痛，可供鉴别。

（5）腰椎骨折：虽然两者都有暴力损伤史及活动障碍，但影像学检查可供鉴别。

二、主要护理问题

1. 腰部疼痛

与急慢性损伤，或长期体力劳动，尤其是前屈位损伤和弯腰劳动有关。

2. 活动困难

主要影响腰部前屈和旋转功能，腰部伸直位多可缓解或减轻症状。

3. 生活自理能力下降

本病患者生活多可基本自理，但病情较重者因腰部剧烈疼痛、活动受限使生活、劳动能力明显下降，主要影响弯腰活动，如俯身拾物、弯腰劳动、行走灵活性等。部分患者严重影响生活质量，需脊柱伸直、侧卧卧床休息。

4. 情绪焦虑

与腰部疼痛剧烈、活动困难影响生活质量有关。

三、西医康复护理评估

腰椎棘上韧带和棘间韧带损伤患者因体质、年龄和腰部损伤部位、程度，以及韧带组织炎症反应等不同，临床表现和患者功能水平也有所不同。对腰椎棘上韧带和棘间韧带损伤患者常用到的西医康复护理评估如下（具体方法见第二章）。

1. 腰椎活动度评定

通过量角器等来测定患者腰椎活动角度，以对其腰椎功能及身体执行力进行评估。

2. 视觉模拟评分法

腰部疼痛作为本病的主要临床表现，VAS 评分可根据患者疼痛的程度，较为客观地对患者病情轻重及治疗效果进行评估。

3. Oswestry 功能障碍指数

以问卷调查表形式，对疼痛程度、单项运动功能和个人综合功能三个方面进行评定。

4. JOA 腰背痛评分

JOA 腰背痛评分包括症状、体征和日常生活活动（ADL），可根据治疗前后评分计算改善指数和改善率。

5. 恐惧回避信念问卷

测量患者对疼痛的恐惧，以及由于恐惧而避免体育活动进行评估。

四、中医康复护理评估

1. 辨证分型

（1）气滞血瘀型：腰痛如刺，痛有定处，不能俯仰转侧，动则痛甚，拒按，腰肌僵硬。舌红苔黄，脉弦紧或弦数。

（2）湿热阻络型：腰部热痛，痛处拒按，弯腰痛甚，身重肢倦，口干，小便短赤。舌质红，苔黄腻，脉濡数。

（3）肝肾不足型：腰部隐痛，反复发作，酸软乏力，遇劳加重，腰肌萎软，精神不振。舌质淡，脉细弱。

2. 肌肉骨骼触诊

患者取俯卧位，充分暴露腰背部，沿脊柱中线，自上而下由轻到重触诊，寻找有无压痛点，找到压痛节段，可于腹部及骨盆下垫放枕头，或使患者俯卧床边，以使棘突间隙增大，由轻到重按压棘突间隙，检查有无深压痛，以及棘突间有无凹陷。同时可沿椎旁1~2厘米垂直向下滑动触摸，检查腰椎有无棘突旁压痛、结节、痉挛、肿胀，及肿块质地、大小、活动度等。

五、中医康复护理措施

1. 中医适宜技术对症护理

根据患者的病情选择适宜的中医脊柱康复护理技术。在患者知情同意的前提下，轻症患者可行推拿、针刺、耳穴压豆、艾灸、拔罐、中药熏蒸、中药热疗等治疗（具体治疗方法详见第三章）。

（1）推拿疗法：急性期手法宜轻柔，缓解期可略深沉，操作前须先排除腰椎骨折等手法禁忌证。患者取俯卧位，医者在韧带损伤局部的两侧用𢿘法上、下往返操作，手法深沉缓和，以患者能耐受为度。再按揉阿是穴、腰夹脊穴及肾俞、大肠俞、八髎、承山、委中等穴，以舒筋活血，缓解肌痉挛。在韧带损伤局部行按揉法，棘上韧带损伤者，治疗范围可略广，手法宜轻柔缓和；棘间韧带损伤者，则重点选损伤棘间，手法轻缓深透，力达病所，以患者能忍受为度。然后沿督脉走行做上下推抹理筋，以活血消肿，舒筋止痛。继而重点按揉结节状或条索状物促使其消散。对有棘上韧带剥离者，用拇指弹拨法使剥离的韧带复位，并上下推抹理筋，手法宜轻柔缓和，以舒筋止痛，理筋整复。最后在损伤节段督脉及两侧膀胱经施直擦法和轻柔拍打法，以透热为度。整理结束，刺激腰部血液循环，促进炎症吸收和损伤组织修复。

（2）艾灸疗法：急性损伤早期慎用热性治疗，可先选取周围穴位进行艾灸治疗，如肾俞、气海俞、委中、命门、脊中、次髎等。24~48小时后可于疼痛局部施灸，可选取腰部阿是穴、腰阳关、夹脊穴等，以艾条、艾灸盒或隔姜灸等进行操作，以皮肤红润为度，注意防护，每次约15~20分钟，达到舒筋活络、通经止痛的作用。

（3）耳穴压豆疗法：选取腰骶椎、肾、腹、膀胱等穴位。压豆后嘱患者每天按压压豆4~5次，每次约15分钟，按压时以轻感刺痛、胀、耳郭微灼热感为佳，按压时注意力应集中。

（4）拔罐疗法：选取背部督脉及两侧膀胱经所在部位，循经拔罐，亦可于损伤区域横向及纵向走罐后留罐于大椎区、腰中区、肾俞区、命门区、腰阳关等处，可留罐10~20分钟，达到舒筋活络、通脉止痛的功效。

（5）中药熏蒸及中药热疗：急性损伤早期慎用，或可用中药常温擦洗，24~48小时后正常进行熏蒸和中药热敷等治疗。遵医嘱，选用适宜的中药外用处方，达到温经通脉、消肿止痛的作用。充分暴露患者腰背部，注意保暖，严格控制治疗温度及治疗时间，注意预防烫伤。

（6）针刺疗法：可以疏通经络，行气止痛，有效改善腰部疼痛症状。可选肾俞、大肠俞、三焦俞、次髎、委中、阿是穴等。阿是穴可以用毫针浅刺、皮肤针叩刺，亦可选损伤节段棘突间隙两侧的夹脊穴针刺。针刺时可配合TDP、红外线等物理因子疗法同时进行。

2. 饮食护理

腰椎棘上韧带和棘间韧带损伤患者，由于疼痛较重、活动受限等，可导致不思饮食，进而导致脾胃功能下降，出现便秘等症状，进而增加腹压而影响本病恢复，且增加日常生活护理难度。指导患者合理饮食，以促进胃肠蠕动，预防便秘，促进恢复。并可以根据中医辨证选择适当的饮食。

（1）气滞血瘀型患者应以行气、活血之品为主，可选取三七、山楂、鱼尾、陈皮、动物肝脏等食材。

（2）湿热蕴结型患者应以清热、利湿之品为主，可选取莲子、苦瓜、茯苓、陈皮、蒲公英等食材。

（3）肝肾亏虚型患者应适当增加补益肝肾、强壮筋骨之品，如羊蝎子、牛蹄筋、枸杞、核桃、黑木耳等食材。

3. 生活起居护理

腰椎棘上韧带和棘间韧带损伤与姿势、用力不当有关，且不当的日常姿势及体位会导致腰部疼痛加重，故生活起居的护理指导是有必要的。

（1）急性期患者应卧硬板床休息，以侧卧棘上韧带不受挤压，且腰部伸展棘上、肌腱韧带不承受牵拉力姿势为主，或配戴腰部护具以局部制动，以缓解疼痛及痉挛，促进恢复，同时环境应安静、舒适。

（2）调整日常不良姿势，指导患者正确的坐、站及卧姿，避免久行、久立、久坐。

（3）腰部不可负重，变换体位及取放物品时，动作宜慢，幅度宜小，避免大幅度弯腰或旋转。

（4）注意保暖，防止受凉等导致疼痛加重。

4. 情志护理

腰椎棘上韧带和棘间韧带损伤患者腰部疼痛剧烈，活动受限，患者多因此产生焦虑、抑郁等负面情绪，有些患者会因此做出一些不良举动，延误治疗。

（1）与患者及其家属进行及时的充分沟通，鼓励患者树立战胜疾病的信心，指导家属对患者进行疏导，减少患者不良情绪，提高患者依从性。

（2）维持周围环境的整洁、雅静、空气流通，使患者情绪处于安定、愉悦状态。

（3）选取适当的中国传统音乐疗法进行调护，如在清晨起床后和晚饭前可听理疗养生音乐，根据患者证型，选择适合的曲目，如气滞血瘀型急性腰扭伤患者，宜选择角调乐曲（《胡笳十八拍》《江南好》等）、徵调乐曲（《新春乐》《步步高》等），每次20分钟，来平复患者心情。或选择患者平素喜好的音乐、娱乐形式。注意听乐曲时应处于宽敞、整洁的环境，选取合适体位，避免噪音干扰。

5. 用药护理

（1）针对病情偏重，需要口服药物或静脉输液治疗的腰椎棘上韧带和棘间韧带损伤患者，遵医嘱，予口服止痛药、肌松药或营养神经药物。必要时可予局部注射镇痛药物，或穴位注射等，缓解疼痛，促进恢复。

（2）需要口服中药汤剂的患者，遵医嘱指导患者服药。

6. 健康教育

（1）指导患者正确选择与使用腰托，选择与患者腰围相适宜的规格，使用时长要合理；病情较重者，应随时配戴，或卧床制动，病情轻者，可在外出或久坐、久立时使用，配戴时长逐渐减少；使用腰托时，也不能忽视腰背肌功能锻炼，以防腰部肌肉萎缩。

（2）根据患者病情恢复情况，可以指导患者锻炼腰背肌功能锻炼，可行抱膝滚球、五点支撑等方法。

（3）选择中国传统功法五禽戏、太极拳等，以行气通络、舒筋活血、强筋壮腰，更能增强身体协调性。

（4）指导患者掌握正确的弯腰动作及咳嗽、打喷嚏方式，避免腹压突然升高，导致病情加重。

（5）预防病情迁延：腰椎棘上韧带和棘间韧带损伤患者经过一段时间的治疗和休息后，症状可基本缓解或痊愈，但需注意避免再度损伤或感受外邪侵袭如寒湿刺激，以免造成病情加重或复发。另外，指导患者坚持规律的身体素质和腰部功能训练，建立良好的生活习惯，可有效预防病情迁延和反复。

（兑振华）

第十九节　腰大肌下滑囊炎

一、概述

腰大肌下滑囊炎是各种原因引起腰大肌滑囊积液、肿胀等无菌性炎症反应，又称为髂耻滑囊炎。腰大肌滑囊炎临床主要表现为局部疼痛和股神经症状，一般中年以上多见，男多于女，左右侧无明显差异。

中医认为本病或因髋部扭伤，致筋脉受损，瘀血内停，血阻气滞；或慢性劳损，陈伤瘀祛不净，经络不畅；或由于筋脉劳损，气血耗伤，血不荣筋，筋失濡养；或素体湿热偏盛，以致湿热蕴结于经络关节中，或因风寒外袭，血脉被阻，津液不布，酿湿生痰而生本病。

1. 病因

腰大肌滑囊又称髂耻滑囊，位于髂腰肌和髂股韧带之间，为髋关节区最大的滑囊。其上后方为髂耻隆凸，下方为髋关节囊，内侧为股血管和股神经，此囊常与髋关节腔相通。腰大肌下滑囊炎多因腰大肌与髋关节囊反复、长期的摩擦和挤压刺激，致使其间的滑囊增厚，进而产生炎症而引发本病。当髋部活动时，腰大肌滑囊与髂腰肌及髂耻隆起发生摩擦，引起急性或慢性损伤，滑囊内浆液渗出过多，发生局限性肿胀。随后滑囊逐渐变厚，渗出液吸收不畅，可形成肿块或引起不完全粘连，挤压、刺激周围神经进而产生临床症状。

2. 症状

（1）股三角区肿胀、疼痛。

（2）可同时引起股神经分布区，如股前区、小腿内侧的放射痛，或股神经麻痹。

（3）部分可出现排尿困难，女性可有类似痛经表现。

3. 体征

（1）股三角区压痛；患侧大腿常处于半屈曲位，被动伸直、外展、内旋时疼痛加重。

（2）髋关节囊受累时，各个方向的运动均受限制且疼痛。

（3）腰大肌伸展抗阻试验阳性。

（4）"4"字试验阳性。

（5）滑囊过度肿胀时腹股沟的正常凹陷消失，按压时有波动感。

4. 辅助检查

（1）X 线检查多无特殊表现，病程较长者少数可见钙化斑。

（2）B 超可了解肿物的大小、性质。

（3）CT 可以从断层图像，多方位图像了解肿物的性质、大小。

（4）MRI 对软组织的分辨率最高，可以清楚了解肿物的性质大小，与周围组织的关系。

5. 诊断标准

（1）有超负荷过度用力损伤或长期反复损伤累积史。

（2）股三角区肿胀、疼痛及明显压痛。

（3）疼痛可放射至大腿前侧与小腿内侧，为股神经受压所致。

（4）为减轻疼痛，患肢大腿常处于髋屈曲位。伸直、外展或内旋时，即出现疼痛。

（5）若髋关节同时受累，则各方向运动受限且伴疼痛。

6. 分期

（1）急性期髋关节多呈屈曲外旋畸形；髂前下棘内侧饱满、压痛，腰大肌伸展抗阻试验阳性，且疼痛加重。

（2）慢性期疼痛缓和，间歇性发作，常在劳累时加重。髋关节可伸直，活动时病变局部有弹响及疼痛。检查时局部压痛，腰大肌伸展抗阻试验阳性。髂腰肌萎缩，下肢肌呈失用性萎缩。

7. 鉴别诊断

（1）髋关节炎：以髋关节疼痛、各方向活动功能受限为主要表现，X 线检查可见髋关节间隙变窄等退变表现。

（2）髂腰肌脓肿：可有发热，白细胞计数增高，局部可有红、肿、热、痛的炎症性病理改变过程，病程发展较快，其局部深面可扪及囊性包块，盆腔 CT 可以明确包块性质，穿刺液为脓性。

（3）股疝：腹股沟区的包块突然出现，伴疼痛，有时包块可在轻轻推揉后回纳或自行回纳，咳嗽时触及包块有冲击感。

（4）腰骶部结核：有午后低热，体质较消瘦，局部肿胀呈冷脓疡，穿刺液为淡稀白色液，血沉有升高改变。

（5）腰椎间盘突出症：有下肢放射性疼痛时需与腰椎间盘突出症相鉴别，后者有明显腰部疼痛，腰椎 CT 或 MRI 可明确诊断。

二、主要护理问题

1. 疼痛和活动受限

主要是股三角区和下肢前内侧疼痛，髋关节的活动受限，疼痛严重者可引发被动体位，行走步态异常。

2. 生活自理能力下降

严重者夜间翻身等动作诱发疼痛，活动受限引起跛行，步态异常、左右下肢受力不平衡等，均可显著影响日常生活、工作。

3. 情绪焦虑

急性疼痛，且影响日常生活自理能力的疾病，大多会引起患者不同程度的焦虑、抑郁状态。

三、西医康复护理评估

1. 视觉模拟评分法

疼痛是腰大肌下滑囊炎的最主要症状，VAS 评分可根据患者对疼痛的感知程度，较为客观地对患者病情轻重及治疗效果进行评估。

2. 腹股沟肿块大小

可利用超声检查等可视手段观察治疗前后肿块大小变化。

3. Barthel 指数评定

用于评定腰大肌下滑囊炎患者治疗前后的综合功能状况和生活质量的总体评价。

4. 步态分析

通过分析步态的数据和曲线，客观地评定腰大肌下滑囊炎患者的病情轻重及治疗效果。

5. 抑郁调查表

用于评估腰大肌下滑囊炎患者的不同程度的心理问题。

四、中医康复护理评估

1. 辨证分型

（1）瘀血阻络型：髋部急性扭伤，或慢性劳损治疗失当旧伤未愈反复发作，致筋脉受损，瘀血留内，阻滞气血，络道不通则痛。

（2）血不荣筋型：素体气血虚弱，且久劳伤及髋部，反复保持某一单一姿势，单一动作，日久而致筋脉劳损，气血耗伤。血不荣筋，气不充脉，筋脉失却濡养而发病。

（3）湿热壅滞型：患者或素体湿热偏盛，或饮食失节，恣食膏粱肥甘，滋腻困脾助湿生热，湿热壅滞于经络关节之间，加之久病迁延，体生浊毒入络，络阻成瘀发为本病。

（4）痰湿流注型：因风寒之邪外袭，致血脉被阻，津液不布，酿成痰湿，流注于筋骨关节之间，发为本病。

2. 肌肉骨骼触诊

患者仰卧位，屈髋屈膝，触诊股三角区、腹股沟三角区、大腿前侧、内侧，寻找压痛点压痛和肌肉紧张程度。摸到局部肿胀、肿块后一松一紧检查有无波动感。

五、中医康复护理措施

1. 中医适宜技术对症护理

（1）推拿治疗：取仰卧，半屈髋屈膝位，于患者腹股沟区、股三角区痛点处采用深按、揉、理、擦、点穴等手法，之后配合患者主、被动屈、伸活动髋关节，酌情配合拉伸腰大肌。并以擦法为整理手法，在上述部位操作，增加化瘀消肿散结之功效。

（2）艾灸疗法：可选取肾俞、关元、气冲、髀关、血海、三阴交等，瘀血重者加委中、膈俞等，气血虚者加中脘、足三里等，痰湿重者加阴陵泉、丰隆等。以艾条、艾炷或艾灸盒等进行操作，以皮肤红润为度，注意防护，达到舒筋活络、通经止痛的作用。

（3）耳穴压豆疗法：选取腰骶椎、髋、肾、神门等穴位，压豆后嘱患者每天按压压豆4～5次，每次约15分钟，按压时以轻感刺痛、胀、耳郭微灼热感为佳，按压时注意力应集中。

（4）拔罐疗法：选取背部两侧膀胱经所在部位，大腿前侧、内侧、外侧循经拔罐，可留罐10～20分钟，达到舒筋活络、通脉止痛的功效。

（5）中药熏蒸及中药热疗：遵医嘱，选用适宜的中药外用处方，充分暴露患者腰臀、下肢，注意保暖，严格控制治疗温度及治疗时间，使药物经皮吸收，达到温经通脉、消肿止痛的作用。

（6）针刺疗法：此项治疗可以有效缓解患者髋部、下肢疼痛及活动受限症状。可取肾俞、三焦俞、气冲、髀关、血海、三阴交等。瘀血重者加委中、膈俞等，可配合刺络放血，气血虚者加中脘、足三里等，湿热者加阴陵泉、大肠俞、曲池等，痰湿重者加阴陵泉、丰隆等。

2. 饮食疗法

腰大肌下滑囊炎患者，由于疼痛、活动受限等，往往造成活动量减少，胃肠蠕动减慢，进而导致脾胃功能下降，出现不思饮食、便秘等症状，而便秘导致腹压升高，且延长排便时间，蹲坐姿势也可能导致疼痛加重。因此，指导患者饮食，以促进胃肠蠕动，预防便秘。另外，根据辨证分型，搭配适当的饮食方案，与内服汤药一同促进病情恢复。

（1）瘀血阻络型患者：应适当添加活血化瘀、行气通络之品，如三七、陈皮、姜黄、山楂等。

（2）血不荣筋型：应以补益气血之品为主，如当归、阿胶、大枣、桂圆、动物肝脏、山药、山茱萸等。

（3）湿热壅滞型：在饮食中着重加入清热利湿之品，如茯苓、黄芪、冬瓜、薏米、马齿苋、海带等，并且避免或减少摄入肥甘厚味之品，以免滋腻困脾，助湿生热。

（4）痰湿流注型：痰湿型患者重点是化痰祛湿，可搭配生姜、肉桂、陈皮、茯苓、扁豆、丝瓜、川贝、红豆等。

3. 生活起居护理

多数腰大肌下滑囊炎患者的发病与长期受力过度或姿势不良有关，故生活起居的护理指导是必要的。

（1）调整日常不良的行走坐卧姿势，且避免久行、久立、久坐，以免加重腰大肌等受力，加重对髂耻滑囊的挤压和磨损。

（2）减少负重，变换体位及取放物品，尤其下蹲或弯腰拾物时，动作宜慢，幅度宜小，避免大幅度突然动作。

（3）治疗期间，患者宜卧床休息，保持髋关节放松体位，并注意保暖，防止风寒湿邪侵入经络，阻滞气血运行，加重病情。

（4）治疗后，短期内不宜做腰、髋及下肢大幅度和过快、过重的活动。

4. 情志护理

本病患者不良情绪多数与疼痛、活动受限和影响劳动相关。

（1）及时与患者及其家属进行充分沟通，向其讲述本病机理、治疗方案和预后情况，鼓励患者树立战胜疾病的信心，疏导患者不良情绪，提高患者依从性。

（2）维持周围环境的整洁、雅静、空气流通，使患者情绪处于安定、愉悦状态。征得家属配合，消除患者的后顾之忧，安心接受治疗。

（3）选取适当的中国传统音乐疗法进行调护，如在清晨起床后和晚饭前可听理疗养生音乐，根据患者证型，选择适合的曲目，气滞血瘀型患者可选择角调乐曲（《春风得意》《春之声圆舞曲》等）、徵调乐曲（《新春乐》《狂欢》等），痰湿型患者可选择《阳春》《高山》等。每次 20 分钟，来平复患者心情。注意听乐曲时应处于宽敞、整洁的环境，选取合适体位，避免噪音干扰。

5. 用药护理

（1）针对疼痛较重，需要口服药物或静脉输液治疗的腰大肌下滑囊炎患者，遵医嘱，予口服止痛药或营养神经药物。滑囊内积液较多时，可酌情抽吸积液后注射药物以止痛、消炎。

（2）需要口服中药汤剂的患者，遵医嘱指导患者服药。

6. 健康教育

（1）疾病发作及治疗期间避风寒，减少局部活动，多卧床休息。

（2）经治疗疼痛逐渐减轻后，以及平素预防，需加强髋关节的主动、被动屈伸、收展、旋转的功能锻炼；同时加强腰大肌肌力练习，如仰卧起坐、仰卧举腿（双下肢）的练习，结合髂腰肌的拉伸等训练，可有效促进恢复和减少复发。

（3）根据患者病情，可以指导患者选择中国传统功法五禽戏、易筋经、八段锦等，以行气通络、舒筋活血、强筋壮腰，如选取五禽戏中熊晃、熊运、鸟飞、鸟伸等（具体内容详见第三章）。

（4）预防复发：腰大肌下滑囊炎患者经过一段时间的治疗和休息后，症状可基本缓解或痊愈，但若劳损日久、再度损伤，或康复训练不足等因素，易反复发作。迁延不愈影响髋关节血运和功能，易引起膝关节、踝关节和腰椎相关疾病。故结合患者病情，加强健康教育，指导患者建立良好的生活习惯，预防复发。

（兑振华）

第二十节　腰骶部肌筋膜炎

一、概述

腰骶部肌筋膜炎，又被称为腰骶部纤维组织炎，或腰骶部肌肉风湿病，发病年龄以中青年居多，是因受风寒湿邪侵袭，或长期频繁的、单一的腰部活动，造成肌腱、韧带、肌筋膜等软组织反复受力、磨损而形成慢性损伤，引起无菌性炎症，炎症物质对神经末梢产生化学刺激而引发疼痛。早期炎症相对较轻，随着损伤积累，形成炎性粘连，纤维组织增生，腰痛逐渐加剧。本病属中医"痹证""腰痛"范畴，多因风寒湿邪侵袭，劳伤血瘀或肾虚劳损所致。风寒湿邪侵袭与劳伤血瘀是本病发生的外因，而肾虚劳损是本病发生的内因。

1. 病因

急慢性损伤造成组织水肿、粘连，形成一个个激痛点，或由于居住环境潮湿、冒雨涉水、汗出当风、冷热骤变等原因，致使风寒湿邪侵袭人体，组织代谢失调，代谢物滞留、发生粘连挛缩。肌肉挛缩时，局部毛细血管骤然收缩，肌肉处于缺血、缺氧状态，产生大量有害代谢产物。如不能及时恢复和清除，有害物质堆积，刺激局部组织，产生相应的症状。

2. 症状

（1）发病之前可有受伤、劳累、感受风寒湿病史，但也有部分患者无明显原因而发病者。

（2）主要表现为腰部及臀部疼痛，呈现隐痛、酸痛或胀痛特征。

（3）急性发病者多因受伤、劳累、风寒湿等外邪侵袭等诱因而迅速起病，疼痛剧烈，伴有肌痉挛，腰部活动受限。疼痛可自腰部向臀及大腿放射，但不过膝。疼痛可持续数周至数月而自愈，或转为慢性。

（4）慢性起病者发病前多无明显诱因。表现为腰部皮肤麻木、疼痛，有酸胀感，多与天气变化有关，每逢阴天疼痛症状加重。局部畏寒，受凉后腰痛加重，得温则痛减。有时疼痛部位走窜不定，腰部有沉重感。病重时则活动不便，影响工作和生活。

3. 体征

（1）急性起病者或疼痛剧烈者，患者可处于强迫体位，腰部僵直，行动不便。

（2）局部常常可以触及激痛点、伴有压痛的筋节或筋束，是本病常见体征。

（3）按压时疼痛剧烈，其疼痛可向远端传导。

（4）本病患者虽然常常自觉麻木等感觉异常，但检查时一般并无明显感觉障碍。

4. 辅助检查

（1）腰椎 MRI 抑脂像可见皮下筋膜层高信号影。

（2）临床上常检测红细胞沉降率（ESR）、抗溶血性链球菌素"O"（抗"O"）及类风湿因子（RF）等。阳性结果者表明其病因属风湿性或类风湿病变。

5. 诊断

（1）可有外伤后治疗不当、劳损或外感风寒等病史。

（2）腰骶部酸痛，肌肉僵硬发板，有酸胀、沉重感，疼痛常与天气变化有关，阴雨天及劳累等诱因可使症状加重。

（3）腰骶部有固定压痛点或压痛较为广泛，有时可触及条索状或结节状改变，急性期多存在腰部活动受限。

（4）腰椎 MRI 抑脂像可见皮下筋膜层高信

号影。

6. 鉴别诊断

（1）腰椎结核：相比腰背肌筋膜炎较少见。其疼痛性质为持续性进行性加重，无缓解期。因肌肉痉挛而活动受限，使躯干呈僵硬性后伸，从地上拾物时，尽量屈膝屈髋下蹲，而避免弯腰。稍晚可出现寒性脓肿。X 线检查可见椎体骨质破坏和腰大肌寒性脓肿。

（2）腰椎间盘突出症：以腰部疼痛伴沿神经根分布区放射的根性痛为特点，具有明确的神经定位特征，和肌力下降、腱反射降低等典型体征，结合 CT 等检查发现椎间盘突出压迫神经根，且被压迫神经根节段与神经定位特征相一致，即可做出诊断。而腰骶部筋膜炎向下肢传导的疼痛，多在大腿后外侧，一般不超过膝关节，并且无典型的沿神经节段支配区分布的特征。

（3）腰椎小关节紊乱：腰椎小关节紊乱也可出现腰骶部疼痛，并可引起相应肌肉痉挛，但其压痛范围局限，压痛点通常位于棘突外缘小关节处。X 线斜位片可确定有无腰椎小关节关系紊乱。

（4）强直性脊椎炎：多发于青年男性，腰骶部疼痛多呈进行性加重，并多向上蔓延。常伴有肌萎缩及骶髂关节或腰骶部强直，晨僵明显，X 线片和实验室检查可协助诊断。

二、主要护理问题

1. 腰骶部疼痛

与感受外邪、经脉阻滞，或闪挫扭伤、气滞血瘀、筋脉受损，或久病体虚等有关。

2. 活动受限

与腰骶部气滞血瘀、筋脉拘急、气血运行不畅导致的疼痛和肌肉紧张、痉挛有关。

3. 情绪焦虑

与腰骶部疼痛、活动受限，及病情迁延反复等有关。

4. 预防复发

与复感外邪、劳累刺激、再度损伤、康复训练不足等因素有关。

三、西医康复护理评估

腰骶部肌筋膜炎因患者的体质、年龄和发病时间，以及腰骶部局部组织炎症反应不同，其临床表现也有所不同。因此，要判断疾病轻重，并评估治疗效果，对腰骶部肌筋膜炎患者进行康复护理评估是十分重要的，常用到的西医康复护理评估如下（具体方法见第二章）。

1. 腰椎活动度评定

通过量角器等来测定患者腰部关节活动角度，以对其腰椎功能及身体执行力进行评估。

2. 视觉模拟评分法

腰部疼痛是腰骶部肌筋膜炎患者的主要临床表现，VAS 评分可根据患者对疼痛的感知程度，较为客观地对患者病情轻重及治疗效果进行评估，也是本病最为重要的评定指标之一。

3. Oswestry 功能障碍指数

患者评估自我量化功能障碍的问卷调查表，包括了疼痛程度、单项运动功能和个人综合功能三个方面的评定。

4. JOA 腰背痛评分

JOA 腰背痛评分包括症状、体征和日常生活活动（ADL）。可根据治疗前后评分计算改善指数和改善率。

5. Roland-Morris 功能障碍调查问卷

评估腰骶部肌筋膜炎患者运动功能状态的一种问卷调查，涉及问题与腰背部疼痛密切相关，能较好反映患者因疾病而出现的运动功能障碍。

6. 恐惧回避信念问卷

测量患者对疼痛的恐惧，以及由于恐惧而避免体育活动进行评估。

四、中医康复护理评估

1. 辨证分型

（1）风寒湿痹型：腰部疼痛，肌肉等软组织僵硬板滞、转侧不利，疼痛牵及臀部、大腿后侧，阴雨天气疼痛加重，伴恶寒怕冷。舌淡，苔白，脉弦紧。

（2）气滞血瘀型：晨起腰背部僵硬、板滞，刺痛、痛有定处，轻则腰部屈伸不利，重则痛剧，甚而卧床不能转侧，痛处拒按。部分因跌扑闪挫等损伤所致。舌紫暗，苔少，脉涩。

（3）肝肾亏虚型：腰部隐隐作痛，痛势绵绵不绝，腿膝酸软无力，劳累后更甚，休息后缓解。舌淡，苔少，脉细弱。

2. 肌肉骨骼触诊

患者取俯卧位，充分暴露腰背部，检查者立于患者一侧，先用手掌或五指平伸，在患者腰骶部做广泛而浅表的触诊，初步寻找大致疼痛区域，再逐渐增大力度，过渡到一指触诊，必要时可适当加压用力做深部触诊。腰骶部筋膜深浅皆有，需仔细触摸、寻找。判断肌肉张力大小，寻找有无压痛点、激痛点、肿块、筋节和筋束，以及肿块和结节的质地、大小、活动度等，是重点触诊内容。

五、中医康复护理措施

1. 中医适宜技术对症护理

根据患者的病情选择适宜的中医脊柱康复护理技术。

（1）推拿疗法：遵循先轻后重，先健侧后患侧的原则。用手掌或大鱼际部沿脊柱两侧膀胱经按揉脊椎两旁肌肉，直至臀部、大腿后外侧，使气血流畅，筋络舒展。双手拇指在膀胱经大杼、肾俞、大肠俞、秩边、环跳、委中、阿是穴等处施以点、按、揉手法，以通络止痛。以双手拇指在压痛点上方自棘突旁把骶棘肌向外下方推开，由上而下直至骼后上棘，如此反复推理腰肌。一手按其腰部，另一肘屈曲抬起患者一侧大腿下端，两手配合按腰扳腿，随着节奏逐渐用力，有时可听到弹响。术者两手拇指和其余四指指腹对合用力，捏拿腰部肌肉，用力方向垂直于肌腹，自上而下直至腰骶部臀大肌，重点拿捏腰椎棘突两侧竖脊肌和压痛明显处，可酌情做适当力度的弹拨手法。以掌根或小鱼际着力推擦揉摩腰骶部，边操作边自上而下移动，以腰骶部感到微微发热为度，结束手法治疗。

（2）艾灸疗法：可选取腰部阿是穴、肾俞、大肠俞、命门、腰阳关、环跳、次髎等，以艾条、艾灸盒或隔姜灸等进行操作，以皮肤红润为度，注意防护，每次约 15～20 分钟，达到舒筋活络、通经止痛的作用。

（3）耳穴压豆疗法：选取腰骶椎、髋、肾、膀胱等穴位。压豆后嘱患者每天按压压豆 4～5 次，每次约 15 分钟，按压时以轻感刺痛、胀、耳郭微灼热感为佳，按压时注意力应集中。

（4）拔罐疗法：选取背部督脉及两侧膀胱经所在部位，循经拔罐，亦可循经走罐后留罐于大椎区、腰中区、肾俞区、命门区等，可留罐 10～20 分钟，达到舒筋活络、通脉止痛的功效。

（5）中药熏蒸及中药热疗：遵医嘱，根据患者证型选用适宜的中药外用处方，充分暴露患者腰背部，注意保暖，严格控制治疗温度及治疗时间，使药物经皮吸收，达到温经通脉、消肿止痛的作用。

（6）针刺、小针刀疗法：此两项治疗可以有效缓解患者腰部疼痛及活动受限，解除肌肉及软组织紧张痉挛，促进腰部功能恢复等。针刺选穴以局部选穴为主：阿是穴、肾俞、大肠俞、气海俞、腰阳关、腰眼、殷门等。亦可配合艾灸、拔罐等疗法，使用温针灸、针罐结合等治疗手法。针刀解除痉挛和软组织粘连效果较好，操作后在针孔处加压促进排血，擦干后以创可贴贴敷针孔处，最后可进行腰部斜扳法或腰部牵抖或腰部摇法。

2. 饮食护理

饮食方面，需注意避免过食辛辣、寒凉、油腻、助湿之物。同时可根据证型，酌情予相应的饮食调护指导。

（1）风寒湿痹型患者可酌情增加散寒、祛湿之品，可选取葱白炒鸡蛋、醋椒豆腐等食谱，适当增加辛温之品，如葱、姜、肉桂、胡椒等。

（2）气滞血瘀型患者应以行气活血之品为主，可选取三七、陈皮、鱼尾、山楂等食材。

（3）肝肾亏虚型患者适当增加补肝肾强筋骨的食品，但应结合患者体质，避免久病体虚，进补太过，应以粥食、煲汤为主，尽量减少生冷瓜果等寒凉之物损伤脾肾之阳，或肥甘厚味滋腻困脾，酌情选取黑木耳、枸杞、人参、山药、黑豆、黑芝麻等食材。

3. 生活起居护理

大部分腰骶部筋膜炎患者发病与姿势、用力不当有关，且疲劳、过度用力、不当的日常姿势及体位、寒湿等外邪侵袭等都会导致腰部疼痛加重，故应注重对患者生活起居的护理和指导。

（1）急性期患者应卧硬板床休息，制动3～5天，以缓解疼痛及痉挛，促进恢复，同时环境应安静、舒适。

（2）调整日常不良姿势，指导患者正确的坐、站及卧姿，避免久行、久立、久坐造成劳累，加重病情。

（3）注意保暖，防止受凉受潮等导致疼痛加重。必要时改善居住环境，避免反复感受寒湿刺激。

4. 情志护理

腰骶部筋膜炎患者腰部疼痛剧烈，活动受限，病情转为慢性病程，或反复发作者较多，患者多因此产生焦虑、急躁、抑郁等负面情绪，影响治疗。

（1）及时与患者及其家属进行充分沟通，告知病情的相关知识，以及预防及治疗的原理和方案，鼓励患者树立战胜疾病的信心，疏导患者不良情绪，提高患者依从性。

（2）鼓励家属对患者提供环境和情感的多方面支持，必要时改善患者居住环境，宽敞、整洁、明亮、温暖、安静、空气流通的环境等，对患者沉郁心理和躯体症状均可起到良好的改善作用。

（3）选取适当的中国传统音乐疗法进行调护，如在清晨起床后和晚饭前可听理疗养生音乐，根据患者证型，选择适合的曲目，如气滞血瘀型腰骶部肌筋膜炎患者，可选择角调乐曲（《胡笳十八拍》《江南好》等）、徵调乐曲（《新春乐》《步步高》等），每次20分钟，来平复患者心情。寒湿痹阻型患者，可选用火乐的徵调音乐，如《樵歌》《渔歌》《步步高》《狂欢》等，提振阳气，促进循环。注意听乐曲时应处于宽敞、整洁的环境,选取合适体位,避免噪音干扰。

5. 用药护理

（1）针对病情偏重，需要口服药物或静脉输液治疗的腰骶部肌筋膜炎患者，遵医嘱，予口服消炎止痛药等。

（2）需要口服中药汤剂的患者，遵医嘱指

导患者服药。

6. 健康教育

（1）积极进行适度的腰背部功能锻炼可以有效促进本病恢复。可选择以下练习方法，以增强腰背肌肌力：桥式运动、猫式伸展、体侧拉伸等。

（2）根据患者病情，可以指导患者选择中国传统功法八段锦、五禽戏、太极拳等，以行气通络、舒筋活血。如八段锦中的双手攀足固肾腰、摇头摆尾去心火，五禽戏中的猿摘、鹿抵、熊晃、虎扑等。

（3）积极参与户外活动或体操锻炼，综合提高身体素质，保证每日接受一定阳光照射。

（4）指导患者正确的行走坐卧姿势，经常变换体位，避免腰、背、骶部过劳，导致疼痛加重。

（5）急性损伤者应及时治疗，避免迁延日久成为慢性劳损。

（6）预防复发：腰骶部筋肌膜炎患者经过一段时间的治疗和休息后，症状可基本缓解或痊愈，但因劳损日久、再度损伤、康复训练不足、复感外邪等因素，易反复发作。故结合患者病情，加强健康教育，指导患者建立良好的生活习惯，预防复发。

（兑振华）

第二十一节　脊柱裂

一、概述

脊柱裂是指由于先天性的椎管闭合不全，在脊柱的背或腹侧形成裂口，可伴或不伴有脊膜、神经成分突出的畸形。临床上此种畸形十分多见，在普查人口中占 5%～29%。其中多发于第 1 和第 2 骶椎与第 5 腰椎处。其发生原因主要是胚胎期成软骨中心或成骨中心发育障碍，以致双侧椎弓在后部不相融合而形成宽窄不一的裂隙。

1. 临床分型

临床分为 2 种类型：隐性脊柱裂和显性脊柱裂。单纯骨性裂隙者称为隐性脊柱裂，最为多见；如同时伴有脊膜或脊髓膨出，则为显性脊柱裂。

2. 症状

（1）局部皮肤表现：最常累及第 5 腰椎和第 1 骶椎，病变区域皮肤大多正常，少数显示色素沉着、毛细血管扩张、皮肤凹陷、局部多毛等较轻微的皮肤异常。严重的脊柱裂患者可见到腰骶部皮肤隆起或肿块，或局部凹陷，或皮肤呈瘢痕样改变，可能伴有分泌物或感染、多毛等，婴幼儿可根据上述情况进行早期诊断。

（2）下肢感觉运动功能障碍：包括下肢和会阴部的深浅感觉障碍，下肢常发凉、发麻、足底与臀部产生营养不良性溃疡，严重者烫伤或割伤时仍不知道疼痛；下肢运动功能障碍尤其是足和踝的力量弱，如足下垂、足部和踝部的畸形，如高弓足、外翻足、马蹄内翻足等。

（3）大小便功能障碍：表现为大便困难、秘结、严重的肛门括约肌松弛无力、大便失禁、肛门反射减弱或消失。小便异常为脊柱裂的各种病理变化导致神经源性膀胱所致，表现为排尿困难、尿急、尿频、学龄时仍然经常遗尿、尿失禁、尿潴留等，严重者晚期引起输尿管肾盂积水，最后导致肾衰竭。

（4）腰骶部、会阴部、臀部及下肢的疼痛等。隐性脊柱裂常伴有慢性腰痛，且多在成年后出现。

3. 体征

（1）腰骶部有明显压痛，严重时双下肢肌力、肌张力减弱或增加、膝腱或跟腱反射消失，肌肉萎缩变形。

（2）可并发脊柱侧凸、骨盆不对称、骶骨发育不良、关节脱位或一侧下肢短缩等。

4. 辅助检查

（1）X 线检查：对确诊有重要意义，平片显示多见于下腰椎及上骶椎的单节段或多节段左右椎板不联合，范围可呈狭窄的裂隙状或较宽阔的骨缺损区，可见游离棘突及椎弓根距离轻度增宽，有时两侧椎板未完全分离，有部分相连而形成凹槽，必要时可行脊髓造影以了解椎管内有无梗阻、充盈缺损和畸形等。

（2）CT 检查：CT 平扫可清晰显示椎骨缺损，CT 脊髓造影可以判断隆起的包块内有无膨出的椎管内容物。

（3）MRI：是脊柱裂和脊髓栓系的首选检查方法，可见脊膜脊髓膨出、圆锥低位及合并其他椎管内先天性异常，是 MRI 对隐性脊柱裂检查的三大优势。通过 MRI 的检查，临床可区分出囊性脊柱裂、复杂性隐性脊柱裂和单纯性隐性脊柱裂。

5. 诊断

（1）腰骶部疼痛。

（2）下肢感觉运动功能障碍。

（3）大小便功能障碍。

（4）通过 X 线、CT、MRI 能够明确骨性裂隙的位置和大小。

6. 鉴别诊断

本病可与腰椎间盘突出症和腰肌劳损相鉴别。

（1）与腰椎间盘突出症的鉴别：本病常为慢性腰痛，腰椎间盘突出症腰痛更为剧烈；本病一般不牵涉到下肢，直腿抬高试验阴性。而腰椎间盘突出症为下肢；通过腰部 CT 或者 MRI 可以明确诊断。

（2）与腰肌劳损的鉴别：腰肌劳损压痛范围大，除腰部外，腰骶部或臀部有时也有压痛。而脊柱裂的腰骶部疼痛则比较局限。

（3）此外，还要注意与坐骨神经痛、腰椎管狭窄症、急性骶髂关节扭伤、梨状肌综合征、腰椎结核、肾周围脓肿、腰椎恶性肿瘤等相鉴别。

二、主要护理问题

1. 腰部慢性疼痛

脊柱裂患者的腰痛常常为慢性腰痛，劳累后加重，休息后减轻，一般不能从事剧烈的体育运动，运动后疼痛加重。慢性腰痛日久常常伴有相应阶段的椎间盘退变。

2. 下肢感觉运动功能障碍

因脊柱裂常常造成相应水平椎体的失稳，长期失稳又会造成相应水平的椎间盘突出，脊髓功能损伤，出现下肢的功能障碍。

3. 大小便功能障碍

大小便功能与马尾神经功能损伤相关。

4. 预防复发

与复感外邪、再度损伤、康复训练不足等因素有关。

三、西医康复护理评估

对患者进行康复护理评估是十分重要的，常用到的西医康复护理评估如下（具体方法见第二章）。

1. 腰椎活动度评定

通过量角器等来测定患者腰椎关节活动角度，以对其腰椎功能及身体执行力进行评估。

2. 肌力评定

脊柱裂患者大多存在腰臀部肌力减退及下肢肌力减退，可行各种肌力检测手法等对其肌力进行较为精准的评估。

3. 视觉模拟评分法

腰腿疼痛是脊柱裂患者的主要临床表现，VAS 评分可根据患者对疼痛的感知程度，较为客观地对患者病情轻重及治疗效果进行评估。

4. Oswestry 功能障碍指数

脊柱裂征评估自我量化功能障碍的问卷调查表，包括了疼痛程度、单项运动功能和个人综合功能三个方面的评定。

5. JOA 腰背痛评分

JOA 腰背痛评分包括症状、体征和日常生活活动（ADL），指标简单合理。可根据治疗前后评分计算改善指数和改善率。

6. Roland-Morris 功能障碍调查问卷

评估脊柱裂患者运动功能状态的一种问卷调查，涉及问题与腰背部疼痛密切相关，能较好地反映患者因疾病而出现的运动功能障碍。

7. 恐惧回避信念问卷

测量患者对疼痛的恐惧，以及由于恐惧而避免体育活动进行评估。

四、中医康复护理评估

1. 辨证分型

（1）血瘀气滞证：腰痛如刺，痛处固定，拒按，腰肌板硬，转摇不能，动则痛甚。舌暗红，脉弦紧。

（2）风寒阻络证：腰部冷痛，转侧俯仰不利，腰肌硬实，遇寒痛增，得温痛缓。舌质淡，苔白滑，脉沉紧。

（3）肝肾亏虚证：腰痛日久，酸软无力，遇劳更甚，卧则减轻，腰肌萎软，喜按喜揉。偏阳虚者面色无华，手足不温，舌质淡，脉沉细；偏阴虚者面色潮红，手足心热，舌质红，脉弦细数。

2. 肌肉骨骼触诊

患者压痛点常在 L5/S1 棘突上，患侧竖脊肌、内收肌、梨状肌、臀大肌有明显的压痛。

五、中医康复护理措施

1. 中医适宜技术对症护理

根据患者的病情选择适宜的中医脊柱康复护理技术。在患者知情同意的前提下，患者可行推拿、针刺、耳穴压豆、艾灸、拔罐、中药熏蒸、牵引、中药热疗等治疗（具体治疗方法详见第三章），以期快速恢复正常生活。

（1）推拿疗法：选择腰骶部穴位，如关元俞、大肠俞、腰眼、环跳、秩边等穴，以按、揉、点等手法操作，尤其对腰骶部周围肌肉痉挛患者的筋结进行弹拨手法达到疏通经络、解痉止痛、行气活血、整复关节的作用。

（2）艾灸疗法：主要对命门穴、气海俞、肾俞、腰眼穴、患侧秩边穴进行艾灸。

（3）耳穴压豆疗法：以神门、肾上腺、腰椎、骶椎和小肠为主穴，体虚者可加三焦，脾虚不欲食者可加大肠，急躁易怒者可加肝。压豆后嘱患者每天按压压豆 4～5 次，每次约 15 分钟，按压时以轻感刺痛、胀、耳郭微灼热感为佳，按压时注意力应集中。

（4）拔罐疗法：选取背部督脉及两侧膀胱经所在部位，循经拔罐，亦可循经走罐后留罐于大椎区、腰中区、肾俞区、命门区等，可留罐10～20分钟，达到舒筋活络、通脉止痛、强腰壮脊的功效。

（5）中药熏蒸及中药热疗：遵医嘱，选用适宜的中药外用处方，充分暴露患者腰背部（及下肢部），注意保暖，严格控制治疗温度及治疗时间，使药物经皮吸收，达到温经通脉、消肿止痛的作用。

（6）针刺、小针刀及牵引疗法：针刺穴位主要选择关元俞、大肠俞、腰阳关、秩边、环跳、八髎等穴位进行针刺，以起到疏通经络的作用。小针刀主要对腰骶部的筋膜进行松解。

2. 饮食护理

脊柱裂患者如果出现大小便功能障碍，可予患者土豆泥、山药泥等食物加强肠道蠕动，促进胃肠道排空。

3. 生活起居护理

（1）脊柱裂患者常常存在腰骶部失稳，因此患者要注意搬重物时集中注意力。

（2）最好不要从事剧烈运动。避免久行、久立、久卧。可以适当地配戴护腰。

（3）建议睡垫子在6～10厘米的床。睡眠时腰部可以适当垫高3厘米恢复腰部曲度，侧卧位两腿中间夹靠枕。

4. 情志护理

脊柱裂患者的主要情绪问题是恐惧，由于得知自己骨骼的缺失，害怕自己的腰部损伤。这时我们要对患者进行科普，建立患者对脊柱裂的科学的认识模式，消除恐惧，积极乐观的生活。

5. 用药护理

（1）针对疼痛较甚者，可服用非甾体抗炎药，疼痛减轻即可停药。

（2）需要口服中药汤剂的患者，遵医嘱指导患者服药。

6. 健康教育

（1）根据患者病情，可以指导患者选择中国传统功法五禽戏，以行气通络、舒筋活血、强筋壮腰。也可选择以下练习方法以锻炼腰背肌功能，缓解疼痛及活动受限。①飞燕式动作：患者取俯卧位，双上肢后伸，上身和下肢同时抬起并后伸，仅以腹部支撑并尽可能维持该姿势，维持3～5秒，重复10次，可逐渐延长时间。②桥式运动：患者取仰卧位，两腿屈髋屈膝，两脚着床，抬高臀部并挺胸挺腰，吸气，维持3～5秒，放下，呼气，重复10次。③俯卧抬腿运动：患者取俯卧位，两腿伸直，双手垫于额下，左右腿交互抬起并保持3～5秒，重复5～10次，可逐渐延长时间。

（2）指导患者掌握正确的弯腰动作及咳嗽、打喷嚏方式，避免腹压突然升高，导致病情加重。

（3）指导患者正确选择与使用腰托：①腰托的规格与患者腰围相适宜，松紧度以舒适为宜；②腰托的使用时长要适宜，病情轻者，可在外出或久坐、久立时使用，病情较重者，应随时配戴；③使用腰托时，注意腰背肌功能锻炼，以防腰部肌肉萎缩。

（4）预防复发：脊柱裂患者经过一段时间的治疗和休息后，症状可基本缓解或痊愈，但因劳损日久、脊柱稳定性不佳、再度损伤、康复训练不足、复感外邪等因素，本病复发率相当高，故结合患者病情，加强健康教育，指导患者建立良好的生活习惯，预防复发。

（任树天）

第二十二节　脊柱侧弯

一、概述

脊柱侧弯是指以脊柱的某一段持久的偏离身体中线，使脊柱向侧方凸出弧形或"S"形为主要表现的疾病。本病病因尚未十分明确，现在研究认为本病与大脑皮层功能异常，或遗传因素，或先天性因素如半椎体、楔形椎、椎体半侧融合或并肋等先天畸形或神经肌肉性疾患、神经纤维瘤病或间质形成障碍等有关。多见于婴幼儿及青少年。本病属中医"脊僵"范畴。

1. 临床分型

脊柱侧弯根据其病因分为特发性脊柱侧弯和先天性脊柱侧弯，其中特发性脊柱侧弯最常见，分为婴儿型、少儿型和青春型三种。

2. 症状

青少年脊柱侧弯常无症状，而成年患者常诉腰背部疼痛。

3. 体征

（1）畸形：轻度脊柱侧弯可出现胸腰背部不对称，两侧肩胛骨不等高。严重者可导致胸廓下沉、胸廓旋转畸形、躯干缩短、上身倾斜、步态异常等。

（2）肺功能障碍：成人先天性脊柱侧弯患者的肺功能障碍较特发性脊柱侧弯患者多见，主要原因是前者肺组织发育有限。肺功能的损害程度与脊柱侧弯度数（Cobb 角）的大小成正比。

4. 辅助检查

（1）X 线检查：为诊断脊柱侧弯的基本方法，可以确定脊柱畸形的类型和严重程度，了解病因，帮助选择治疗方法和诊断疗效。X 线检查包括畸形的部位、程度、柔软度以及骨成熟度。

（2）CT、MRI 检查：CT 和 MRI 检查对评估根性疼痛和腰椎管狭窄程度很有价值。CT 用于对伴严重旋转畸形的椎管连续性情况的评估，MRI 可以指导脊柱融合水平的选择，椎间盘无退变节段应尽可能保留在融合区之外。

（3）脊髓造影检查：用于发现各个部位是否存在真性或可能性的压迫，这些发现对于决定畸形部位使用的矫正力的大小非常重要。

5. 诊断与鉴别诊断

根据患者病史、症状、体征及影像学检查可明确诊断。

本病可与腰椎间盘突出症、腰椎椎管狭窄症等相鉴别。

（1）腰椎间盘突出症：有腰痛伴下肢放射痛，腰部活动受限，脊柱侧弯，下肢感觉异常、腱反射异常等神经根受压症状。CT、MRI 检查可明确诊断。

（2）腰椎椎管狭窄症：腰部疼痛，伴一侧或双侧下肢牵涉痛，休息后症状可缓解，有特征性症状"间歇性跛行"，CT、MRI 检查可确诊。

二、主要护理问题

1. 腰背部疼痛

与感受外邪、经脉阻滞，或久病体虚、劳欲太过、脾肾亏损有关。

2. 活动受限

与身体畸形及功能障碍有关。

3. 生存质量下降

与腰背部疼痛、活动受限有关。

4. 心理障碍

与腰背部疼痛、身体畸形、活动受限以及生存质量下降有关。

三、西医康复护理评估

对脊柱侧弯患者进行康复护理评估是十分重要的，常用到的西医康复护理评估如下（具体方法见第二章）。

1. 早期筛查

在脊柱侧弯形成和发展过程中，因很少有疼痛或不适等症状而容易被忽略，如能在学龄期和脊柱改变的初期及时发现并早期进行康复训练和治疗，就能较好控制和矫正畸形，防止并发症的发生，减少患儿对远期手术的需要。定期筛查应从 8 岁开始，每 3 个月观察一次。应教育家长关注儿童的脊柱发育，并注意观察儿童是否有以下情况：①两肩不平；②两侧肩胛骨不等高；③脊柱偏离中线；④腰不对称；⑤前弯时两侧背部不对称。如果出现上述五种症状中的任何一种，应立即就医。

2. 脊柱侧凸角度测量评定

最常用的方法是 Cobb 法，上终椎上缘延长线的垂线与下终椎下缘延长线的垂线相交所形成的角即为 Cobb 角。Cobb 角不仅适用于治疗前的诊断，也适用于治疗后的疗效评定，通过在同一椎体上画一条线，可以清楚地测量治疗效果。

3. 脊柱发育成熟度（Risser 征）评定

脊柱发育成熟程度对判断脊柱侧凸发展趋势、确定治疗方案非常重要。根据髂嵴骨骺的发育程度确定的 Risser 指数，能定量反映骨发育程度。0 度为髂嵴骨骺未出现；1 度为外侧 25% 以内出现；2 度为 50% 以内出现；3 度为 75% 以内出现；4 度为 75% 以上出现，但骨骺未与髂嵴融合；5 度为全部融合。Risser 指数为 5 时，表示脊柱生长发育已结束。

4. 视觉模拟评分法

腰背部疼痛是患有脊柱侧弯成年患者的主要临床表现，VAS 评分可根据患者对疼痛的感知程度，较为客观地对患者病情轻重及治疗效果进行评估。

5. Barthel 指数评定

用于评定患者治疗前后的功能状况，也可以用于预测治疗效果、住院时间和预后。

6. 抑郁调查表

用于评定脊柱侧弯患者的不同程度的心理问题。

四、中医康复护理评估

1. 辨证分型

（1）肾气不足证：脊柱侧弯畸形，平素神疲乏力，气短、易劳累。舌质淡红，苔薄白，脉细弱。

（2）肾阳亏虚证：脊柱侧弯畸形，坐久后腰部隐隐作痛，酸软无力，肢冷，喜暖。舌质淡，脉沉无力。

（3）脾肾阳虚证：脊柱侧弯呈畸形，坐久后腰部隐隐作痛，酸软无力，肢冷，喜暖，纳差，气短乏力，倦怠懒言，大便稀溏。舌质淡红，舌体胖大，脉沉无力。

2. 望诊

患者站立位，观察双肩是否水平以及臀裂

至 C7 中垂线的距离，观察胸椎是否有生理性后凸的减小或前凸。

3. 肌肉骨骼触诊

患者俯卧位，充分暴露腰背部，检查者立于患者一侧，双手拇指指腹自上到下，沿脊柱进行滑动触摸，了解有无脊柱侧弯，并做好记录。

五、中医康复护理措施

1. 中医适宜技术对症护理

根据患者的病情选择适宜的中医脊柱康复护理技术。在患者知情同意的前提下，可行推拿、针刺、耳穴压豆、中药熏蒸、牵引、药熨等治疗（具体治疗方法详见第三章），以期快速恢复正常生活。

（1）推拿疗法：选择腰背部及相应穴位，如肾俞、腰阳关等穴，以㨰、拿、揉、拍打等推拿按摩手法以恢复肌力平衡。

（2）耳穴压豆疗法：以神门、肾、颈椎、胸椎、腰椎和小肠为主穴，脾虚不欲食者可加大肠。压豆后嘱患者每天按压压豆 4～5 次，每次约 15 分钟，按压时以轻感刺痛、胀、耳郭微灼热感为佳，按压时注意力应集中。

（3）中药熏蒸及药熨治疗：遵医嘱，选用疏风散寒、通络药物，充分暴露患者腰背部，水煎后熨烫萎缩侧肌肉，或用药物蒸气熏蒸萎缩侧肌肉，每次 30 分钟，以促进萎缩肌肉恢复。

（4）针刺、牵引疗法：此两项治疗可以改善肌肉功能，治疗前，需评估及告知患者治疗的目的、方法、可能出现的不良反应，帮助患者消除恐惧心理，准备好相应器具，严格消毒，待医生操作后，需注意观察局部皮肤的情况，如果出现不良事件，告知医生并配合其做好对症处理。

2. 手术后护理

部分严重脊柱侧弯的患者，可以选择手术治疗。

（1）翻身：术后，患者平卧，定时进行轴向 45° 翻身，以防止压疮，严禁躯干扭曲。

（2）保持呼吸道通畅：术后鼓励并协助患者咳痰、排痰，必要时给予雾化吸入、体位引流及吸痰。

（3）负压吸引的观察：由于手术创面较大，术后常规放置引流管进行负压吸引，以减少伤口血肿感染。引流量过少，应检查原因，立即疏通，必要时送往手术室重新放置。吸引的负压过大可造成引流量增加。负压以 5～10mmHg 为宜。

（4）胃肠道反应观察：由于手术牵拉及全麻所致，术后患者常有恶心、呕吐现象。术后需禁食 1～2 天，并根据患者病情给予对症处理。

（5）预防感染术后观察：每天测量并观察体温、脉搏变化，观察切口有无红肿渗出。

3. 生活起居护理

多数脊柱侧弯患者需要注意矫正日常活动中的不良姿势，故生活起居的护理指导是有必要的。

（1）调整不良姿势，指导姿势训练，如骨盆摆动运动，姿势对称性训练等，减少颈椎、腰椎前凸程度。

（2）保持环境安静、舒适，保证充足的休息时间，避免过度劳累。卧床休息时，宜选用硬板床。

4. 情志护理

脊柱侧弯可表现为胸腰背部不对称、两侧肩胛骨不等高等畸形，患者多因此产生焦虑、抑郁等负面情绪，有些患者会因此做出一些不良举动，延误治疗。

（1）及时与患者及其家属进行充分沟通，鼓励患者树立战胜疾病的信心，疏导患者不良情绪，提高患者依从性。

（2）维持周围环境的整洁、雅静、空气流通，使患者情绪处于安定、愉悦状态。

（3）选取适当的中国传统音乐疗法进行调护，肾气亏虚型患者可选择羽调式乐曲（《汉宫秋月》《轻骑兵进行曲》等），脾肾阳虚型患者可选择宫调式乐曲（《高山》《流水》等），每次20分钟，来平复患者心情。注意听乐曲时应处于宽敞、整洁的环境，选取合适体位，避免噪音干扰。争取患者早日康复。

5. 健康教育

（1）根据患者病情，可以指导患者选择中国传统功法易筋经、八段锦、五禽戏等，以行气通络、舒筋活血。也可通过以下矫正体操选择性地增强脊柱维持姿势的肌肉，调整脊柱两侧的肌力平衡，牵伸凹侧的挛缩的肌肉韧带等组织，以达到矫正畸形目的。①头顶触壁：患者取肘-膝卧位或膝-胸卧位。由于脊柱前倾斜度的不同，脊柱侧弯的运动可以相对集中在脊柱的不同节段，膝-胸卧位或膝卧位脊柱侧弯运动相对集中于上胸段，有利于矫正该段畸形。②双臂平伸或单侧"燕飞"：患者俯卧，双手置于额前，逐渐将双臂抬离地面，伸直双臂，然后将双手放回额前，反复练习。也可以只平伸上举一侧肢体，如尽力抬起左侧上肢，这一侧的肩胛带会向右倾斜，这会引起胸椎左凸，用以矫正胸椎右凸。若同时向上抬起凸侧上、下肢，形成单侧"燕飞"，这有利于增强凸侧的背肌和臀肌的力量。此外，抬起左下肢可使骨盆向右倾斜，引起腰椎右凸，矫正腰椎左凸。因此，同时抬起左上肢后伸左下肢可用以矫正常见的胸椎右凸及腰椎左凸畸形。③双腿上举或单腿上举：患者仰卧，双手放在头下，双下肢半屈曲，双足平放在垫子上，然后双下肢上举，两腿前后交替做剪式运动，以增强腰肌和腹肌的力量。还可以单腿上举同侧的上肢前（上）伸、对侧上肢下伸，以促进一侧腰腹肌的增强及腰部畸形的矫正。

（2）指导患者支具背心的正确选择与使用：①检查患者的局部皮肤，选择合适的支具背心，并在体型瘦的患者的骨突部位垫棉垫以保护局部，防受压。②腰围松紧度以能伸进两指为宜，支具背心的松紧度以能伸进一指为宜。③患者术后配戴支具背心3～6个月后（或遵医嘱），根据病情和X线结果及时取下，加强肌肉锻炼，以自身肌肉力量加强对脊柱的保护和支撑作用。

（3）预防并发症：预防继发性畸形，如因活动减少导致的挛缩，当患者使用矫形器或活动限制时，提供适应性活动以更好地完成日常生活，处理所有潜在的病变以及功能上的可能后果，并重建患者的脊柱稳定性。应注意对正在愈合中的脊柱进行矫正的区域，避免进行过强训练或活动度训练，以减少对正在愈合脊柱的压力。

（王艳国）

第二十三节　骶髂关节损伤

一、概述

骶髂关节损伤，又称"骶髂关节半脱位""骶髂关节错缝症"和"胯骨错缝"，是指遭受外力后或因女性孕产时骶髂关节面对合不良，导致骶髂关节及其韧带损伤或骶髂关节错缝，引起骶髂部疼痛和功能障碍的一种病症。临床上主要表现为持续性下腰痛或腰臀痛、长短腿和跛行。本病好发于青壮年，尤其以女性及运动员最为多见。本病属中医"骨错缝""痹症"范畴。

1. 临床分期

根据骶髂关节损伤的发生发展过程，临床分为急性期、缓解期和恢复期。

2. 症状

（1）下腰痛，伴有一侧或两侧腰臀部疼痛：弯腰、转身、仰卧等使疼痛加重；咳嗽或打喷嚏时可引起患侧疼痛，或伴有下肢放射痛。

（2）长短腿现象：常呈撅臀跛行，患肢搁腿、穿鞋袜困难。

（3）盆腔脏器功能紊乱症状：如下腹部胀闷不适及肛门坠胀感；排便习惯改变，排便次数增加；尿频、尿急，排尿困难；会阴部不适，阳痿，痛经等。

（4）腰骶部酸软乏力，经常用手支撑患侧，或常改变坐姿。产后女性可引起耻骨联合处疼痛。

3. 体征

（1）患侧骶髂关节较健侧隆起；双侧对比触摸髂后上棘时，患侧髂后上棘有凹陷或凸起，触诊髂后上棘下缘，患侧低于健侧为后错位，反之为前错位。

（2）患侧髂后下棘的内下角有压痛、叩击痛，有时可触及痛性筋结。

（3）腰部前屈、后伸活动受限，患侧侧弯明显；腰臀部肌肉紧张，臀上皮神经、臀中肌压痛明显。

（4）两侧下肢不等长或有"阴阳足"。

（5）骨盆分离试验、床边试验阳性、"4"字试验、骶髂关节旋转试验阳性。

4. 辅助检查

X线检查：可有骨盆形态改变，部分患者患侧骶髂关节间隙增宽，耻骨联合分离或上下错移。陈旧性损伤可表现为骶髂关节下缘骨质增生，关节面粗糙或骨密度增高影。

5. 诊断与鉴别诊断

根据患者病史、症状、体征及影像学检查可明确诊断。

本病可与骶髂关节炎、强直性脊柱炎等相鉴别。

（1）骶髂关节炎：特点为隐匿性发作，持续钝痛，主要发生在活动后，可以通过休息来缓解。随着病情进展，关节活动可能会因疼痛而受限，甚至休息时也可发生疼痛。

（2）强直性脊柱炎：多见于青壮年，有明显家族聚集性，主要表现为腰骶部疼痛伴僵硬，活动后可缓解；脊柱前屈、侧弯、后仰活动受限。X线检查表现为骶髂关节密度增高，椎体轮廓模糊，呈竹节样改变，小关节间隙模糊。HLA-B27多为阳性。

二、主要护理问题

1. 下腰痛及腰臀痛

与急慢性损伤、分娩损伤、耻骨韧带损伤、气滞血瘀有关。

2. 活动受限

与急慢性损伤、分娩损伤、耻骨韧带损伤等所致气滞血瘀有关。

3. 生活自理能力下降

与下腰部及腰臀部疼痛、活动受限、长短腿现象、跛行有关。

4. 情绪焦虑

与下腰部及腰臀部疼痛、活动受限、长短腿现象以及生活自理能力下降有关。

三、西医康复护理评估

1. 视觉模拟评分法

骶髂关节损伤会引起下腰部、腰臀部疼痛，VAS 评分可根据患者对疼痛的感知程度，较为客观地对患者病情轻重及治疗效果进行评估。

2. Barthel 指数评定

用于评定骶髂关节损伤患者治疗前后的功能状况。

3. 步态分析

通过分析步态的数据和曲线，客观地评定骶髂关节损伤患者的病情轻重及治疗效果。

4. Roland-Morris 功能障碍调查问卷

评估骶髂关节损伤患者运动功能状态的一种问卷调查，涉及问题与腰部疼痛密切相关，能较好反映患者因疾病而出现的运动功能障碍。

5. 抑郁调查表

用于评定骶髂关节损伤患者的不同程度的心理问题。

四、中医康复护理评估

1. 辨证分型

（1）气滞血瘀型：腰部有外伤史，疼痛如针刺，痛有定处且拒按，颈部、胸背部、腰部部位僵硬，活动困难。舌质紫暗，或有瘀斑，舌下脉络瘀紫，苔薄白或薄黄，脉弦紧或涩。

（2）肝肾亏虚型：腰部酸痛，劳累加重，休息缓解，下肢酸软乏力。偏阳虚者，面色偏白，手足不温，腰腿发凉，少气懒言，或有阳痿、早泄，女性带下清稀等，舌淡苔白，脉沉细；偏阴虚者，咽干口渴，面色潮红，五心烦热，倦怠乏力，失眠多梦，男子可有遗精，女性带下色黄味臭，舌红少苔，脉弦细数。

2. 肌肉骨骼触诊

患者取俯卧位，充分暴露腰骶部，检查者立于患者一侧，触诊髂后上棘下缘，患侧低于健侧为后错位，反之为前错位。

五、中医康复护理措施

1. 中医适宜技术对症护理

根据患者的病情选择适宜的中医脊柱康复护理技术。在患者知情同意的前提下，可对患者推拿、针刺、耳穴压豆、艾灸、拔罐、中药熏蒸、中药热疗等治疗。对于病情较重的患者，可根据病情增加小针刀（或刮痧）治疗（具体治疗方法详见第三章），以期快速恢复正常生活。

（1）推拿疗法：选择腰骶部、骶髂关节及相应穴位，如阿是穴、肾俞、大肠俞、秩边、八髎、环跳等穴，以按揉、点、推等手法操作，达到舒筋通络、松解粘连、理筋整复的作用。

（2）艾灸疗法：可选取腰骶部阿是穴、肾俞、大肠俞、委中等，以艾条、艾炷或艾灸盒等进行操作，以皮肤红润为度，注意防护，达到舒筋活络、通经止痛的作用。

（3）耳穴压豆疗法：选取腰骶椎、髋、肾、神门等穴位，压豆后嘱患者每天按压压豆 4～5 次，每次约 15 分钟，按压时以轻感刺痛、胀、耳郭微灼热感为佳，按压时注意力应集中。

（4）拔罐疗法：选取背部督脉及两侧膀胱经所在部位，循经拔罐，可留罐 10～20 分钟，达到舒筋活络、通脉止痛的功效。

（5）中药熏蒸及中药热疗：遵医嘱，选用适宜的中药外用处方，充分暴露患者下腰部（及腰臀部），注意保暖，严格控制治疗温度及治疗时间，使药物经皮吸收，达到温经通脉、消肿止痛的作用。

（6）针刺疗法：此项治疗可以有效地缓解患者下腰部、腰臀部疼痛及活动受限症状。治疗前，需要评估及告知患者治疗的目的、方法、可能出现的不良反应，以帮助患者消除恐惧心理。准备好相应器具，严格消毒，待医生操作后，需注意观察患者局部皮肤的情况。如果出现不良事件，应及时告知医生并配合其做好对症处理。

2. 饮食疗法

骶髂关节损伤患者，由于疼痛较重、活动困难等，往往不思饮食，进而导致脾胃功能下降，出现便秘等症状，而便秘可增加腹压而加重腰痛症状。因此，要指导患者饮食，以促进胃肠蠕动，预防便秘，促进恢复。

（1）气滞血瘀型患者，应以行气活血之品为主，可选取三七、陈皮、姜黄等食材。

（2）肝肾亏虚型患者，选择饮食时，需尤其注意，推动气血运行的同时，应避免久病体虚，进补太过，应以粥食、煲汤为主，尽量减少生冷瓜果，油腻厚味的摄入，选取枸杞、人参、山药等食材。

3. 生活起居护理

多数骶髂关节损伤的患者的发病与长期姿势不良有关，故生活起居的护理指导是必要的。

（1）调整日常不良姿势，指导患者正确的坐、站及卧姿，避免久行、久立、久坐。

（2）腰部不可负重，变换体位及取放物品时，动作宜慢，幅度宜小，避免大幅度弯腰或旋转。

（3）治疗期间，患者宜卧床休息，并注意保暖，防止风寒湿邪侵入经络，阻滞气血运行，加重病情。

（4）治疗后，短期内不宜做腰及下肢大幅度的活动。

4. 情志护理

骶髂关节损伤患者可表现为下腰部及腰臀部疼痛、活动受限、长短腿现象等症状，患者多因此产生焦虑、抑郁等负面情绪，有些患者会因此做出一些不良举动，延误治疗。

（1）及时与患者及其家属进行充分沟通，鼓励患者树立战胜疾病的信心，疏导患者不良情绪，提高患者依从性。

（2）维持周围环境的整洁、雅静、空气流通，使患者情绪处于安定、愉悦状态。

（3）选取适当的中国传统音乐疗法进行调护，如在清晨起床后和晚饭前可听理疗养生音乐，根据患者证型，选择适合的曲目，气滞血瘀型患者可选择角调乐曲（《春风得意》《春之声圆舞曲》等）、徵调乐曲（《新春乐》《狂欢》等）；肝肾亏虚型患者可选择羽调乐曲（《汉宫秋月》《乌夜啼》等），每次20分钟，来平复患者心情。注意听乐曲时应处于宽敞、整洁的环境，选取合适体位，避免噪音干扰。争取患者早日康复。

5. 用药护理

（1）针对病情偏重，需要口服药物或静脉输液治疗的骶髂关节损伤患者，遵医嘱，予口服止痛药或营养神经药物。

（2）需要口服中药汤剂的患者，遵医嘱指导患者服药。

6. 健康教育

（1）积极进行适度的腰部功能锻炼可以有效促进本病恢复。根据患者病情，可以指导患者选择中国传统功法五禽戏、易筋经、八段锦等，以行气通络、舒筋活血、强筋壮腰，如选取八段锦中两手攀足固肾腰动作（具体内容详见第三章）。

（2）适当进行户外活动或体育锻炼，强健体质。

（3）预防复发：骶髂关节损伤患者经过一段时间的治疗和休息后，症状可基本缓解或痊愈，但因劳损日久、再度损伤、康复训练不足等因素，易反复发作。故结合患者病情，加强健康教育，指导患者建立良好的生活习惯，预防复发。

（陈昊　李凡依）

第二十四节　脊髓损伤

一、概述

脊髓损伤是指因各种致病因素引起的脊髓横贯性损害，造成脊髓损伤平面以下的运动、感觉、括约肌及植物神经功能障碍的一种病症。本病多因外伤、炎症、肿瘤等因素导致。多见于青壮年，伤情严重复杂，并发症多，致残率高，男性多于女性。本病属于中医"痿病"范畴。

1. 临床分型

根据脊髓损伤病因分为外伤性脊髓损伤及非外伤性脊髓损伤，其中，外伤性脊髓损伤分为直接外力损伤和间接外力损伤，非外伤性脊髓损伤又分为发育性病因和获得性病因。

2. 常见症状及体征

（1）感觉障碍：主要为损伤平面以下的痛觉、温度觉、触觉及本体觉减弱或消失。

（2）运动障碍：休克期损伤节段以下表现为软瘫、反射消失；休克期过后若是脊髓横断伤则出现上运动神经元性瘫痪，肌张力增高，腱反射亢进，出现髌阵挛和踝阵挛等病理反射。

（3）括约肌功能障碍

1）排尿障碍：排尿功能障碍一般分为两个阶段，即脊髓损伤休克期的排尿障碍和脊髓损伤休克期后的排尿障碍。

①脊髓损伤休克期的排尿障碍：严重脊髓损伤后，产生损伤平面以下所有的神经活动的抑制。膀胱逼尿肌完全性麻痹，失去收缩能力。尿道括约肌肌张力降低，但不完全丧失，致使尿道阻力仍高于膀胱压力，膀胱逼尿肌麻痹形成无张力性膀胱导致尿潴留，可持续数周乃至数月。

②脊髓损伤休克期后的排尿障碍：一般在脊髓损伤 3～6 周以后，若脊髓损伤在骶髓平面以上，逼尿肌出现反射性收缩，开始时收缩持续时间短，张力低，以后收缩时间逐渐延长，张力增高，逼尿肌反射亢进达到一定程度，可产生不自主排尿，这种排尿不充分，膀胱不能将尿液排空，存留大量的残余尿。如损伤为圆锥或骶神经根完全性损伤，逼尿肌无收缩无反射，只能通过增加腹压或用导尿管排除尿液，患者出现排尿困难或充溢性尿失禁。

2）排便障碍：排便障碍一般分为两个阶段，即脊髓损伤休克期的排便障碍和脊髓损伤休克期后的排便障碍。

①脊髓损伤休克期的排便障碍：脊髓损伤 3～6 周内的排便障碍多数表现为大便失禁。

②脊髓损伤休克期后的排便障碍：脊髓损伤休克期后，腰段以上完全性脊髓损伤的排便障碍主要表现为便秘。

3. 不同节段脊髓损伤临床症状与体征

（1）上颈段（C1～C4）损伤：上颈段脊髓损伤者四肢呈痉挛性瘫痪。因 C2 段内有膈神经中枢，无论直接损伤或邻近的下颈段脊髓挫伤后水肿波及均可引起膈肌麻痹，出现呼吸困难、咳嗽无力、发音低沉。

（2）下颈段（C5～C8）损伤：出现四肢瘫痪，上肢远端麻木无力，肌肉萎缩，肌腱反射减低或消失，表现为下运动神经元性瘫痪；双下肢则为上运动神经元性瘫痪，肌张力增高，膝、踝反射亢进，病理反射阳性。损伤节段平面以下感觉消失，并伴有括约肌障碍，伤后 7～8 周建立反射性膀胱，总体反射明显。

（3）胸段（T1～L2）损伤：由于胸椎椎管较窄，脊髓损伤多为完全性，双下肢呈痉挛性截瘫和损伤平面以下感觉消失，中上胸段扭伤因部分肋间肌瘫痪可出现呼吸困难。脊髓损伤休克阶段，如 T6 节段以上损伤可出现交感神经阻滞综合征、血管张力丧失、血压下降、脉搏缓慢、体温随外界环境温度变化而出现波动。脊髓损伤休克期过后出现总体反射、反射性膀胱、射精反射和阴茎勃起等。

（4）腰膨大（L1～S2）损伤：由于胸腰段脊椎骨折机会多，膝、踝反射和提睾反射皆消失。腹壁反射则不受累，因脊髓中枢失去对膀胱及肛门括约肌的控制，排便、排尿障碍明显。

（5）脊髓圆锥（S3～S5）及马尾损伤：脊髓圆锥损伤一般不出现肢体瘫痪，可见臀肌萎缩，肛门反射消失，会阴部马鞍区感觉消失。脊髓圆锥内有排尿中枢，损伤后不能建立反射性膀胱，直肠括约肌松弛，出现尿失禁和性功能障碍。L2 以下只能损伤马尾神经，马尾神经在椎管内比较分散和活动度大，不易全部损伤，多为不完全性损伤，两侧症状多不对称，可出现剧烈的疼痛和不同程度的感觉障碍，括约肌和性功能障碍多不明显。

4. 检查

（1）X 线检查：常规进行脊柱正、侧位检查，必要时检查斜位。X 线检查基本可确定骨折部位及类型。

（2）CT 检查：判定骨折移位后侵犯椎管程度和发现突入椎管的骨块或椎间盘。

（3）MRI 检查：对判定脊髓损伤状况价值大。

（4）本体感诱发电位：测定躯体感觉系统（以脊髓后索为主）的传导功能。

5. 诊断与鉴别诊断

根据脊柱骨折后出现的肢体不同平面的瘫痪症状，结合 X 线、CT 检查及 MRI 检查可明确诊断。

本病可与急性脊髓炎、脊柱结核、脊柱肿瘤等鉴别。

（1）急性脊髓炎：急性起病，好发于青壮年，通常有前驱感染症状，临床表现为相应脊髓节段的感觉、运动障碍。根据感染病史、受伤史，结合影像学检查可鉴别。

（2）脊柱结核：患者多有结核病接触史，临床表现为全身乏力、盗汗、消瘦等全身表现，X 线检查可见锥体破坏、椎间隙变窄或锥体寒性脓肿等改变。

（3）脊柱肿瘤：颈段脊髓内占位或髓外肿瘤均可出现脊髓压迫症状，影像学检查可见相应病灶，影像学可排除。

二、主要的护理问题

1. 自理缺陷

与急性期进行脊髓制动和瘫痪有关。

2. 低效性呼吸形态

与呼吸机麻痹、排便不畅有关。

3. 体温调节无效

与自主神经系统功能的紊乱有关。

4. 腹胀、排泄困难

与胸椎损伤出现腹膜后血肿或脊髓损伤所致神经反射中断有关。

5. 心理障碍

与伤后致残有关。

6. 潜在并发症

肺部感染、泌尿系感染、压疮。

三、西医康复护理评估

脊髓损伤患者自理能力不足、日常生活困难，为更好地进行护理，需要对其进行康复护理的评估。

1. Frankel 脊髓损伤分级法

将损伤平面以下感觉和运动情况分为 5 个级别，对脊髓损伤评估有较大使用价值。

2. ASIA 评定法

ASIA 评定法主要包括感觉评分、运动评分、脊髓功能损伤程度与部分保留带、ASIA 残损指数。

3. 肌力评分

按照 0～5 级评分法进行。

4. 日常生活自理能力评估

可根据 MBI 评分量表、功能独立性评定量表进行评估。

5. 关节活动度

关节活动度又称关节活动范围，是评定运动系统功能状态最基本、最重要的手段之一，分为主动关节活动度和被动关节活动度，通过对关节活动度的评估，确定关节功能状态及康复的疗效，指导康复治疗。

6. 呼吸功能评估

可按照自觉气短、气急的分级比较法进行评估，也可用常规肺活量、最大吸氧量等客观检查项目，由于常规肺活量检查简单易行，是常用的参考指标。

7. 膀胱功能评估

膀胱功能评估包括尿流率测定、膀胱压力容积测定、尿道压力测定、残余尿量测定等。

8. 直肠功能评估

脊髓损伤后直肠功能可分为反射性大肠与弛缓性大肠。S2～S4 以上脊髓损伤可评定为反射性大肠，此节段脊髓损伤排便反射弧及中枢未受损，排便反射存在，S2～S4 以下的脊髓损伤包括马尾损伤可评定为弛缓性大肠。可根据病变特点进行评估。

9. 肌张力评估

判断有无肌张力的改变以及肌张力改变的范围与程度，为制订治疗、训练计划提供依据，检验治疗、训练的成果，判定治疗方法的优劣。常用修订 Ashworth 痉挛评定量表进行评估。

10. 脊髓损伤后社会支持状况评估

可根据社会支持评定量表（SSQ）进行评估，包括客观支持、主观支持和对社会支持的利用度 3 个维度。社会支持在帮助患者适应疾病过程，促进功能的恢复有着积极作用。

四、中医康复护理评估

1. 辨证分型

脊髓损伤患者均有肢体痿软、肢体麻木、大便不调（秘结或失禁），小便不调（癃闭或失禁）的症状，不同证型具体辨证如下：

（1）瘀血阻络型：局部肿胀，痛有定处，或有皮下瘀斑，腹胀，舌质紫暗，苔薄白，脉细涩。

（2）气虚血瘀型：伤处肿痛，肌肉萎缩，面色淡白，腹胀，气短乏力，心悸自汗，舌质暗淡，苔薄白或白腻，脉细缓或细涩。

（3）脾胃虚弱型：肌肉萎缩，神倦，气自汗，食少腹胀，面色少华，舌淡，苔白，脉细缓。

（4）肝肾亏虚型：肌肉消减，形瘦骨立，腰膝酸软，头晕耳鸣，舌红绛，少苔，脉细数。

（5）气血两虚型：面色苍白或萎黄，头晕目眩，气短懒言，心悸怔忡，饮食减少，舌淡苔薄白，脉细弱或虚大无力。

2. 肌肉骨骼触诊

患者俯卧位，充分暴露背部，检查者立于患者一侧，要对整个脊椎棘突、棘突旁和横突进行深触诊，了解后突畸形、侧弯畸形、压痛等，并做好记录。

五、中医康复护理措施

1. 中医适宜技术对症护理

根据患者的病情选择适宜的中医脊柱康复护理技术。在患者知情同意的前提下，轻症患者可行推拿、针刺、耳穴压豆、艾灸、拔罐、中药熏蒸、牵引、中药热疗等治疗，病情较重的患者可根据病情增加小针刀（或刮痧）治疗（具体治疗方法详见第三章），以期快速恢复正常生活。

（1）推拿疗法：以胃经、督脉的腧穴为主，常用擦、揉、捏、拿等手法操作，达到疏通经络、行气活血、补肝益肾的作用。

（2）针刺疗法：以手、足阳明经穴和夹脊穴为主。以达到疏通经络、行气活血等作用。治疗前，需评估及告知患者治疗的目的、方法、可能出现的不良反应，帮助患者消除恐惧心理，准备好相应器具，严格消毒，待医生操作后，需注意观察局部皮肤的情况，如果出现不良事件，告知医生并配合其做好对症处理。

（3）艾灸疗法：常用穴位有关元、气海、手三里、足三里、三阴交、悬钟、阳陵泉、肝俞、脾俞、肾俞、膏肓俞及相应节段华佗夹脊穴。关元、气海、肝俞、脾俞、肾俞、膏肓俞行隔姜灸，每穴灸5～7壮，其余诸穴均行艾条灸，灸至局部潮红为度，每穴2～3分钟，每日1～2次。

（4）拔罐疗法：常用穴位有关元、气海、外关、手三里、足三里、肝俞、肾俞等受累肌群相应体表部位等。外关、手三里、三阴交可用闪罐法，反复吸拔10余次，关元、气海可留罐15分钟左右，肝俞、脾俞、肾俞、膏肓俞及受累肌群相应体表部位可用走罐法，至局部出现暗红色瘀斑为止，每周1～2次。

（5）中药熏蒸及中药热疗：遵医嘱选用适宜的中药外用处方，充分暴露熏蒸部位，注意保暖，严格控制治疗温度及治疗时间，借助中药和热力，通过皮肤作用于机体，达到活血化瘀、疏通经络的作用。

2. 饮食护理

脊髓损伤患者，由于感觉异常、活动受限，往往不思饮食，进而导致脾胃功能下降，因此要指导患者饮食，促进恢复。脊髓损伤患者的饮食护理可以根据中医辨证选择适当的饮食。

（1）瘀血阻络型患者应以活血化瘀，理气通络为主，可选取白萝卜、山楂、桃仁等食材。

（2）气虚血瘀型患者应以健脾益气，活血通络为主，可选取黑豆红花饮、桃仁桂鱼等食谱。

（3）脾胃虚弱证患者应以健脾益气，升阳举陷为主，可选取山药、莲子、土豆等食材。

（4）肝肾亏虚证患者应以滋养肝肾，养阴填精为主，可选取枸杞、芝麻等食材。

（5）气血两虚证患者应以健脾益胃，益气养血为主，可选取大枣、桂圆、莲子等食材。

3. 生活起居护理

脊髓损伤患者生活自理能力较差，故对其生活起居进行护理和指导是必要的。

（1）在床上正确的体位变换，脊髓损伤后由于肢体功能障碍，长期卧床给患者带来一系列问题。卧床时的正确体位及正确的体位变换是预防各种并发症（如压疮、肢体畸形、关节活动度障碍等）发生的重要措施。

①仰卧位。下肢：选择髋关节伸直位（可轻度外展），膝关节伸直位垫枕（膝下不能垫枕，以免影响静脉回流），踝关节背伸位（应用垫枕）及足趾伸展位。两腿之间用枕隔开，预防髋关节内旋。上肢：肩关节外展90°，肘关节稍微

屈曲，手前臂自然放直。

② 侧卧位。下肢：选择髋关节屈曲 20°，膝关节屈曲约 60°，踝关节背伸及足趾伸展位，两腿之间应用垫枕。上肢：下侧肩关节前屈外展，肘关节屈曲 90°，手前臂旋前位。上侧肢体的肩、肘关节、手及前臂自然放在枕上，以患者感觉舒适为宜。颈椎损伤侧卧时应配戴颈围固定。

③ 截瘫患者：截瘫患者平卧时头下放置薄枕，将头两侧固定（需要保持颈部伸展位时，在颈部垫上圆枕）。侧卧时应配戴颈围保持脊柱稳定性。

④ 体位变换：体位变换时注意轴线翻身，保持脊柱的稳定性，防范继发性损害，每 2 小时变换 1 次体位，使用气垫床的患者不能代替体位转换，在脊柱不稳或刚刚稳定时，变换体位应注意保持脊柱的稳定性。在变换体位时需由 2～3 人协助完成，1 人固定颈椎，剩下的人员协助翻身。变换体位时应避免出现拖动的动作，防止皮肤受损。恢复期患者还不能完全自主完成翻身动作时，应有人协助患者完成体位转换工作。

（2）环境安静、舒适，保证充足的休息时间，避免过度劳累。

（3）注意保暖，避免受风寒。

（4）保持患者皮肤清洁干燥，预防压疮等并发症的发生。

4. 情志护理

患者常常因疾病遭受重大的心理创伤，表现为极度的压抑、烦躁，甚至发生抑郁症或精神分裂症。心理疏导及心理治疗应及早介入康复护理中去，使患者接受事实，并能认识到只要积极配合临床治疗和参与康复训练，就可以最大限度地恢复功能。

（1）与患者多沟通，要让患者宣泄和诉说内心的感受和不满，才能做好患者的思想工作。

（2）要用鼓励性的语言来激励患者，积极向上独立战胜疾病，增强面对生活的信心。

（3）调动患者积极性，可以协助患者做一些被动训练，多和患者交流，培养患者对周围环境和人的适应能力。

（4）了解患者的心理变化，帮助解决实际问题，并针对性地进行心理护理。

（5）选取适当的中国传统音乐疗法进行调护，根据患者证型，选择适合的曲目，如肝肾亏虚型患者，宜选择角调乐曲（《胡笳十八拍》《江南好》等）、羽调式乐曲（《二泉映月》《梁祝》等），脾胃虚弱型患者，宜选择宫调乐曲（《十面埋伏》《月光奏鸣曲》等），每次 20 分钟，来平复患者心情。注意听乐曲时应处于宽敞、整洁的环境，选取合适体位，避免噪音干扰。争取患者早日康复。

5. 用药护理

（1）对于需要口服中药汤剂的患者，遵医嘱指导患者服药。服用汤药期间，禁食辛辣刺激性食物，饮食清淡。

（2）对于需要服用西药的患者，遵医嘱用药，注意观察用药疗效，如果出现不良反应或并发症等及时通知医生。

6. 健康教育

（1）脊髓损伤患者家庭应对生活环境进行适当改造，以便患者能最大限度地自理生活：①房间的厅、走廊应改造，以适合轮椅进出；②家具的改造，如床的高度应适合转移到轮椅；③将楼梯改为斜坡，便于轮椅活动；④改造卫生间，用坐式马桶，周围最好有扶手；⑤患者若为家庭主妇，厨房应有一个工作台，碗橱及炊具应进行改造。

（2）根据病情增加功能锻炼，在主动运动能力基本恢复之前对瘫痪肢体进行被动关节活动训练，以防止关节挛缩和畸形的发生，动作缓慢、轻柔。

（3）根据病情，在患者可以进行主动运动时，可进行双上肢等长、等张练习，如握拳、耸肩，也可使用沙袋或哑铃进行渐进抗阻训练。

（4）指导患者正确使用轮椅，对患者进行轮椅操作的训练，包括从床到轮椅及从轮椅到床等转移方法的训练，转移时可借助一些辅助用具。

（5）指导家属尽量学会各种康复治疗的基本原则及方法，保证患者回归家庭后，能得到持久、合理、正确的康复训练。

（王艳国）

第二十五节 强直性脊柱炎

一、概述

强直性脊柱炎是指以骶髂关节和脊柱附着点炎症为主要症状，以椎间盘纤维环及其附近结缔组织纤维化和骨化、关节强直为病变特点的慢性炎性疾病。遗传因素是诱发本病的重要因素，此外，本病还因患者外感风寒湿热邪气、跌打损伤、先天不足等诱发。男性发病率明显高于女性，好发年龄为20～30岁，家族聚集倾向明显。本病属西医类风湿病范畴，多发生于脊柱、中轴骨骼和四肢大关节，对眼、肺、心血管、肾等多个脏器以及肌肉、骨骼造成不同程度损害，属自身免疫性疾病，与 HLA-B27 呈强关联。本病属中医"痹症""大偻"范畴。

1. 病史

患者多无明显外伤、扭伤史，常有晨僵症状。

2. 症状

强直性脊柱炎起病一般比较隐匿且缓慢，患者早期全身症状比较轻，常有下背痛和晨僵表现，可出现间断或长期低热、乏力、消瘦、贫血、厌食等。临床多出现以下症状：

（1）**关节表现**

① 骶髂关节炎：约 90%的患者在起病早期会出现骶髂关节炎，表现为反复腰痛、腰骶部晨僵，初起为单侧或间歇性，逐渐进展为双侧、持续性僵硬。腰痛严重者可放射至髂嵴或大腿后侧。部分患者未出现骶髂关节炎症状，仅 X 线检查结果有异常表现。

② 腰椎病变：大多数患者出现下背部和腰部活动受限，包括腰部前屈、侧弯、背伸和转动。体格检查表现为腰椎脊突压痛和腰椎旁肌肉痉挛，可进展至腰肌萎缩。

③ 胸椎病变：患者多出现胸背部疼痛，驼背畸形最为常见。当胸肋关节、胸椎联合等部位被累及时，患者呈束带状胸痛，吸气时胸廓扩张受限，咳嗽或打喷嚏时疼痛加重。严重者可因胸腹腔容量缩小出现心肺功能、消化功能障碍。

④ 颈椎病变：少数患者早期出现颈椎疼痛，并沿颈部向头、臂部放射，颈部肌肉早期出现痉挛，可进展至萎缩，还可出现颈胸椎后凸畸形。颈椎活动受限出现无法上仰、侧弯或转动的症状。

⑤ 周围关节病变：半数左右患者的首发症状为急性周围关节炎，多数出现在肩、髋、踝、膝关节，亦可累及耻骨联合。早期为局部软组织肿痛，晚期进展出现骨性粗大。

（2）**关节外表现**

① 心血管病变：患者可出现升主动脉炎、不同程度的主动脉瓣关闭不全、心脏传导阻滞，严重时可由于完全性房室传导阻滞出现阿-斯综合征。

② 肺部病变：少数患者会出现双肺上部肺叶斑点不规则的纤维化病变，重症患者出现咳嗽、气促、咯血症状。

③ 肾脏病变：一般极少数患者会出现肾功能损害，主要发生 IgA 肾病及淀粉样变。

④ 眼部病变：约 25%患者会在病程中出现眼色素膜炎、结膜炎或视网膜炎，多为单侧发病，可累及双侧。反复发作的患者会出现视

力障碍。

⑤ 神经系统病变：患者可出现颈椎脱位和脊柱骨折，引起脊髓压迫症，或可出现慢性进行性马尾综合征。

⑥ 其他：患者晚期常出现严重骨质疏松，更易发生骨折。

3. 体征

（1）脊柱前屈、后伸、侧弯、转动活动受限，可随疾病进展出现明显脊柱关节活动障碍甚至畸形。

（2）"4" 字试验阳性：患者仰卧，一侧腿伸直，一侧膝屈曲，足跟放置到直腿膝上。检查者一只手压于直腿侧髂嵴，并用另一只手上搬、下压屈屈腿膝。如出现臀部疼痛，则为试验阳性，提示存在骶髂关节病变。

（3）Schober 试验阳性：患者直立，于背部正中双髂后上棘连线上方垂直距离 10 厘米及下方 5 厘米处分别做出标记，然后让患者双膝直立、弯腰，测量上下两个标记间距，脊柱受累者则增加距离少于 5 厘米，即为阳性。

（4）胸廓活动度下降：患者直立，用刻度软尺测其第 4 肋间隙水平（女性乳房下缘）深吸气和深呼气时胸廓扩展胸围差，小于 2.5 厘米为异常。

（5）枕壁试验枕墙距离大于 0 厘米：患者立正姿势双足跟紧贴墙根，背靠墙，眼平视，枕骨后节应贴近墙壁无间隙。颈部受累时会出现颈部活动受限，枕墙距离间隙大于 0 厘米。

4. 辅助检查

（1）X 线检查：椎体出现骨质疏松及 "方形椎"，椎体旁韧带钙化、骨化，脊柱生理曲度发生改变，相邻椎体联合形成椎体间骨桥，出现 "竹节样脊柱" 等。

（2）CT 检查：能更清晰地显示骶髂关节间隙的增宽或狭窄等轻微骨异常。

（3）MRI 检查：可检查骶髂关节滑膜软骨变化，能更早期发现骶髂关节炎，有助于本病早期诊断和治疗。

（4）实验室检查：活动期可出现血沉、C 反应蛋白、免疫球蛋白 IgG、IgM 尤其是 IgA 升高。90% 以上的患者 HLA-B27 阳性。血清类风湿因子阴性。

5. 诊断与鉴别诊断

根据患者下腰背部疼痛、晨僵持续三个月以上，活动后改善，但休息后无改善；或腰椎前后、侧屈出现活动受限；或胸廓活动度小于同年龄、性别的正常值，结合影像学检查，可明确诊断。

本病可与类风湿关节炎、腰骶关节劳损、腰椎间盘突出症等病鉴别。

（1）类风湿关节炎：多发于女性，多累及手足中小关节，多为双侧对称性关节疼痛并伴有晨僵，一般无明显骶髂关节病变，伴有类风湿皮下结节出现。实验室指标可见血清 RF 常阳性，抗 CCP 抗体阳性，HLA-B27 抗原常阴性。

（2）腰骶关节劳损：患者表现为弥漫性、持续性腰痛，腰骶部疼痛最重，急性期疼痛活动时加重，休息后缓解，但脊椎活动度无改变，放射学检查显示无特殊改变。

（3）腰椎间盘突出症：多为急性起病，腰痛伴有下肢放射痛，在活动后加重，休息后缓解，站立时脊柱常有侧曲，放射学检查可显示椎间隙狭窄等病变，但骶髂关节无侵蚀性改变。

二、主要护理问题

1. 关节疼痛

与骶髂关节、脊柱附着点、滑膜、关节囊有多发性、非特异性炎症有关。

2. 感觉功能障碍

与脊神经根因脊柱病变受压有关。

3. 生活自理缺陷

与关节肿痛、畸形、强直有关。

4. 心肺功能下降

与胸椎、胸肋关节被炎症累及有关。与患者因关节疼痛而运动减少，心肺适应性功能下降亦有关。

5. 躯体移动障碍

与关节疼痛、僵硬、脊柱强直以及关节肌肉功能障碍有关。

6. 情绪焦虑

与疼痛反复发作、日常生活自理能力下降、病情迁延不愈有关。

三、西医康复护理评估

强直性脊柱炎患者的病变严重程度有明显个体差异，症状表现还与炎症累及部位有关，所以对于强直性脊柱炎的患者来说，康复护理评估是必要的。常用到的评估如下（具体方法见第二章）。

1. 视觉模拟评分法

强直性脊柱炎患者病变部位累及下腰背部或外周关节疼痛时，可用 VSA 评分进行疼痛评定。

2. 脊柱活动度评定

常用方盘量角器测定颈、胸、腰段脊柱活动角度；测量枕-墙距来测定颈椎、胸椎后凸程度；测量指-地距离来测定脊柱前屈活动度。

3. 关节活动度（ROM）评定

用通用量角器测定被累及的髋、膝关节活动角度，来评估患者关节功能被累及程度。

4. 胸廓活动度评定

通过测量患者深呼气和深吸气的胸围差来评估患者胸廓活动度。

5. 步态分析

本病累及下肢关节时会出现疼痛、下肢肌无力、关节挛缩甚至畸形，通过步态分析可对患者病情轻重进行评估。

6. 呼吸功能评定

通过肺功能检查或血氧饱和度检查来评估患者的限制性通气障碍程度和呼吸功能降低程度。

7. 心理功能评定

常用 Zung 焦虑自评量表（SAS）和抑郁自评量表（SDS），评估患者抑郁、焦虑、悲观程度。

四、中医康复护理评估

1. 辨证分型

（1）寒湿痹阻型：腰骶、脊背拘急冷痛，肢体关节酸痛，伴僵硬感，屈伸不利，遇寒湿则加剧，得温痛减，舌质淡，苔薄白或白腻，脉沉迟。

（2）湿热阻络型：腰骶、脊背部酸痛僵硬，活动不利，或关节灼热红肿，得寒凉则减，可涉及多个关节，口苦，小便黄。舌红，苔黄腻，脉濡数。

（3）瘀血阻络型：下腰背部及病变累及部位肌肉关节疼痛剧烈，固定不移，脊柱僵直，关节屈伸不利，肢体重着，晨起僵硬明显，或出现关节变形，舌质紫黯或有瘀斑，苔薄白或薄黄，脉弦涩。

（4）肾虚督寒型：下腰背部及下肢酸软冷

痛，项背强直畸形，活动受限，畏寒肢冷，劳累或遇寒加重，舌淡红，苔薄白，脉细弱。

（5）肝肾阴亏型：腰背酸痛，脊柱强直，关节屈伸不利，消瘦，或骨蒸劳热，心烦口干，舌红，苔薄白，脉沉细数。

2. 肌肉骨骼触诊

患者俯卧位，充分暴露下腰背部，检查者立于患者一侧，双手拇指指腹由髂后上棘向内下方滑动触摸到骶髂关节，检查有无骶髂关节疼痛；双手拇指指腹自下而上沿脊柱滑动触摸，检查有无椎旁肌肉压痛、僵直不舒、脊柱侧弯等。

五、中医康复护理措施

1. 中医适宜技术对症护理

根据患者的具体病情选择合适的脊柱康复护理技术，在患者知情同意的前提下进行推拿、针刺、针刀、牵引疗法、艾灸、拔罐、中药热疗等治疗（具体治疗方法详见第三章），以期快速恢复正常生活。

（1）推拿疗法：取腰骶部周围腧穴及下肢部累及关节周围腧穴，如肾俞、膈俞、血海、阴陵泉、足三里、丰隆等，行按、揉、搓、擦等手法，以疏风活血、散寒除湿、疏经活络、通络止痛。

（2）针刺、针刀及牵引疗法：针刺及针刀治疗可对脊柱局部肌肉及软组织进行松解、剥离，牵引疗法可在脊柱未发生骨性强直之前纠正驼背畸形。施术前需对患者进行评估，告知患者施术部位、目的等以获得患者知情同意与配合，准备相应器具，做好消毒，医生操作后注意观察局部皮肤情况，若出现不良事件应及时告知医生并对症处理。

（3）艾灸疗法：取腰骶部阿是穴及下肢被累及关节周围腧穴，如对疼痛剧烈患者取肾俞、关元行隔姜灸，达到温经散寒止痛的

作用。

（4）拔罐疗法：取皮肤针对患者背部脊柱两侧和关节疼痛处进行重叩，出血少许后进行拔罐，以疏通局部经络气血而止痛。

（5）中药熏蒸及中药热疗：选适宜的中药外用处方，充分暴露患者腰骶部（及下肢部），严格控制治疗温度及治疗时间，使药物经皮吸收，达到温通经脉，通络止痛的作用。

2. 饮食护理

强直性脊柱炎患者，由于疼痛较重、活动受限，往往不思饮食，进而导致脾胃功能下降，因此要指导患者饮食，促进恢复。强直性脊柱炎患者的饮食护理可以根据中医辨证选择适当的饮食。

（1）寒湿痹阻型患者应以散寒除湿、温经通络为主，选用温热食品，如羊肉、葱白炒鸡蛋等，忌生冷寒性食物。

（2）湿热阻络型患者应以清热燥湿食物为主，可选用冬瓜、赤豆、莲子、扁豆、薏苡仁等食材。

（3）瘀血阻络型患者应以活血化瘀食物为主，可选用三七、鱼尾等食材。

（4）肾虚督寒型患者应温补肾督，壮阳通络，可选用羊肉、海参等食材，少食生冷。

（5）肝肾阴亏型患者应以滋补肝肾为主，在推动气血运行的同时避免进补太过，少食生冷瓜果、油腻厚味，选择山药、枸杞、木耳等食材。

3. 生活起居护理

强直性脊柱炎患者如长期姿势不良会延缓治疗甚至加重病情，故生活起居的护理指导是必要的。

（1）指导患者注意站立、坐、卧的正确姿势，选择低枕、硬板床。

（2）指导患者避免剧烈运动和过度负重活动。

（3）鼓励患者坚持进行脊柱、胸部、髋关节、四肢关节活动及肌力训练等医疗体育锻炼。

4. 情志护理

强直性脊柱炎患者由于疼痛反复发作、病情迁延不愈而有产生消极情绪的可能，有些患者会因此做出一些不良举动，延误治疗。

（1）应与患者及患者家属及时沟通交流，了解患者心理状态。

（2）细心开导、鼓励患者配合长期治疗及护理。

（3）选取适当的中国传统音乐疗法进行调护，根据五音调式与五脏五行的关系，在清晨起床后和晚饭前根据患者证型选取适合的理疗养生音乐曲目。如肾虚督寒型患者宜选择羽调式乐曲（《汉宫秋月》《梁祝》等）；瘀血阻络型患者宜选择徵调乐曲（《新春乐》《步步高》等），每次 20 分钟，以平复患者身心。听乐曲时应处于宽敞、整洁的环境下，选取合适体位，避免噪音干扰。争取患者早日康复。

5. 用药护理

（1）指导患者遵医嘱按时服用非甾体抗炎药（NSAID）、改变病情抗风湿药（DMARD），局部使用糖皮质激素，在用药期间观察药物治疗的疗效及不良反应。

（2）需要口服中药汤剂的患者，遵医嘱指导患者服药。

6. 健康教育

（1）根据患者病情，可以指导患者选择中国传统功法易筋经、五禽戏、八段锦等，以行气通络、舒筋活血、强筋壮腰。也可选用其他运动疗法，对患者进行长期、适当而有规律地锻炼，以维持脊柱的生理曲度和灵活性，防止畸形。①脊柱功能训练：指导患者进行颈段、腰段脊柱前屈、后伸、左右侧屈及左右旋转，可改善脊柱活动度；进行举臂挺腰、仰卧后伸、半身俯卧撑和背墙站立等可改善脊柱姿势和防止畸形。②维持胸廓活动度疗法：指导患者进行深呼吸训练，将上背部伸展体操与规律性呼吸相结合，每次 20~30 次，每日 2 次，以扩张胸廓，最大限度上促进膈肌运动，增强心肺功能。③指导患者坚持做爬行锻炼，与床上仰卧位做屈伸髋膝关节运动，主动运动的同时也可结合关节持续被动练习器对病变关节进行锻炼，以保持髋膝关节功能。

（2）疾病知识宣教：向患者讲解该疾病的相关知识，帮助患者正确认识强直性脊柱炎的性质及特点，消除患者的心理障碍，树立长期与疾病作斗争的信心。

（3）预防复发：指导患者出院后遵医嘱按时服药，不随意停药减药，告知患者定期到专科门诊复查。

（付士芳）

第二十六节　梨状肌综合征

一、概述

梨状肌综合征又称梨状肌损伤、梨状肌孔狭窄综合征，是指间接外力（如闪、扭、下蹲、跨越等）使梨状肌受到过度牵拉，形成损伤，引起局部急慢性充血、水肿、肌痉挛，进而刺激或压迫坐骨神经，产生局部疼痛、活动功能受限和下肢放射性疼痛、麻木等的一组综合征，是引起坐骨神经痛的常见原因。属于中医学中"痹证"或"伤筋"范畴。

1. 病因

坐骨神经自梨状肌下缘穿出骨盆，两者关

系密切，在劳损、外伤、感受寒湿，或受周围病变波及等条件下，梨状肌发生充血、水肿、痉挛、肥大、粘连，引起局部肿胀、疼痛，压迫或刺激到坐骨神经，则形成坐骨神经走行部位放射性疼痛、麻木等刺激症状。

坐骨神经通常在腘窝上方分支为胫神经和腓总神经。在变异的情况下，坐骨神经会自梨状肌上缘出骨盆，或穿梨状肌而过，或提前分支，其分支穿梨状肌。梨状肌与坐骨神经的解剖关系发生变异，也是梨状肌综合征的原因之一。

造成梨状肌损伤的动作主要有髋关节突然内收内旋；梨状肌受过度牵拉所致；髋关节外展外旋过程中受到阻力所致；梨状肌在与其他肌群共同完成各种动作时运动不协调所致。

本病多发生于青壮年，男性多于女性。可能与劳动量、运动量大和生活节奏快等有关。

2. 症状

患者多有髋部过度用力或外伤史，或臀部受凉史。在某些动作尤其是下肢外展、外旋位或蹲位负重起立时，使梨状肌突然被拉长或过度牵伸而损伤。

主要表现为：①患侧臀部深层疼痛，呈牵拉样、刀割样或蹦跳样疼痛，且有紧缩感，多伴有下肢坐骨神经分布区放射性疼痛，偶有小腿外侧麻木、会阴部下坠不适等；②行走或咳嗽、打喷嚏等使腹压增加的动作均可引起或加重患侧下肢的窜痛；③患侧下肢不能伸直，自觉下肢短缩，步履跛行，或呈鸭步；④髋关节外展、外旋活动受限。

3. 体征

（1）患者跛行，行走姿势改变。

（2）梨状肌体表投影区压痛，触诊可触及条索状隆起，压之可伴下肢放射痛。

（3）腰部多无明显压痛、畸形，腰部活动不受限。

（4）损伤日久，梨状肌肌束局限性变硬，弹性、韧性明显减低，触诊臀部有空虚感，臀部及下肢肌肉不同程度萎缩。

（5）重者可出现足下垂。

（6）直腿抬高试验阳性：直腿抬高在 60°以内，出现疼痛和抬举受限，而抬腿超过 60°后，疼痛不增加或反而减轻。

（7）髋内收试验阳性：患肢向健肢上交叉时，引起患肢疼痛。

（8）梨状肌紧张试验阳性：患者俯卧位，患侧伸髋屈膝 90°，医生握住患者小腿下端，使髋关节被动内收内旋，使梨状肌紧张，若出现沿大腿后侧至小腿后外侧的放射性疼痛，再迅速将患肢外展外旋，疼痛随即缓解，即为阳性。

4. 辅助检查

（1）X 线片、CT 或 MRI 检查，可用以排除腰椎间盘突出、椎管狭窄、椎管内肿瘤、局部肿瘤等其他疾病所致的腰骶神经根受压而引起的腰腿痛。

（2）B 超检查可提示，梨状肌变粗，回声不均，梨状肌下孔狭窄或消失，坐骨神经变异或显示不清。

（3）肌电图检查可有潜伏期延长、纤颤电位等。

5. 诊断标准

（1）有外伤或受凉史。

（2）臀部深层疼痛，呈牵拉样、刀割样或蹦跳样疼痛，且有紧缩感，多数患者可出现沿坐骨神经分布区域的放射痛。偶有小腿外侧麻木，会阴部下坠不适。

（3）臀部梨状肌体表投影区压痛明显，并可触及条索状硬结，直腿抬高在 60°以内疼痛明显，超过 60°后疼痛减轻，梨状肌紧张试验阳性。

（4）X 线摄片检查无骨折、脱位、骨质增生样变化，CT、MRI 未显示有腰椎间盘突出、结核等征象。女性患者还应排除妇科疾病。

6. 鉴别诊断

梨状肌综合征需要与以下几种疾病鉴别。

（1）腰椎间盘突出症：其特点也有坐骨神经放射痛，但腰部症状十分明确。直腿抬高试验均可为阳性，在腰椎间盘突出症时下肢抬高超过 60°后，患肢疼痛持续加重不能忍受，而本病疼痛不加重甚至减轻；两病均有梨状肌压痛点，但腰椎间盘突出症患者，腰椎棘突旁 1 厘米处压痛更甚，且向同侧下肢放射，而本病梨状肌处压痛剧烈，棘突旁无压痛。本病梨状肌紧张试验阳性，而腰椎间盘突出症则无此征。腰椎间盘突出症 X 线片相应椎间隙变狭窄，而本病 X 线片正常。

（2）腰椎管狭窄症：其特点为间歇性跛行，腰部活动受限与压痛。CT 及 MRI 检查可鉴别。

二、主要护理问题

1. 臀部及下肢疼痛

与髋部过度用力或受外伤，或臀部受凉有关，腰部一般无明显疼痛。

2. 活动受限

与梨状肌痉挛、肿胀、炎症导致髋外展外旋受限有关。

3. 生活自理能力下降

与臀部及下肢疼痛、活动受限、长短腿现象、跛行有关。

4. 情绪焦虑

与臀部及下肢疼痛、活动受限、长短腿现象以及生活、工作能力下降有关。

三、西医康复护理评估

1. 视觉模拟评分法

梨状肌综合征会引起臀部和下肢疼痛，VAS 评分可根据患者对疼痛的感知程度，较为客观地对患者病情轻重及治疗效果进行评估。

2. Barthel 指数评定

活动受限会影响患者日常生活，用于评定梨状肌综合征患者治疗前后的功能状况。

3. 步态分析

通过分析步态的数据和曲线，客观地评定梨状肌综合征患者的病情轻重及治疗效果。

4. MRI 或超声检查

可用于测量梨状肌横纵断面直径。

5. 肌电图检查

可有潜伏期延长、纤颤电位等。

四、中医康复护理评估

1. 辨证分型

（1）气滞血瘀型：臀部疼痛剧烈，刺痛，拒按，可沿大腿后侧向足部放射，痛处固定，动辄加重，夜不能眠，舌暗红，苔黄，脉弦。

（2）风寒湿痹型：臀腿疼痛，屈伸困难。遇寒痛增，肢体发凉，畏冷；或肢体麻木，酸痛重着，舌淡，苔白腻，脉沉紧或濡缓。

（3）湿热蕴结型：臀腿灼痛，腿软无力，关节重着，口渴不欲饮，尿黄赤，舌质红，苔黄腻，脉滑数。

（4）肝肾亏虚型：臀腿酸痛，下肢无力，遇劳加重，卧则痛轻。偏阳虚者面色无华，手足不温，舌质淡，脉沉细；偏阴虚者面色潮红，手足心热，舌质红，脉弦细数。

2. 肌肉骨骼触诊

患者充分暴露腰臀部，检查者立于患者一侧，先找到梨状肌体表投影区（由髂后上棘到尾骨尖画一连线，在连线上距髂后上棘2厘米处做一标点，此点至股骨大转子的连线），触诊有无肿胀、僵硬、条索、压痛等，及按压时有无下肢放射痛。可对两侧臀部对称部位分别检查，以对比两侧梨状肌大小、弹性、压痛情况，并于俯卧位和健侧卧屈髋屈膝位分别检查。同时需仔细触诊腰部棘突、棘突旁、竖脊肌等部位，有无棘突偏歪、压痛、痉挛等情况，以便于鉴别诊断。

五、中医康复护理措施

1. 中医适宜技术对症护理

根据患者的病情选择适宜的中医脊柱康复护理技术。在患者知情同意的前提下，患者可行推拿、针刺、耳穴压豆、艾灸、拔罐、中药熏蒸、中药热疗等治疗，病情较重的患者可根据病情增加小针刀（或刮痧）治疗（具体治疗方法详见第三章），以期快速恢复正常生活。

（1）推拿疗法：患者取俯卧位，在臀部以掌根揉法或擦法放松臀部肌肉，改善局部血液循环。然后在大腿、小腿沿足太阳、足少阳经施擦法、拿法，以通络止痛。点按殷门、委中、阳陵泉、承山、昆仑。再用双手拇指叠按在梨状肌体表投影处，施垂直深按、点揉，并用指腹触及梨状肌肌腹并垂直梨状肌纤维方向反复弹拨以缓解梨状肌痉挛，随后顺其肌纤维方向顺推梨状肌肌腹，整理平复。配合髋关节后伸、外展、外旋等被动运动，最后在梨状肌投影区施擦法，以透热为度。急性期手法宜轻柔缓和，切忌暴力，以免加重病情。慢性者，手法宜深沉有力。

（2）艾灸疗法：可选取腰、臀、下肢阿是穴、肾俞、大肠俞、委中、环跳、秩边、阳陵泉等，以艾条、艾炷或艾灸盒等进行操作，以皮肤红润为度，注意防护，达到舒筋活络、通经止痛的作用。

（3）耳穴压豆疗法：选取腰骶椎、髋、臀、坐骨神经、神门等穴位，压豆后嘱患者每天按压压豆4～5次，每次约15分钟，按压时以轻感刺痛、胀、耳郭微灼热感为佳，按压时注意力应集中。

（4）拔罐疗法：选取腰臀部膀胱经、胆经区域，及下肢部位，大腿后侧、小腿后外侧，循经拔罐，可留罐10～20分钟，达到舒筋活络、通脉止痛的功效。

（5）中药熏蒸及中药热疗：遵医嘱，选用适宜的中药外用处方，充分暴露患者下腰部、臀部、下肢，注意保暖，严格控制治疗温度及治疗时间，使药物经皮吸收，达到温经通脉、消肿止痛的作用。

（6）针刺疗法：此项治疗可以有效缓解患者腰臀部疼痛、下肢放射痛，及活动受限症状。局部选穴和远端选穴相结合，取肾俞、大肠俞、环跳、秩边、委中、殷门、承山、绝骨、阿是穴等。

2. 饮食护理

梨状肌综合征患者，由于疼痛较重、活动困难等，往往不思饮食，进而导致脾胃功能下降，出现便秘等症状，而便秘可增加腹压而加重腰痛症状，因此要指导患者饮食，以促进胃肠蠕动，预防便秘，促进恢复。

（1）气滞血瘀型患者，食疗调养应以行气活血之品为主，可选取三七、陈皮、姜黄、萝卜、当归等食材。

（2）风寒湿痹型患者，应以温经散寒之品为主，如葱、姜、韭菜、胡椒、肉桂等。

（3）湿热蕴结型患者，应以清热利湿，消肿散结为主，如薏苡仁、红豆、海带、苦瓜、马齿苋等。

（4）肝肾亏虚型患者，选择饮食时，需适当增加补益之品，但同时应避免久病体虚，进补太过，应以粥食、煲汤为主，尽量减少生冷瓜果，油腻厚味的摄入，选取枸杞、人参、山药、茯苓、黑米、海参、黑木耳等食材。

3. 生活起居护理

多数梨状肌综合征患者的发病与外伤、用力过度或感受寒凉有关，故生活起居的护理指导是必要的。

（1）调整日常不良姿势，指导患者正确的坐、站及卧姿，避免下蹲、起立过快过猛。

（2）急性期宜卧床休息，保持梨状肌放松体位，避免其过度的主动用力和被动的受牵拉，避免加重损伤；并注意保暖，防止风寒湿邪侵入经络，阻滞气血运行，加重病情。

（3）随着病情恢复，根据患者情况，酌情增加功能锻炼，进行梨状肌的拉伸和外展、外旋、后伸肌群的整体锻炼。

（4）平素注意加强体育锻炼，增强体质，增加身体运动协调性，预防复发。

4. 情志护理

梨状肌综合征患者可表现为臀部及下肢疼痛剧烈、活动受限，行动困难，甚至平时咳嗽、打喷嚏、大笑等日常活动也受不同程度影响，严重影响日常生活，而产生焦虑、抑郁等负面情绪，患者常表现烦躁、焦虑、失眠，有些患者甚至剧痛时，有轻生的念头，因此做出一些不良举动，延误治疗。

（1）及时与患者及其家属进行充分沟通，以良好的工作态度，取得患者的信任，尽早排除患者的疑虑，使患者了解治疗的方法及预后。取得患者的积极配合。

（2）有些病则病程较长、迁延难愈，患者最易情绪低沉，忧思抑郁，应多给予热情帮助和劝导，鼓励患者树立战胜疾病的信心，疏导患者不良情绪，提高患者依从性。

（3）维持周围环境的整洁、雅静、空气流通，使患者情绪处于安定、愉悦状态。

（4）选取适当的中国传统音乐疗法进行调护，如在清晨起床后和晚饭前可听理疗养生音乐，根据患者证型，选择适合的曲目，气滞血瘀型患者可选择角调乐曲（《春风得意》《春之声圆舞曲》等）、徵调乐曲（《新春乐》《狂欢》等）；肝肾亏虚型患者可选择羽调乐曲（《汉宫秋月》《乌夜啼》等），每次20分钟，来平复患者心情。注意听乐曲时应处于宽敞、整洁的环境，选取合适体位，避免噪音干扰。

5. 用药护理

（1）针对急性疼痛较重患者，酌情予消炎止痛药物，或局部封闭，直接作用于受损的神经，阻断痛觉的传导，改善局部的血液循环，恢复其功能。

（2）需要口服中药汤剂的患者，遵医嘱指导患者服药。

6. 健康教育

（1）积极进行适度的腰臀部、髋部功能锻炼可以有效促进本病恢复。如髋外展、后伸，腰背部肌力训练，腹肌训练，梨状肌拉伸、腘绳肌拉伸、下肢肌力训练等。

（2）适当进行户外活动或体育锻炼，强健体质。根据患者病情，可以酌情指导患者选择中国传统功法五禽戏、易筋经、八段锦等，以行气通络、舒筋活血、强筋壮腰，如选取易筋经中摘星换斗、倒拽九牛尾、青龙探爪、卧虎扑食等（具体内容详见第三章）。

（3）急性期暂不宜锻炼，锻炼应遵循循序渐进的原则，以不劳累和额外增加痛苦为度。

（4）预防复发：梨状肌综合征患者经过一段时间的治疗和休息后，症状可基本缓解或痊愈，但因劳损日久、再度损伤、感受寒湿、康复训练不足等因素，易反复发作。故结合患者病情，加强健康教育，指导患者建立良好的生活习惯，避免着凉、扭伤及久坐压梨状肌以免缺血后再次发生炎性水肿、疼痛。预防复发。

（兑振华）

第二十七节　马尾神经综合征

一、概述

马尾神经通常是指脊髓圆锥以下的腰、骶、尾神经根在椎管内下垂集束形成马尾状的部分，支配盆腔和会阴部。马尾神经综合征是指由于腰椎间盘突出、腰椎管狭窄、外伤、感染等原因所致马尾神经受损，所引发的一系列症状，临床表现为鞍区麻木、括约肌功能障碍、性功能障碍等。好发年龄在 30～50 岁。

1. 病因

造成马尾神经损伤的原因多样，如直接的机械压迫、炎症、缺血等。包括发育性腰椎管狭窄、强直性脊柱炎、腰椎滑脱或腰椎骨折等骨性压迫；腰椎间盘突出症、神经鞘瘤、脊髓脊膜瘤、脂肪瘤或转移瘤的刺激损伤等软组织压迫；以及开放性外伤、骶管内出血、手术意外或手术后瘢痕等其他原因。

2. 症状

马尾神经综合征主要表现为：①腰痛合并坐骨神经放射痛；②鞍区感觉异常、反射异常、下肢无力；③膀胱或直肠功能障碍。

但不同患者中其感觉、运动、自主神经等各方面症状出现的严重程度和先后顺序也不尽相同：①常以腰痛为首发症状，最终出现二便功能障碍；②通常把括约肌功能障碍、性功能障碍、鞍区感觉减退视为最突出的临床表现特点；③如神经因缺血时间过长或并发继发水肿，麻痹加重可能会导致截瘫。

3. 体征

可见鞍区感觉减退或消失、肛门括约肌功能障碍、球海绵体反射消失等。

4. 辅助检查

（1）CT 检查测量椎管前后径，明确神经受压情况。

（2）MRI 检查明确椎间盘突出或椎管狭窄的部位及程度，反映硬膜囊受压情况。

（3）脊髓造影表现为椎管完全或接近完全阻塞。

（4）尿动力学检查包括膀胱肌内压力测定、残余尿容量测定、尿流率测定、肌电图检查等。可以客观地反映膀胱功能。量化的指标对于马尾神经综合征的诊断、分析术后的恢复情况有着极其重要的作用。

（5）电生理检查包括球海绵体反射，坐骨海绵体反射。可在临床症状出现之前，便可提示有神经根受压改变。有利于本病的早发现、早诊断、早治疗。

5. 诊断标准

可根据患者症状、体征及影像学检查等做出诊断。

（1）腰痛合并坐骨神经放射痛。

（2）鞍区感觉异常、反射异常、下肢无力。

（3）膀胱或直肠功能障碍。

（4）CT 或 MRI 显示明确腰椎管狭窄、硬膜囊受压等情况。

6. 分型、分期和分度

（1）根据患者的临床特点将马尾神经综合征分为 4 期：临床前期，球海绵体、坐骨海绵体反射异常；临床早期，鞍区感觉障碍，双侧坐骨神经痛；临床中期，鞍区感觉障碍进一步加重，二便功能紊乱，下肢无力，性功能减退；临床晚期，鞍区感觉及性功能缺失，二便失禁。

（2）根据发病时间分为两型：A 型，急性马尾损伤在 1 周内发生；B 型，渐进性发生的马尾损伤，数月及数周内发生。

（3）按损伤程度分为：①完全性损伤，括约肌功能完全丧失，鞍区麻木，小腿肌肉瘫痪；②不完全急性损伤，上述感觉运动仅部分丧失。

7. 鉴别诊断

椎管内肿瘤、椎管狭窄症及椎间盘突出症都有部分患者可能会出现马尾神经损伤，马尾神经综合征也常以腰痛为首发症状。根据括约肌功能障碍、性功能障碍、鞍区感觉减退等特征性临床表现存在与否，以及影像学检查结果来鉴别。

二、主要护理问题

1. 腰部及下肢疼痛

与腰脊神经根受压有关，常为本病的首发症状。

2. 生活自理能力下降

严重时出现下肢无力，甚至瘫痪；以及括约肌功能障碍所致二便障碍。

3. 有失用综合征的危险

与筋软无力，长期卧床有关。

4. 情绪焦虑

与腰腿疼痛、活动受限、生活自理能力下降、性功能障碍等有关。

5. 预防复发

与原发病治疗不及时、复感外邪、再度损伤、康复训练不足等因素有关。

三、西医康复护理评估

马尾神经综合征症状复杂，病情较重，患者往往有长时间的腰痛、下肢痛、肌力、感觉及括约肌功能障碍、性功能障碍，严重者不能参加重体力劳动，甚至生活不能自理。常用到的西医康复护理评估如下（具体方法见第二章）。

1. 腰椎活动度评定

通过量角器等来测定患者腰椎关节活动角度，以对其腰椎功能及身体执行力进行评估。

2. 肌力评定

马尾神经综合征患者可有下肢乏力症状，可行各种肌力检测手法等对易受累及的肌肉肌力进行较为精准的评估。

3. 视觉模拟评分法

腰痛伴下肢放射性痛是马尾神经综合征的主要临床表现，VAS 评分可根据患者对疼痛的感知程度，较为客观地对患者病情轻重及治疗效果进行评估。

4. Oswestry 功能障碍指数

马尾神经综合征患者评估自我量化功能障碍的问卷调查表，包括了疼痛程度、单项运动功能和个人综合功能三个方面的评定。

5. JOA 腰背痛评分

JOA 腰背痛评分包括症状、体征和日常生活活动（ADL），指标简单合理。可根据治疗前后评分计算改善指数和改善率。

6. 恐惧回避信念问卷

测量患者对疼痛的恐惧，以及由于恐惧而避免体育活动进行评估。

7. Braden 评分

对于马尾神经综合征患者，尤其是重症患者，需要长时间卧床休息，可对其压疮的危险因素进行评估，以预防患者进一步损伤。

8. 国际勃起功能指数

相对客观评价马尾神经综合征患者勃起功能障碍情况。

9. 尿动力学检查

尿动力学检查包括膀胱内压力测定、残余尿容量测定、尿流率测定、肌电图检查等。

四、中医康复护理评估

1. 辨证分型

本病以肾气虚衰、正气不足为本，风寒外袭、脾虚湿蕴为标。

（1）风寒痹阻型：腰腿痛酸胀重着，拘紧不舒，遇冷加重，得热则缓。舌淡，苔白滑，脉弦紧。

（2）肾气亏虚型：腰腿酸痛，腰膝酸软无力，卧则缓解，劳则加重，形羸气短，肌肉不充。小便失禁或癃闭，舌淡，苔薄白，脉沉细。

（3）气虚血瘀型：腰痛不耐久坐，疼痛缠绵，神疲乏力，面色少华，会阴及下肢麻木。舌质瘀紫，苔薄，脉弦紧。

（4）痰湿阻滞型：腰腿沉重疼痛，腹膨腰凸，下肢麻木微肿，立重卧轻，多形体肥胖，胸闷气短，痰多，纳呆，四肢倦怠。舌淡红，苔白腻，脉弦滑。

2. 肌肉骨骼触诊

患者俯卧位，充分暴露腰背部及下肢部，检查者立于患者一侧。双手自 L1～L5 分别沿腰椎棘突、椎旁2厘米垂直向下滑动触摸，腰部肌肉紧张度，腰部压痛点的位置，双手指腹沿双下肢依次触摸，检查下肢肌肉紧张度、肌容量、压痛点部位等。触摸患者腹部，感受腹部有无膨隆，腹压、膀胱充盈情况等。

五、中医康复护理措施

1. 中医适宜技术对症护理

马尾神经综合征手术治疗的预后大多并不理想，但马尾神经损伤一旦发生就是手术治疗的绝对适应证。该病保守治疗效果较差，一般主张尽早手术治疗，避免延误最佳手术时机，加重神经损害程度。但术后可采用中医药等治疗手段来促进神经功能恢复。在患者知情同意的前提下，可行推拿、针刺、耳穴压豆、艾灸、拔罐、中药熏蒸、中药热疗等治疗（具体治疗方法详见第三章）。

（1）推拿疗法：由于本病术后腰部外有较大瘢痕，内有椎板缺损或金属内固定，因此腰骶部手法禁用，或可根据术后时间长短及愈合情况，酌情谨慎使用轻浅柔和的摩法、推法、擦法等摩擦类手法，改善局部软组织僵硬、缺血等状态。手法治疗以臀部和下肢部为主，选择臀部、下肢部及相应穴位，如次髎、环跳、秩边、殷门、委中、承山等，以按、揉、擦等手法操作，达到舒筋活络、疏散瘀血、松解粘连的作用。对下肢无力卧床患者，做下肢髋、膝、踝关节摇法，拿揉下肢肌肉，防止或延缓肌肉萎缩。轻柔按摩肩背、臀、足跟等下垂易受挤压部位，促进血液循环，预防压疮。

（2）耳穴压豆疗法：以肾、腰骶椎、内生殖器、膀胱、脾、大肠为主穴。压豆后嘱患者每天按压压豆4～5次，每次约15分钟，按压时以轻感刺痛、胀、耳郭微灼热感为佳，按压时注意力应集中。

（3）艾灸疗法：可选取腰部及下肢部阿是穴、脾俞、肾俞、大肠俞、膀胱俞、次髎、关元、足三里、委中等，以艾条、艾炷或艾灸盒等进行操作，以皮肤红润为度，注意防护，达到补肾壮腰、舒筋通络、散寒止痛的作用。

（4）拔罐疗法：选取背部督脉及两侧膀胱经所在部位，循经拔罐，亦可循经走罐后留罐于大椎区、腰中区、肾俞区、命门区等，可留罐 10～20 分钟,术后患者的手术区域留罐时间适当缩短,力度也可酌情减轻,达到舒筋活络、通络止痛、强腰壮脊的功效。

（5）中药熏蒸及中药热疗:遵医嘱,选用适宜的中药外用处方,充分暴露患者腰背部(及下肢部),注意保暖,严格控制治疗温度及治疗时间,使药物经皮吸收,达到温经通脉、行气止痛的作用。鞍区及下肢感觉障碍患者慎用。

（6）针刺疗法:可以疏通经络气血,有效缓解患者腰部及下肢疼痛及活动受限症状,改善腰椎局部微循环,解除肌肉及软组织紧张及痉挛,促进腰部及下肢功能恢复等。对神经源性膀胱、性功能障碍的恢复也有促进作用。可选肾俞、大肠俞、膀胱俞、次髎、腰阳关、气海、关元、中极、水道、足三里、阴陵泉等。

2. 饮食护理

马尾神经综合征患者,由于腰腿疼痛、活动受限、生活自理能力下降,往往脾失健运,不思饮食,进而导致脾胃功能进一步下降,因此要指导患者饮食,促进恢复。本病主因、内因为肝肾亏虚,因此饮食应注意多吃核桃、黑木耳、枸杞等补益肝肾的食品。另外,也可根据中医辨证选择适当的饮食。

（1）风寒痹阻型患者应以散寒、祛风之品为主,可选取葱白炒鸡蛋、醋椒豆腐等食谱,酌情增加羊肉、洋葱等温性食材。

（2）肾气亏虚型患者,选择饮食时,适当增加补益肾气、收敛固摄、推动气血运行的食材,以粥食、煲汤为主,尽量减少生冷瓜果、油腻厚味的摄入,选取枸杞、人参、茯苓、酸枣等食材。

（3）气虚血瘀型患者应以补气活血之品为主,可选取党参、当归、鱼尾等食材。

（4）痰湿阻滞型患者应以利湿之品为主,可选取当归羊肉汤、红豆芡实粥、茯苓薏米粥等食谱。

同时,便秘可能导致的用力排便,会增加腹压,可能会间接造成本病加重,故需增加行气、润肠及粗纤维食物,促进排便,如芹菜、萝卜等。另外,应注意保证充足的饮水量,尤其对存在二便障碍的患者。

3. 生活起居护理

（1）调整不良姿势,指导患者正确的站、坐及卧姿等,避免久行、久立、久坐。避免原发病的反复发作。

（2）腰部不可负重,弯腰拾物时动作应缓慢,先屈髋屈膝,重心下移,腰部微屈拾物,避免双腿直立拾物,以减少腰背肌的负担及损伤。

（3）环境安静、舒适,温度以 26℃ 为宜,保证充足的休息时间,避免过度劳累。

（4）对活动不利患者注意翻身拍背,预防并发症发生,并需必要的日常活动辅助,保证安全。注意保暖,防止受凉加重病情。

4. 情志护理

马尾神经综合征病程较长,较重,患者多因疼痛和日常生活能力,甚至基本自理能力受限而产生焦虑、抑郁等负面情绪,有些患者会产生轻生念头,甚至因此做出一些不良举动,延误治疗。

（1）及时与患者及其家属进行充分沟通,鼓励患者树立战胜疾病的信心,疏导患者不良情绪,提高患者依从性。

（2）维持周围环境的整洁、雅静、空气流通,使患者情绪处于安定、愉悦状态。

（3）争取家属的理解和帮助,从日常生活的支持和情感支持方面给予足够的安慰和疏导。

（4）选取适当的中国传统音乐疗法进行调护,如在清晨起床后和晚饭前可听理疗养生音乐,根据患者证型,选择适合的曲目,如痰湿阻滞型患者,宜选择宫调乐曲(《月儿高》《春江花月夜》等)、商调乐曲(《长清》《白雪》等),每次 20 分钟,来平复患者心情。注意听乐曲时应处于宽敞、整洁的环境,选取合适体位,避免噪音干扰。

（5）鼓励患者参与力所能及的休闲、娱乐和社交活动,减少其孤独感,提高患者对正常生活的参与感和价值体验。

5. 用药护理

（1）根据患者病情，给予营养神经、促进排尿、排便等药物。

（2）需要口服中药汤剂的患者，遵医嘱指导患者服药。

6. 健康教育

（1）根据患者病情，可以指导患者选择中国传统功法易筋经、五禽戏等，以行气通络、舒筋活血、强筋壮腰。

（2）也可选择以下练习方法以锻炼腰背肌及腹肌功能，缓解疼痛及活动受限，改善下肢功能和血液循环。①仰卧双手触膝：患者取仰卧位，屈髋屈膝，双脚着床，头和肩膀缓缓抬高并向双膝靠近，双手触及双膝，保持 3～5秒后复原，重复 10 次，可逐渐延长时间。②仰卧屈腿运动：患者取仰卧位，两腿模拟蹬自行车动作，随患者病情可逐渐延长时间。③桥式运动：患者取仰卧位，两腿屈髋屈膝，两脚着床，抬高臀部并挺胸挺腰，吸气，维持 3～5秒，放下，呼气，重复 10 次。

（3）指导患者掌握正确的弯腰动作及咳嗽、打喷嚏方式，避免腹压突然升高，导致病情加重。

（4）二便功能障碍的患者，鼓励患者自我腹部按摩，以通利三焦，通调肠腑，促进二便正常功能。留置导尿及膀胱排尿训练，间隙性导尿术，电刺激，盆底肌锻炼，建立规律的肠道护理制度及药物治疗等。

（5）结合患者病情，加强健康教育，指导患者建立良好的生活习惯，预防复发。

（6）对于手术的患者，术前要进行心理护理、肺功能训练、手术体位等训练。术后需注意生命体征、胃肠道功能、脊髓神经功能、引流情况及皮肤切口等多方面的观察与护理。

（兑振华）

第二十八节　尾骨痛

一、概述

尾骨痛，又名尾部痛、骶尾痛等，是指由多种原因导致的骶尾下部、尾骨部及其相邻肌肉或其他软组织损伤或病变，而引发的疼痛综合征。多由于跌打损伤、久坐刺激、女性分娩及风寒湿邪侵袭所致。女性明显多于男性，可能与女性特殊的解剖特点、妊娠和分娩等因素相关。

本病归属中医学"痹证"范畴，无论是产后久坐还是跌仆外伤，均可致正气受损，气血滞留经络，瘀结不散而致疼痛，同时夹有风寒湿邪乘虚而入，则遇天气变化时症状加剧。《伤科补要·骨伤作痛》曰："伤损之证，骨伤作痛者，乃伤之轻者也。若伤重，则或折，或碎……"急慢性损伤均可导致气血瘀阻于脉络，脉络不通而出现疼痛。《素问·痹论》云："风寒湿三气杂至，合而为痹也。"风寒湿等外邪侵袭机体，痹阻筋脉而导致疼痛。肝主筋，肾主骨，肝肾不足则筋骨不固而引发疼痛。

1. 病因

尾骨痛多继发于骶尾部损伤或某些原发病。原发性痛可能与尾骨异常弯曲有关。

（1）外伤：外伤为本病最常见的原因，往往由于跌打或由高处坠落时臀部先着地造成骶尾部骨折、脱位及周边肌肉、韧带、神经等损伤而产生疼痛。损伤急性期的出血、水肿，及损伤后期形成纤维化与瘢痕均可压迫尾骨周围神经末梢，使盆内肌肉，如肛提肌、尾骨肌、肛门括约肌等产生痉挛，肌肉长期收缩造成局部缺氧，产生较多乳酸，导致骶尾周边肌肉疲劳而出现疼痛。

（2）分娩：女性在妊娠期的骨盆形态变化和分娩的过程，常引发尾骨损伤，导致纤维化和僵硬而出现疼痛。

（3）骶尾关节退行性关节炎：存在慢性劳损及年龄较大，长期紧张的坐位工作及经常坐位颠簸的职业者，其骶尾关节和周围组织受压会产生疼痛，关节逐渐变窄、硬化，关节活动受限，关节受到牵拉、被动活动时会引起疼痛。

（4）肿瘤：以脊索瘤为最常见，也可见于下骶部神经鞘瘤、软骨瘤、软骨肉瘤、尾部血管球瘤、骶管内肿瘤等。

（5）其他因素：盆腔器官疾病、痔疮或尾骨周边软组织的慢性炎症、腰骶部损伤引起的反射痛、盆底肌肉痉挛、腰椎间盘病变、神经官能症等。

2. 症状

（1）女性较常见，多有尾部外伤史或劳损史，急性或慢性起病，病程常呈慢性经过，且可反复发作。

（2）症状主要表现为骶尾部疼痛，或放射至双侧大腿、臀部，或骨盆软组织的慢性疼痛，端坐、站立、步行或排便均可使疼痛加剧。疼痛与坐姿和座椅状态也有关。

（3）腰骶部及两下肢酸困疲劳，有时出现直肠区下坠等不适感。骶尾痛患者因病程较长，可造成神经官能症。

3. 体征

（1）骶尾关节局部压痛是常见体征。肛门指检或捏动尾骨时疼痛加剧。

（2）体检可触及骶尾部及邻近软组织压痛，骶尾部及肛门区皮肤痛觉过敏或感觉轻度减退。

（3）肛门指检可检查尾骨形态、活动度及压痛点，有无肌肉压痛、痉挛及肿块或其他病症。

4. 辅助检查

X线检查是必要的常规检查，一般摄取骶尾部正侧位片，以观察有无骨折、脱位、骨质增生、骨破坏、肿块及肿块性质、软组织改变及先天发育异常等。

5. 诊断

根据病史、症状、体征，尤其是肛门指检，可做出诊断。

经肛门直肠检查，如在骶尾关节处触及异常活动，伴有敏感及压痛，诊断即可成立。但应注意，尾骨尖的按压痛，多见于近期损伤的患者；但对于慢性局限性感染所致的肌痉挛病例，挤压尾骨尖往往不增加疼痛。

6. 鉴别诊断

鉴别诊断在于分辨挫伤、骨折、脱位、肿瘤、结核、神经痛及风湿等。通过查体及影像学检查均可鉴别。

二、主要护理问题

1. 骶尾部疼痛

与急慢性损伤、分娩损伤、长期坐位、坐姿及座椅坐垫不当等有关。

2. 生活自理能力下降

主要与骶尾部疼痛影响坐姿、坐位与站立位之间的变化、行走、排便等活动有关。

3. 情绪焦虑

与疼痛以及生活自理能力下降有关。

三、西医康复护理评估

1. 视觉模拟评分法

骶尾部疼痛是本病的主要症状，VAS评分

可根据患者对疼痛的感知程度，较为客观地对患者病情轻重及治疗效果进行评估。

2. Barthel 指数评定

用于评定尾骨痛患者治疗前后的功能状况。

3. 抑郁调查表

用于评定尾骨痛患者的不同程度的心理问题。

四、中医康复护理评估

1. 辨证分型

（1）气滞血瘀型：急性损伤发病，骶尾部疼痛，刺痛，痛处固定，压痛明显，拒按。舌紫暗或有瘀斑，脉弦涩。

（2）外邪侵袭型：感受风寒湿邪后发病，骶尾部沉重坠胀疼痛，可有直肠坠胀不适感或骶尾部异物感。舌淡，苔白腻，脉滑。

（3）肝肾亏虚型：慢性起病，有既往损伤，或无明显外伤史，行走、久坐、坐姿不当后骶尾部疼痛，腰骶部及下肢酸困疲劳。舌淡红，苔薄，脉弦弱。

2. 肌肉骨骼触诊

患者俯卧位，充分暴露臀部和骶尾部，自患者腰骶部向臀部尾骨尖部触摸，有无棘突偏歪、棘上韧带压痛及中线旁压痛，触摸髂嵴、髂后上棘等骨性标志，是否对称，尾骨尖是否居中，尾骨两侧肌肉有无压痛、张力是否对称。直肠指检触摸骶尾骨前方，可检查骶尾角大小，有无压痛或肿块等。

五、中医康复护理措施

1. 中医适宜技术对症护理

根据患者的病情选择适宜的中医脊柱康复护理技术。

（1）推拿疗法：患者取俯卧位，骨盆下垫一枕头。医生按揉腰部、臀部肌肉，双手拇指在骶尾部两侧轻揉，以患者能忍受为度，反复多次。以大鱼际揉法、擦法在骶尾部两侧放松治疗。点按次髎、下髎、长强、白环俞、会阳、阿是穴等。助手握踝部牵引，使腰部过伸，医生以大鱼际在骶尾部揉捻戳按。可重复数次。最后，患者仰卧屈髋屈膝位，医生一手按膝前，一手按于骶尾部，两手同时用力按压。而后助手握双踝拉伸下肢，使患者骶尾部在医生大鱼际上滚过，最后用手掌在患者骶尾部行擦法，透热为度，结束治疗。

（2）艾灸疗法：可选取腰部、骶尾部阿是穴、次髎、下髎、长强、白环俞、会阳等，以艾条、艾炷或艾灸盒等进行操作，以皮肤红润为度，注意防护，起到舒筋活络、通经止痛的作用。

（3）耳穴压豆疗法：选取腰骶椎、盆腔、交感、大肠等穴位，压豆后嘱患者每天按压压豆4～5次，每次约15分钟，按压时以轻感刺痛、胀、耳郭微灼热感为佳，按压时注意力应集中。

（4）拔罐疗法：选取腰骶部督脉及两侧膀胱经所在部位，循经拔罐，可留罐10～20分钟，达到舒筋活络、通脉止痛的功效。

（5）中药熏蒸及中药热疗：遵医嘱，选用适宜的中药外用处方，充分暴露患者下腰部、骶尾部，蒸汽熏蒸或坐浴方式均可，注意保暖，严格控制治疗温度及治疗时间，使药物经皮吸收，起到温经通脉、消肿止痛的作用。

（6）针刺疗法：这项治疗可以有效缓解患者腰骶部疼痛及活动受限。可选取阿是穴、次髎、下髎、长强、白环俞、会阳、委中、承山等穴位，平补平泻，留针15～20分钟。

2. 饮食护理

尾骨痛患者，由于疼痛、活动困难、影响排便等原因，往往不思饮食，或饮食不规律，进而导致脾胃功能下降，出现便秘等症状，而大便干结导致排便时对骶尾骨压力增大更加重了本病病情。故需特别注意指导患者饮食，以促进胃肠蠕动，预防便秘，促进恢复。

（1）气滞血瘀型患者应以行气活血之品为主，可选取三七、陈皮、姜黄、山楂等食材。

（2）外邪侵袭型患者应酌情增加祛风散寒、温经通络之品，如胡椒、葱、姜、羊肉、肉桂等。但要注意辛燥之品不可太过，避免大便干结。

（3）肝肾亏虚型患者，应选择进食一些补益肝肾、强筋壮骨之品，如枸杞、杜仲、山药、核桃、黑芝麻等。但应注意避免进补太过，应以粥食、煲汤为主。

3. 生活起居护理

多数尾骨痛患者的发病与长期姿势不良和损伤有关，故生活起居的护理指导是必要的。

（1）调整日常不良姿势，尤其是指导患者找到正确的坐姿，调整座椅或椅垫的软硬程度、角度等，使臀部、下肢均匀受力，避免尾骨过度受压。

（2）避免久坐、坐矮凳子、半坐卧位，避免颠簸路段坐车或开车，以免颠簸刺激，加重病情。

（3）治疗期间，患者宜俯卧位休息，并注意保暖，防止风寒湿邪侵入经络，阻滞气血运行，加重病情。

4. 情志护理

尾骨痛患者可出现骶尾部疼痛、活动受限等症状，尤其坐卧姿势受限明显，严重影响日常基本生活，急性期患者容易急躁、焦虑，慢性患者日久因影响日常生活可产生焦虑、抑郁等负面情绪。

（1）及时充分沟通，向患者告知本病原理和预后，告知治疗方案和流程，鼓励患者树立战胜疾病的信心，疏导患者不良情绪，提高患者依从性。

（2）帮患者选择合适体位，便于其放松休息，减少疼痛对情绪的刺激。维持周围环境的

整洁、雅静、空气流通，使患者情绪处于安定、愉悦状态。

（3）选取适当的中国传统音乐疗法进行调护，如在清晨起床后和晚饭前可播放理疗养生音乐，根据患者证型，选择适合的曲目，气滞血瘀型患者可选择角调乐曲（《春风得意》《春之声圆舞曲》等）、徵调乐曲（《新春乐》《狂欢》等）；肝肾亏虚型患者可选择羽调乐曲（《汉宫秋月》《乌夜啼》等），每次20分钟，来平复患者心情。注意听乐曲时应处于宽敞、整洁的环境，选取合适体位，避免噪音干扰。争取患者早日康复。

5. 用药护理

（1）针对病情偏重，需要口服药物或静脉输液治疗的尾骨痛患者，遵医嘱，予口服或外用止痛药或营养神经药物，疼痛剧烈者可以予局部封闭治疗等，以求快速度过急性期，减轻疼痛。

（2）需要口服中药汤剂的患者，遵医嘱指导患者服药，也可选择外用舒筋活血、散寒止痛类药物。

6. 健康教育

（1）急性期或治疗期间，减少对骶尾骨的压迫刺激，可尝试进行小强度俯卧位训练，如俯卧抬小腿、俯卧髋后伸、猫式伸展、爬行训练等。

（2）慢性患者或经治疗疼痛明显改善者，鼓励患者积极进行腰部、臀部、骶尾部和大腿后侧肌群功能锻炼，应将肌力训练和拉伸练习相结合，可以有效促进本病恢复。

（3）适当进行户外活动或体育锻炼，强健体质。可以指导患者练习中国传统功法五禽戏、易筋经、八段锦等，以行气通络、舒筋活血、强筋壮腰，如练习八段锦中"两手攀足固肾腰"动作，五禽戏中"鸟伸""熊晃""猿摘"等动作，及易筋经中"青龙探爪""卧虎扑食"等动作（具体内容详见第三章）。

（4）预防复发：尾骨痛患者经过一段时间

的治疗和休息后，症状可基本缓解或痊愈，但因劳损日久、再度损伤、康复训练不足等，易反复发作。故应坚持康复训练，并努力避免不良生活习惯和坐姿对腰骶、骶尾部造成的压迫和刺激。

（李荣融）

第二十九节　骨质疏松症

一、概述

骨质疏松症是指一种骨强度下降、骨脆性增加，从而易发生骨折的全身性骨骼疾病，主要表现为单位体积骨量低下、骨微结构退变、骨矿盐和骨基质比例降低等。本病致病因素包括遗传因素、长期低钙饮食、营养缺乏、环境因素、某些如糖皮质激素等药物因素、疾病因素等。好发于中老年人。本病属中医"痿证"范畴。

1. 临床分型

骨质疏松症可分为三类，原发性骨质疏松症、继发性骨质疏松症及特发性骨质疏松症。原发性骨质疏松症又分为Ⅰ型绝经后骨质疏松症和Ⅱ型老年骨质疏松症。

2. 症状

（1）疼痛：由于骨转换过快、骨吸收增加，骨小梁被破坏、消失，骨膜下皮质骨被破坏，腰背部和足跟部出现疼痛；急性发作者受外力压迫或有非外伤所致的椎体压缩性骨折时也会出现剧烈疼痛；躯干活动时，由骨变形引起的腰背肌紧张会导致肌肉疲劳、出现肌痉挛，产生肌肉及肌膜性腰背痛。

（2）骨折：患者在日常活动中，如扭转身体、剧烈咳嗽、跌坐等，受轻微外力作用就可发生骨折，易骨折部位比较固定，常见于桡骨远端、股骨上段、踝关节骨折及胸腰段椎体压缩性骨折。

3. 体征

（1）脊柱弯曲变形：脊椎椎体几乎全部由易发生骨质疏松改变的松质骨组成，而脊椎是身体的支柱，因此患者会呈前倾状态来减轻脊柱负重，缓解腰背疼痛，出现驼背。有的患者还会发生脊柱侧凸、鸡胸等胸廓畸形，出现身高缩短。

（2）压痛：绝经后骨质疏松常出现全身性骨压痛；胸腰椎棘突、骨关节外侧、髂骨骶骨部会出现压痛并伴有局部叩击痛。

4. 辅助检查

（1）X线检查：骨密度降低，骨小梁变细、分支消失，残留的骨小梁以栅状排列。

（2）理化检查：本病无骨折患者的血清钙高于骨折患者，而血清磷低于骨折患者。伴有软骨病时血磷、血钙偏低，碱性磷酸酶增高。

5. 诊断与鉴别诊断

当患者在没有外伤或轻微外伤下发生脆性骨折，或经双能X线吸收法（DXA）检测骨密度并将结果与同性别同种族峰值骨量相比较，得出≤-2.5SD时可诊断为骨质疏松症。

本病可与骨软化症、多发性骨髓瘤、原发性甲状旁腺功能亢进症和成骨不全症等相鉴别。

（1）骨软化症：脊柱、骨盆、下肢长骨可能由于骨有机质增多、骨质钙化不良发生压力畸形和不全骨折。X线片可见骨质广泛疏松、假骨折线、骨变形。实验室检查显示血钙血磷水平减低，血清碱性磷酸酶水平升高。

（2）多发性骨髓瘤：由于骨髓瘤细胞在骨髓腔内无限增生，可出现弥漫性骨质疏松或局限性骨质破坏。患者主要表现出骨骼疼痛、贫血、肾功能不全、出血以及关节痛，X线片显示脊柱、肋骨和骨盆等处有弥漫性骨质疏松。实验室检查可显示骨髓中有大量骨髓瘤细胞出现，并且骨髓象呈增生性反应。

（3）原发性甲状旁腺功能亢进症：甲状旁腺激素分泌过多时发生，一般是由甲状旁腺腺瘤或腺癌、增生肥大引起的。X线片显示出现弥漫性骨质疏松、骨囊性变以及骨膜下皮质吸收、脱钙。实验室检查显示患者高血钙，低血磷，尿钙增多。

（4）成骨不全症：本病有高达50%的家族遗传概率，钙化软骨由于骨胶原组织缺乏、成骨细胞量不足，软骨成骨过程及钙化正常而不能形成骨质，患者出现骨皮质薄、骨质脆弱的情况。患者会出现由于巩膜变薄、透明度增加、脉络膜色素外露而表现出的蓝巩膜；由于听骨硬化、音波传达障碍而表现出的耳聋。

二、主要护理问题

1. 腰背疼痛

与患者由于骨负重能力下降，腰背肌在躯干活动时经常处于疲劳、紧张状态，出现肌痉挛有关。

2. 活动受限

与感受外邪、肾虚精亏、先天不足所致的肢体痿软、筋脉迟缓、腰背部及下肢负重关节疼痛有关。

3. 生活自理能力下降

与患者全身乏力、体力下降、精力不足、活动能力受限有关。

4. 骨折

与患者肾精亏虚，骨失所养或负重、跌伤等外力因素有关。

5. 情绪焦虑

与长期骨痛、反复就医、日常生活活动或职业活动受限有关。

三、西医康复护理评估

骨质疏松症因患者的体质、年龄和发病时间不同，骨折、骨变形程度也各不相同。因此，对骨质疏松症患者进行康复护理评估是十分重要的，常用到的西医康复护理评估如下（具体方法见第二章）。

1. 视觉模拟评分法

可根据患者对疼痛的感知程度较为客观地对骨质疏松症患者腰背痛进行评分，评估疼痛程度。

2. 肌力评定

骨质疏松症患者大多存在腰背部、腹部的肌力减退，可行各种肌力检测手法对其肌力进行较为精准的评估。

3. 平衡评定

采用Berg平衡量表对患者坐位和站立位基本功能活动进行评定，可对患者跌倒风险进行预测，是骨质疏松症的必查项目。

4. 日常生活活动能力评定

采用改良Barthel计分法评定骨质疏松症患者功能障碍程度。

四、中医康复护理评估

1. 辨证分型

（1）肝肾阴虚型：腰膝酸软疼痛，手足心热，驼背弯腰并伴下肢抽筋，两目干涩，眩晕，耳鸣，盗汗，失眠多梦，舌红苔少，脉细数。

（2）脾肾阳虚型：腰膝痿软冷痛，纳少便溏，腹胀气短，行走无力，面色无华，舌淡胖，苔白滑，脉沉迟无力。

（3）肾虚血瘀型：下肢痿软无力，肌肉瘦弱，腰膝酸软，不能久立，腰脊部刺痛，步履艰难，耳鸣，舌淡紫或有瘀点、瘀斑，脉细涩。

（4）脾胃虚弱型：起病缓慢，形体瘦弱，肢体痿软无力，食少纳呆，神疲乏力，大便溏泄，舌质淡，苔薄白，脉细弱。

（5）气滞血瘀型：骨节刺痛、拒按，痛有定处，筋肉挛急，多有骨折史，舌质黯淡或有瘀点、瘀斑，脉涩或弦。

五、中医康复护理措施

1. 中医适宜技术对症护理

根据患者的病情选择适宜的中医脊柱康复护理技术。在患者知情同意的前提下，可行推拿、针刺、刮痧、艾灸、拔罐、耳穴压豆、中药熏蒸及中药热疗等（具体治疗方法详见第三章），以期快速恢复正常生活。

（1）推拿疗法：选择腰背部、腰腹部、上下肢部及相应穴位，如中府、云门、肺俞、命门、曲池、阳陵泉等穴，以一指禅推、按、揉、擦等手法操作，手法应轻柔和缓，起到强筋壮骨的作用。

（2）针刺疗法：针刺治疗可对疼痛局部肌肉及软组织进行松解以起到疏通经络、调理气血的作用。施术前需对患者进行评估，告知患者施术部位、目的等以获得患者知情同意与配合，准备相应器具，做好消毒，医生操作后注意观察局部皮肤情况，若出现不良事件应及时告知医生并对症处理。

（3）刮痧疗法：在患者痛处进行刮痧，以起到疏通经络止痛的作用。施术前需对患者进行评估及告知患者刮痧部位的皮肤会有疼痛灼热感，获得患者知情同意及配合，准备相应器具，做好消毒。首先把患处暴露，姿势摆放适当，其次遵医嘱确定刮痧部位，用刮痧板由上

至下沿经脉刮痧，力度适中，以出痧为度，刮痧过程中如果发现异常，要立即停刮，报告医师，并配合处理。

（4）艾灸疗法：可取命门、脾俞、肝俞、肾俞、悬钟、大杼、阳陵泉及阿是穴等周围的局部区域，以艾条、艾炷或艾灸盒等进行操作，以皮肤红润为度，注意防护，起到温经通络止痛的作用。

（5）拔罐疗法：对患者局部疼痛部位及背部俞穴如肺俞、肝俞、脾俞、肾俞、腰阳关等进行拔罐，以疏通经络，缓解疼痛。留罐过程中注意观察局部皮肤情况，若出现不良事件应及时报告医师并对症处理。

（6）耳穴压豆疗法：取肺、胃、大肠、脾、肝、肾、神门腧穴。压豆后嘱患者每天按压豆4～5次，每次约15分钟，按压时以轻感刺痛、胀、耳郭微灼热感为佳，按压时注意力应集中。

（7）中药熏蒸及中药热疗：遵医嘱，选用适宜的中药外用处方，充分暴露患处，注意保暖，严格控制治疗温度及治疗时间，使药物经皮吸收，起到促进骨密度改善的作用。

2. 饮食护理

骨质疏松症患者由于骨折疼痛较重、活动受限，往往不思饮食，从而引起脾胃虚弱、营养不良，加重骨质疏松程度，因此要督促患者饮食，以促进肢体功能恢复，起到强筋壮骨作用。骨质疏松症患者的饮食护理可以根据中医辨证选择适当的饮食。

（1）肝肾阴虚者型患者在选择饮食时以补益肝肾、养阴清热为主，选取芝麻、木耳、银耳等食材。尽量少食辛辣。

（2）脾肾阳虚型患者应以温补肾阳为主，可选取羊肉、龙眼肉等食材。

（3）肾虚血瘀型患者应以补肾、活血为主，可选取海参、枸杞、薤白等食材。

（4）脾胃虚弱型患者应以补益脾胃为主，可选取大枣、山药等食材。

（5）血瘀气滞型患者应以行气活血之品为

主，可选取三七、鱼尾等食材。

3. 生活起居护理

骨质疏松症患者可因不良姿势导致病情加重或骨折等不良事件的发生，因此需要对其进行生活起居护理的指导。

（1）指导患者找到正确的坐、站及卧姿，纠正习惯性姿势不良等。

（2）环境应安静、舒适，保证充足的休息时间，避免过度劳累。休息时，卧床不宜太高，以便于患者上下活动。

（3）取放物品时尽量减少负重，动作宜慢，幅度宜小，预防发生骨折。

（4）注意保暖，防止受凉加重病情。

4. 情志护理

骨质疏松症患者发生骨折会引起生活质量下降，甚至出现致残，患者多因此产生焦虑、抑郁等负面情绪，对生活失去信心，故对其进行情志护理是十分必要的。

（1）及时与患者及其家属进行充分沟通，使患者保持乐观情绪，提高患者治疗配合程度。

（2）选取适当的中国传统音乐疗法进行调护，如在清晨起床后和晚饭前可根据患者证型播放适合的理疗养生音乐曲目。如肾虚血瘀型骨质疏松症患者，宜选择羽调式乐曲（《二泉映月》《梁祝》等）、徵调乐曲（《新春乐》《步步高》等），每次20分钟，来舒缓患者心情。注意听乐曲时应处于宽敞、整洁的环境，选取合适体位，避免噪音干扰。争取患者早日康复。

5. 用药护理

（1）针对骨质疏松症特点，遵医嘱，予促进骨形成、抑制骨吸收的药物。

（2）需要口服中药汤剂的患者，遵医嘱指导患者服药。

6. 健康教育

（1）根据患者病情，可以指导患者练习中国传统功法易筋经、五禽戏、八段锦等，以行气通络、舒筋活血、强筋壮骨。也可选用以下练习方法，对患者进行长期、适当而有规律地锻炼，以促进骨形成，改善骨密度，防止骨折。①耐力训练：指导患者进行步行、健身跑、游泳、上下楼梯等训练，可改善心肺功能和代谢功能。②力量训练：指导患者进行各种持器械医疗体操、拉力器等抗阻力训练，以训练肌肉力量，提高肌力，改善骨密度。

（2）疾病知识宣教：向患者讲解该疾病的相关知识，帮助患者正确认识骨质疏松症的性质及特点，消除患者的心理障碍，树立长期与疾病作斗争的信心。

（3）预防复发：提醒患者注意锻炼身体，起居有常，出院后遵医嘱按时服药，注意饮食营养，定期复查。对老年患者还应加强陪护，预防发生骨折。

（李荣融）

第三十节　颈性失眠

一、概述

颈性失眠是由于颈椎病导致的失眠，颈椎小关节错位，椎间不稳、颈肌痉挛或炎症改变使交感神经受压迫及刺激，大脑的兴奋性增高，造成睡眠时间不足或睡眠不深熟，从而引发失眠。颈椎病与失眠密切相关，颈椎病患者失眠发生率占40%～50%，颈椎病所引起的疼痛，包括头部、颈项、肩背、肢体等部位的疼痛，颈髓相应节段区的内脏痛，如心绞痛、胃痛等是引起失眠的常见原因。当颈椎病刺激及压迫椎动脉，可引起椎动脉的收缩、痉挛，导致椎动脉供血不足，引起中枢神经系统功能障碍，也会出现睡眠障碍。因患颈椎病而致失眠者呈逐年增加趋势。颈椎病与失眠互相影响，睡眠质量的下降也会使颈部肌肉及相关软组织得不到充分休息，从而加重颈椎病。颈性失眠属于中医"不寐"的范畴。又有"目不瞑""不得眠""不得卧"之称。

1. 病史

患者表现为难入睡，头脑清醒无睡意，可伴有头痛、肩背痛、手麻及心慌、心悸、咽部不适、耳鸣、恶心、呕吐等不适症状，上述睡眠障碍持续 1 个月以上。

2. 症状

（1）入睡困难、易醒、多梦、晨醒过早、醒后疲乏或白天困倦。

（2）可伴有多汗、易怒、烦躁、头痛、无力、手麻、记忆力减退、视物模糊、食欲减退等自主神经系统功能紊乱的症状。

（3）颈部疼痛，肢体麻木、无力甚至瘫痪，以及深浅感觉障碍。

3. 体征

颈椎小关节错位，颈椎棘突偏歪、关节突或横突不对称，颈部肌肉紧张度增加，颈部活动受限，颈椎棘突或棘旁有压痛。

引起失眠的病因很多，包括内脏、脑部及内分泌系统的器质性病变，首先要根据病史及体格检查，排除以上病因，必要时需内科及神经系统详细检查，以免延误病情。

4. 辅助检查

（1）X 线检查：张口位示齿状突居中，第 2 颈椎棘突偏一侧，寰齿间隙不对称，齿状突偏歪或倾斜，钩椎关节骨质增生；侧位片显示第 1 颈椎呈仰位、倾位、侧旋式、倾旋或仰旋式错位，第 2、3 颈椎错位时椎体呈双突、双边影或椎标准差 T 值体后缘连线中断、成角或反张。

（2）CT 或 MRI 检查：颈椎 CT 或 MRI 有颈椎间盘病变或突出。

（3）实验室检查：必要时可进行脑血流图、脑电图及内分泌系统的检查，有助于诊断和鉴别诊断。

5. 诊断与鉴别诊断

根据患者颈部不适以及睡眠障碍等临床表现和辅助检查可确诊本病。

本病可与神经衰弱相鉴别。

伴发失眠的神经衰弱临床表现中，睡眠障碍仅是其中一类症状。其临床表现有兴奋症状：回忆和联想增多且难以控制。有衰弱症状：脑力和体力不足而易疲劳，自觉脑子迟钝，注意力易分散，健忘，工作效率下降。有睡眠障碍：入眠难、多梦、易醒、醒后难再眠、睡眠感丧失、醒后不解乏。有情绪症状：烦恼、心情紧张、易激惹，或伴轻微而短暂的焦虑和抑郁。有紧张性疼痛：头痛，肢体肌肉酸痛。

二、主要护理问题

1. 睡眠质量差

入睡困难、睡眠效率低、睡眠障碍，与颈部疾患所致的交感神经受压刺激，大脑的兴奋性增高，或压迫椎动脉使脑部供血不足有关。

2. 疼痛

与椎动脉病变、交感神经受损有关。

3. 情绪焦虑

与颈部疼痛、失眠以及生活质量下降有关。

4. 预防复发

与复感外邪、颈椎病进展、康复训练不足等因素有关。

三、西医康复护理评估

长期失眠常导致个体、心理、社会功能等各方面损害，从而影响生活和工作质量。因此，对颈椎病患者进行康复护理评估是十分重要的，常用到的西医康复护理评估如下（具体方法见第二章）。

1. 匹兹堡睡眠质量指数量表（PSQI）评分

用来评估患者最近 1 个月的睡眠质量（表 4-1）。该量表由 19 个自评和 5 个他评条目构成，其中第 19 个自评条目和 5 个他评条目不参与计分，在此仅介绍参与计分的 18 个自评条目 18 个条目，包括睡眠质量、入睡时间、睡眠时间、睡眠效率、睡眠障碍、催眠药物和日间功能障碍等 7 个成分，每个成分按 0～3 分四级计分，累积得分为 PSQI 总分，总分范围为 0～21，得分越高，表示睡眠质量越差。

各成分含意及计分方法如下：

A. 睡眠质量：根据条目 6 的应答计分，较好计 1 分，较差计 2 分，很差计 3 分。

B. 入睡时间：①条目 2 的计分为≤15 分计 0 分，16～30 分计 1 分，31～60 计 2 分，≥60 分计 3 分；②条目 5a 的计分为无计 0 分，<1 周/次计 1 分，1～2 周/次计 2 分，≥3 周/次计 3 分；③累加条目 2 和 5a 的计分，若累加分为 0 计 0 分，1～2 计 1 分，3～4 计 2 分，5～6 计 3 分。

C. 睡眠时间：根据条目 4 的应答计分，7 小时计 0 分，6～7 计 1 分，5～6 计 2 分，<5 小时计 3 分。

D. 睡眠效率：①床上时间=条目 3（起床时间）－条目 1（上床时间）；②睡眠效率=条目 4（睡眠时间）/床上时间×100%；③成分 D

计分为睡眠效率>85%计 0 分，75%～84%计 1 分，65%～74%计 2 分，<65%计 3 分。

E. 睡眠障碍：根据条目 5b～5j 的计分，无计 0 分，<1 周/次计 1 分，1～2 周/次计 2 分，≥3 周/次计 3 分。累加条目 5b～5j 的计分，若累加分为 0 则成分 E 计 0 分，1～9 计 1 分，10～18 计 2 分，19～27 计 3 分。

F. 催眠药物：根据条目 7 的应答计分，无计 0 分，<1 周/次计 1 分，1～2 周/次计 2 分，≥3 周/次计 3 分。

G. 日间功能障碍：①根据条目 8 的应答计分，无计 0 分，<1 周/次计 1 分，1～2 周/次计 2 分，≥3 周/次计 3 分；②根据条目 9 的应答计分，没有计 0 分，偶尔有计 1 分，有时有计 2 分，经常有计 3 分；③累加条目 8 和 9 的得分，若累加分为 0 则成分 G 计 0 分，1～2 计 1 分，3～4 计 2 分，5～6 计 3 分。

PSQI 总分=成分 A+成分 B+成分 C+成分 D+成分 E+成分 F+成分 G。

评价等级：0～5 分，睡眠质量很好；6～10 分，睡眠质量还行；11～15 分，睡眠质量一般。

2. 焦虑自评量表评分

失眠的患者会存在焦虑症状，焦虑自评量表可评定患者焦虑的主观感受及其在治疗中的变化。

3. 汉密尔顿焦虑量表评分

汉密尔顿焦虑量表评分是临床上评定焦虑状态时应用得最为普遍的量表，可对患者的焦虑症状的严重程度进行评估。

4. 视觉模拟评分法

疼痛是颈椎病患者的主要临床表现。可根据患者对疼痛的感知程度，利用 VAS 评分较为客观地对患者病情轻重及治疗效果进行评估。

表 4-1　匹兹堡睡眠质量指数量表

下面一些问题是关于您最近 1 个月的睡眠情况，请选择回填写最符合您近 1 个月实际情况的答案。请回答下列问题：

1. 近 1 个月，晚上上床睡觉通常（　）点钟。

2. 近 1 个月，从上床到入睡通常需要（　）分钟。

3. 近 1 个月，通常早上（　）点起床。

4. 近 1 个月，每夜通常实际睡眠（　）小时（不等于卧床时间）。

对下列问题请选择 1 个最适合您的答案：

5. 近 1 个月，因下列情况影响睡眠而烦恼：

a. 入睡困难（30 分钟内不能入睡）	（1）无（2）＜1 次/周（3）1～2 次/周（4）≥3 次/周	
b. 夜间易醒或早醒	（1）无（2）＜1 次/周（3）1～2 次/周（4）≥3 次/周	
c. 夜间去厕所	（1）无（2）＜1 次/周（3）1～2 次/周（4）≥3 次/周	
d. 呼吸不畅	（1）无（2）＜1 次/周（3）1～2 次/周（4）≥3 次/周	
e. 咳嗽或鼾声高	（1）无（2）＜1 次/周（3）1～2 次/周（4）≥3 次/周	
f. 感觉冷	（1）无（2）＜1 次/周（3）1～2 次/周（4）≥3 次/周	
g. 感觉热	（1）无（2）＜1 次/周（3）1～2 次/周（4）≥3 次/周	
h. 做恶梦	（1）无（2）＜1 次/周（3）1～2 次/周（4）≥3 次/周	
i. 疼痛不适	（1）无（2）＜1 次/周（3）1～2 次/周（4）≥3 次/周	
j. 其他地影响睡眠的事情	（1）无（2）＜1 次/周（3）1～2 次/周（4）≥3 次/周	

如有，请说明：

6. 近 1 个月，总的来说，您认为自己的睡眠质量：（1）没有（2）偶尔有（3）有时有（4）经常有

7. 近 1 个月，您用药物催眠的情况：　　　　（1）无（2）＜1 次/周（3）1～2 次/周（4）≥3 次/周

8. 近 1 个月，您常感到困倦吗？　　　　　　（1）无（2）＜1 次/周（3）1～2 次/周（4）≥3 次/周

9. 近 1 个月，您做事情的精力不足吗？　　　（1）没有　（2）偶尔有（3）有时有（4）经常有

睡眠质量得分（　），入睡时间得分（　），睡眠时间得分（　），睡眠效率得分（　），睡眠障碍得分（　），催眠药物得分（　），日间功能障碍得分（　），PSQI 总分（　）。

四、中医康复护理评估

1. 辨证分型

（1）肝火扰心型：不寐多梦，心烦，急躁易怒，头晕、头胀痛，面红目赤，耳鸣耳聋，胁肋胀痛，口干口苦，小便黄，大便秘结，舌红，苔黄，脉弦数有力。

（2）痰热内扰型：心烦不寐，胸闷脘痞，恶食嗳气，吞酸恶心，心烦口苦，头重目眩，苔腻而黄，脉滑数。

（3）阴虚火旺型：失眠，多梦，心悸，健忘，五心烦热，口干，盗汗，头晕目眩，舌红少津，苔少或无，脉细数。

（4）心脾两虚型：多梦易醒，或朦胧不实，心悸，健忘，头晕目眩，神疲乏力，面色不华。舌淡，苔薄，脉细弱。

（5）心胆气虚型：虚烦不眠，多梦易醒，心悸不安，遇事善惊，头晕神疲，面色无华，气短乏力，舌淡，脉弦细或脉虚。

2. 肌肉骨骼触诊

双拇指分别置于患者颈椎横突、关节突后

方，从上而下滑动触诊。当有错位时横突左右不对称或关节突一侧隆起、对侧凹陷，在横突或关节突有硬结及压痛。C2～C3 错位时棘突偏向一侧，该侧椎旁胀满压痛。

五、中医康复护理措施

1. 中医适宜技术对症护理

根据患者的病情选择适宜的中医脊柱康复护理技术。在患者知情同意的前提下，轻症患者可行推拿、针刺、耳穴压豆、艾灸、拔罐、中药熏蒸、牵引、中药热疗等治疗，病情较重的患者可根据病情增加小针刀（或刮痧）治疗（具体治疗方法详见第三章），以期快速恢复正常生活。

（1）推拿疗法：一般根据颈部症状先放松颈项部肌肉，选用旋提手法、旋转手法、仰卧位侧扳法、定点旋转复位法等。推拿施术部位以颈项、肩背和下肢等处为主，选择颈部及头面部等相关穴位，如神门、百会、风府、风池、肩井、大椎、安眠、三阴交、颈夹脊穴、内关等穴，以按、揉、擦等手法操作，改善颈部气血津液运行，促进局部炎症吸收和水肿消退，缓解肌肉和血管紧张，恢复颈椎的生理曲度，起到疏经活络、活血化瘀、理筋整复、调整脏腑及安神的作用。

（2）艾灸疗法：可选取颈夹脊、百会、心俞、肾俞等，以艾条、艾炷或艾灸盒等进行操作，以皮肤红润为度，注意防护，起到舒筋活络、通经止痛的作用。

（3）耳穴压豆疗法：以颈椎区、神门、心、皮质下、肝、枕为主。压豆后嘱患者每天按压压豆4～5次，每次约15分钟，按压时以轻感刺痛、胀、耳郭微灼热感为佳，按压时注意力应集中。

（4）拔罐疗法：患者俯卧治疗床上，暴露颈背部。从颈部上端开始按摩，在条索状有疼痛的区域拔罐治疗，可留罐10～20分钟，以解除颈肌痉挛，减轻颈痛。

（5）中药熏蒸及中药热疗：遵医嘱，选用适宜的中药外用处方，充分暴露患者颈背部，注意保暖，严格控制治疗温度及治疗时间，使药物经皮吸收，起到温经通脉、消肿止痛的作用。

（6）针刺、小针刀及牵引疗法：针刺以颈夹脊穴为主的头颈部穴位是治疗颈性失眠行之有效的方法之一。小针刀操作时宜在棘间、棘旁压痛明显处或触摸到肌肉挛缩较明显或形成条索并有压痛处行棘间韧带松解。解除神经根与椎动脉刺激现象，改善血液循环，消除无菌性炎症，缓解疼痛，提高脑供血流量，从而改善失眠。亦可行坐位或卧位的颈椎牵引，多采用枕颌带牵引。针刺、小针刀及牵引疗法可以振奋阳气，使闭阻的经络通畅、精血上荣，祛邪扶正，缓解因炎症刺激交感神经而导致椎动脉痉挛，改善血液循环，疏通经气，改善气血运行，扩张血管，改善微循环，达到增加脑供血，改善脑缺氧的目的。治疗前，需告知患者治疗的目的、方法、可能出现的不良反应，帮助患者消除恐惧心理，准备好相应器具，严格消毒，待医生操作后，需注意观察局部皮肤的情况，如果出现不良事件，告知医生并配合其做好对症处理。

2. 饮食护理

失眠患者需合理膳食，均衡营养。平素清淡、易消化饮食，少食煎炸、油腻等不易消化的食物，晚餐不宜过饱，尤其临睡前不宜进食以免损伤脾胃，不宜饮浓茶、咖啡等。失眠症患者应每天坚持喝牛奶，如喝牛奶后有腹胀或腹泻者可以改服酸奶。饮食护理上可以根据中医辨证选择适当的饮食。

（1）肝火扰心型：食用疏肝泻火的食物，如绿豆、冬瓜、苦瓜。饮用决明子、莲子和菊花茶。

（2）痰热内扰型：服用竹沥水或常吃柑橘、鲜竹笋、海带等以清化痰火，清淡饮食，忌食肥甘厚味以防生湿生痰。

（3）阴虚火旺型：饮食清淡，忌食辛辣、煎炸等食品。多吃滋阴去火的食物，比如百合、银耳、桑葚、雪梨等。忌食辛躁动火的食物，如辣椒、姜、胡椒等。

（4）心脾两虚型：补脾益气，宁心安神。饮食宜清淡，忌食黏腻、醇酒等助湿困脾之品，可多食补益心脾的饮食，如莲子粥、黄芪红枣粥、秫米粥、龙眼粥或动物心脏等。

（5）心胆气虚型：食用补气益气、安神助眠的食物，可多食些动物心脏、莲子粥、黄芪粥、红枣粥等。

3. 生活起居护理

多数颈性失眠患者的发病与长期不良姿势有关，故生活起居的护理指导是必要的。

（1）避免使颈部长时间维持一个特殊姿势，如伏案工作、仰头工作，应注意经常做颈项部功能活动，以避免颈项部发生慢性劳损。

（2）养成规律的作息，睡前不宜做过剧烈的运动，睡前温水泡脚，然后按摩双侧足心涌泉穴，晨起可外出散步，适当锻炼，通畅经络，调和血气。

（3）睡眠时枕头厚度应适中，不宜过高。睡姿以右侧卧位为好，可避免心脏受压。

（4）注意颈、肩部保暖，避免风扇、空调直吹等，防止受凉加重病情。

4. 情志护理

颈性失眠患者常有惊恐、焦虑、急躁等负面情绪，护理人员应关心、体贴、热情，工作认真负责，取得患者的信任。

（1）对患者加强宣教，多沟通交流，向患者讲解颈性失眠的病因、临床表现、治疗方法等知识，消除他们对安眠药的依赖心理，增强他们对正常睡眠的信心，使患者积极配合治疗，从而消除负性情绪，树立积极乐观的生活态度和战胜困难的信念。

（2）注意四时调护，如春夏万物欣欣向荣，鼓励患者多外出走动，多参加集体活动，以利疏通阳气；秋冬阳气收敛，应当宁神，鼓励患者多读书、看报、听音乐，使精神舒畅。

（3）选取适当的中国传统音乐疗法进行调护，如《二泉映月》《春江花月夜》《寒江月》或各种摇篮曲。于临睡前选择安静环境进行，患者轻闭双眼，身体尽量放松，以患者感觉舒适、悦耳为主。在临睡前、安静的环境中进行，使患者感觉舒适、悦耳，有利于降低交感神经兴奋性。

5. 用药护理

（1）针对失眠严重的患者，可给予镇静安眠类药物。

（2）需要口服中药汤剂的患者，遵医嘱指导患者服药。

6. 健康教育

平素宜注意保护颈部，避免各种诱发因素，防止过劳、外伤和寒冷等刺激。适当运动，循序渐进地进行有氧运动，如散步、气功、太极拳等，提高神经调节功能，有利于睡眠。平时宜行颈部功能锻炼，促进疾病的恢复。具体颈部锻炼可参考以下几个方面。

（1）摆头转颈：头从正中缓慢向右摆，再向左摆，往复5～10次。为避免头晕，嘱患者转头时眼睛要睁开，颈部要放松。

（2）颈部方位运动：头部做低头、抬头、向左摆头、向右摆头的方位运动，活动颈部，每天做5～10次。

（3）拿揉颈部：拇指和示指捏拿颈项旁大筋，以捏拿时有酸胀痛感为度，从上至下，由轻到重。

（4）摩颈项：手掌摩擦颈项部，以颈项部感觉发热为度。

（任树天）

第三十一节 颈性高血压

一、概述

颈性高血压是一种继发于颈椎病的特殊类型的高血压，是由颈部肌肉劳损、骨关节错位、颈椎生理曲度异常等压迫、刺激颈部交感神经、椎动脉而导致的血压升高性疾病。随着人们生活习惯和工作方式的改变，颈椎病的发病率逐年上升，颈源性高血压的发病率也随之上升，并呈现出低龄化的趋势。有调查发现颈性高血压发病率占颈椎患者群的6.7%，占高血压人群的15%～21.9%。本病多与椎-基底动脉供血异常、颈部交感神经受刺激导致的功能紊乱相关。本病属中医"眩晕""头痛""颈痹"等范畴。内因包括劳损、气血亏虚、肾精不足等。外因包括风、寒、湿、痰淤内停而致经络痹阻。

1. 病史

血压变化与颈椎疾病症状同步发作，在高血压之前相当长的时期为低血压或血压不稳，患者对降压药多不敏感。

2. 症状

临床多为颈椎疾患和血压异常的综合症状，主要表现为高血压临床症状，如眩晕、头痛、头胀、头闷、眼花、耳鸣、心悸、失眠、健忘等，以及颈椎病相关症候群，如颈项酸痛不适、活动受限、单侧或双侧上肢不适等。眩晕多为主要症状，眩晕症状出现多与颈部活动关系明显，站位或坐立时加重，卧位时减轻或消失，且与劳累程度呈正比；急性发作多表现为旋转感、倾倒感，严重者出现晕厥、猝倒，但倒后意识清楚，短时间即可恢复。慢性发作多表现头部昏昏沉沉，精神不振，记忆力减退等。疾病早期血压呈

波动式升高且与颈椎病症状发作相关，中晚期血压持续升高。颈椎异常纠正后血压也将得到改善是其特征性表现。

3. 体征

（1）颈部活动受限，颈椎活动度减小。

（2）颈部疼痛时，血压反射性的同步升高；颈部症状缓解后，血压同步下降。血压的变化与颈部症状有关。

（3）血压检测，早期呈波动状态；中后期呈持续性高压。

4. 辅助检查

X线片、CT、MRI等检查与颈椎病诊断标准相符合。颈性高血压的临床辅助检查手段目前主要以X线检查为主，颈椎X线片检查：颈椎生理曲度异常，钩椎关节不对称，椎间隙变小，颈椎棘突不在一条直线上，呈椎小关节紊乱状态，项韧带多有钙化。

5. 诊断与鉴别诊断

根据患者病史、症状、体征、X线检查可明确诊断。

本病可与原发性高血压、梅尼埃病等相鉴别。

（1）原发性高血压：原发性高血压的病因尚不完全明确，一般认为是一种遗传和环境共同作用的多因素影响的疾病，大多数见于中老年，起病隐匿，进展缓慢，降压药物有一定效果，无颈部症状与体征，或发作与颈部症状无明显关系。

（2）梅尼埃病：是一种特发性内耳疾病，可以引起血压波动。本病表现为反复发作的旋转性眩晕、波动性听力下降、耳鸣和耳闷胀感。多发生于中、青年人。

二、主要护理问题

1. 活动受限

与颈椎生理曲度改变有关。

2. 情绪焦虑

与颈部活动受限、血压不稳有关。

3. 血压波动

与椎—基底动脉的血管痉挛，交感神经兴奋有关。

4. 预防疾病复发或加重

与长时间不当姿势或劳损有关。

三、西医康复护理评估

颈性高血压多为慢性疾病，有针对性地进行合理病情评估，有助于确定患者病情轻重，明确预后（具体方法详见第二章）。

1. 颈椎活动度评定

通过量角器等来测定患者颈椎关节活动度，以确定颈部肌群受累范围与程度。

2. 视觉模拟评分法

颈性高血压会出现颈肩背部疼痛、颈部僵硬或上肢麻木，颈部活动受限，病变节段颈椎棘突或椎旁压痛，VAS 评分测定患者的疼痛程度，可较为客观地对患者病情轻重及治疗效果进行评估。

3. 颈性眩晕症状与功能评估量表

包括眩晕（程度、频率、持续时间）、颈肩痛、头痛、日常生活及工作、心理及社会适应5 项内容，每项均分为 5 个等级（见表 4-2）。最高为 30 分，最低为 0 分。分值与严重程度呈负相关，分数越低提示患者症状越严重。

表 4-2　颈性眩晕症状与功能评估量表

眩晕（16 分）

A. 程度

无症状（8 分）	轻度眩晕，可忍受，能正常行走（6 分）	中度眩晕，较难受，尚能行走（4 分）	重度眩晕，极难受，行走有困难，需扶持或坐下（2 分）	剧烈眩晕，几乎无法忍受，需卧床（0 分）

B.频度

无症状（4 分）	每月约 1 次（3 分）	每周约 1 次（2 分）	每天约 1 次（1 分）	每天数次（0 分）

C.持续时间

无症状（4 分）	几秒至几分钟（3分）	几分钟至 1 小时（2分）	几小时（1 分）	1 天或以上（0 分）

颈肩痛（4 分）

无症状（4 分）	轻度,可忍受（3分）	中度,较难受（2分）	重度,极难受（1分）	剧烈,几乎无法忍受（0 分）

头痛（2 分）

无症状（2 分）	轻度,可忍受（1.5分）	中度,较难受（1分）	重度,极难受（0.5分）	剧烈,几乎无法忍受（0 分）

日常生活及工作（4 分）

A. 发病期间日常生活需帮助情况

（待续）

表 4-2 （续）

不需要（2分）	偶尔需要（1.5分）	经常需要，尚可自理（1分）	大量需要，离开帮助自理有困难（0.5分）	完全依赖，离开帮助无法自理（0分）
B. 发病期间工作情况				
与原来完全一样（2分）	需适当减轻，能上全班（1.5分）	需明显减轻，尚能上全班（1分）	需大量减轻，只能上半天班（0.5分）	无法上班工作（0分）

心理及社会适应（4分）

觉得闷闷不乐，情绪低沉

比平时容易激动、生气、烦躁

对自己的病情感到担心

睡眠比往常差

难像往常一样与人相处

粗分：没有（4分）；极少（3分）；偶有（2分）；常有（1分）；一直有（0）

标准分：按粗分得分折算。4分，17～20；3分，13～16；2分，9～12；1分，5～8；0分，0～4

四、中医康复护理评估

1. 辨证分型

（1）肝阳上亢型：眩晕，头痛，急躁易怒，面红目赤，口干，口苦，便秘，溲赤，失眠多梦，耳鸣，舌质红，苔黄，脉弦。

（2）气血亏虚型：头晕目眩，遇劳加重，面色苍白，唇甲不华，心悸少寐，舌质淡，苔薄白，脉细弱。

（3）痰浊中阻型：痰浊蒙蔽清阳，清阳不升，浊阴不降，头重如蒙，视物旋转，胸闷作恶，少食多寐，苔白腻，脉弦滑。

（4）肾精亏虚型：肾为先天之本，精髓不足，不能上充于脑，症见眩晕，精神萎靡，少寐，多梦，健忘，腰膝酸软，耳鸣，舌质红，脉沉细。

2. 肌肉骨骼触诊

一般颈性高血压以上段颈椎的问题为主，主要表现是颈部的疼痛僵硬，以 C2～C4 横突上压痛为主，主要痉挛、压痛的肌肉是枕骨后的头上下直肌、头上下斜肌，也伴有中斜角肌和上斜方肌的压痛。另外也可以出现 C7 颈椎棘突上压痛。

五、中医康复护理措施

1. 中医适宜技术对症护理

根据患者的病情选择适宜的中医脊柱康复护理技术。在患者知情同意的前提下，可行推拿、针刺、刮痧、艾灸、拔罐、耳穴压豆、中药熏蒸及中药热疗等。

（1）推拿疗法：推拿在改善颈部局部症状方面优势独特，可缓解或消除肌肉紧张或痉挛，改善血液循环，松解局部粘连，纠正椎间关节紊乱，增强新陈代谢，调整自主神经的功能活动，改善血液循环，调节神经－体液，调整血压，从而对病变部位起到治疗作用。可选择推、拿、按、摩、揉、擦等手法操作，手法应轻柔和缓，起到强筋壮骨的作用。也可采用颈部斜搬法、点穴拨筋法、拔伸牵引法、坐位定点旋转复位法、肌肉起止点疗法等手法进行治疗。

（2）针刺疗法：常规针刺治疗颈性高血压常选取颈夹脊穴、人迎、合谷、太冲、曲池、足三里、风池、天柱等。针刺可减轻颈部肌经的僵硬、疼痛，增加肌肉力量，调节异常的颈椎曲度，降低交感神经兴奋性，缓解血管痉挛。可对疼痛局部肌肉及软组织进行松解以起到疏通经络、调理气血的作用。针刺治疗前准备相应器具，做好消毒，医生操作后注意患者情况，若出现晕针、滞针、断针等不良事件应及时对症处理。

（3）电针：电针的节律刺激可以使颈部肌肉得以有节律的收缩，降低软组织的张力，松解粘连瘢痕，缓解肌肉挛缩、紧张，减轻颈部组织对周围血管神经的压迫，改善颈部及脑部供血，缓解眩晕症状和颈肩部疼痛。

（4）针刀疗法：颈部软组织损伤造成局部应力异常，当异常应力得不到有效修复将会进一步改变骨关节力学平衡，选择相应的针刀治疗方法，对环枕筋膜、寰枢椎棘间韧带、环枕关节关节囊、寰枢后关节囊、斜角肌、关节突关节囊和棘间韧带等进行松解。从恢复力学解剖系统平衡着手治疗此病，解除组织粘连、缓解肌肉挛缩、改善局部血运、促进炎症吸收，恢复颈椎周围肌群的力学平衡，最终达到降低血压，改善临床症状的作用。施术前需对患者进行评估，告知患者施术部位、目的等以获得患者知情同意与配合，准备相应器具，做好消毒，医生操作后注意观察局部皮肤情况。

（5）艾灸疗法：可取天柱穴、风池穴、完骨穴、颈夹脊穴等周围区域，以艾条、艾炷或艾灸盒等进行操作，以皮肤红润为度，注意防护，使颈部寒邪得热后散去，改善局部血液循环，缓解颈部肌肉或血管的痉挛，平稳血压。

（6）中药热敷法：将药物直接作用于患处皮肤或关联腧穴，其药性借助温热之势透至病所，从而发挥通经贯络、开窍透骨、化瘀止痛之功。

2. 饮食护理

饮食宜清淡，易消化，低盐、低脂、低胆固醇饮食，摄入营养均衡，忌辛辣刺激、油腻及生冷食物。限制总热量，防止体重超标。减少动物脂肪、内脏、鱼子、软体动物、甲壳类食物摄入，补充适量蛋白质，多吃新鲜蔬菜、水果，保持大便通畅。饮食护理上可以根据中医辨证选择适当的饮食。

（1）肝阳上亢型：清淡易消化为主，可以多吃一些蔬菜，如苦瓜或芹菜，可以选择桑叶、菊花或钩藤、莲子心泡水代茶饮。

（2）气血亏虚型：患者日常可以多吃黑芝麻、香菇、黄花菜、山药、葡萄干、蜂蜜，起到益气补血的作用。

（3）痰浊中阻型：可以服用薏米、红小豆、白萝卜、洋葱、橘子，既可以理气化痰，又可以避免助热生痰。

（4）肾精亏虚型：可以服用胡桃、韭菜、黑芝麻、红枣、羊肉等补益之品。

3. 生活起居护理

（1）作息规律，适当运动，戒烟限酒，勿久伏案工作，不伏案午睡，以免使颈背部肌肉、颈椎韧带等处于扭曲状态。注意休息与活动相结合。避免突然转头引起晕厥摔倒及用力摇动头部，避免低头时间过长或长时间保持一个姿势（长期上网、长期低头作业、躺着看书看电视），加强肩部肌肉的锻炼，在工作学习空闲时做头部运动及双上肢的前屈、后伸及旋转运动。

（2）指导患者掌握正确的睡卧姿势和适宜的枕头高度，枕头高度一般 15～18 厘米，避免高枕卧位，过高的枕头常使头颈部处于过度屈曲位，使得颈部一直处于拉伸的状态，易造成损伤，影响颈椎的稳定性。仰卧时枕头置于颈后部，使颈椎保持正常生理前凸的位置。侧卧时枕头置于肩上，使头部与床面平行，保持颈椎中立位。不建议俯卧位入睡。

4. 情志护理

（1）让患者了解颈椎病的有关知识，保持健康心理，提高防病意识，增强治疗信心。

（2）颈性高血压一般治疗时间较长，患者容易产生焦虑、烦躁等心理，向患者介绍治疗成功的病例，帮助患者排除情绪因素干扰，减轻患者心理负担。

（3）指导患者保持心情舒畅，避免大喜或大怒。

5. 用药护理

（1）对于需要口服中药汤剂的患者，遵医嘱指导患者服药。服用汤药期间，禁食辛辣刺激性食物，饮食清淡。

（2）对于需要服用西药的患者，坚持规则吃药，不要随便换药、停药或加药、减药，以防出现意外或反复。注意观察用药疗效，避免因血压增高所致的脑血管疾病。

6. 健康教育

（1）平常对颈椎病有正确的认识和预防护理，劳逸结合，密切监测血压，注意保暖，防止受凉。适当康复活动，有利于保持和降低血压。

（2）通过口头、宣教手册等形式向患者及家属宣传、讲解高血压的病因、诱因、发生发展过程、并发症、预防及治疗措施等，使患者及其家人清楚认识到高血压是一种长期的慢性疾病。日常监测血压，配合抗高血压药物治疗，使血压控制在正常水平。

（3）做颈部保健操，如头前屈后仰、左右侧屈、与颈抗争、耸肩运动等颈部活动锻炼，每次睡前或起床前行颈部肌肉按摩，使颈部肌肉松弛，改善颈部肌群功能，以调整颈椎关节及颈椎稳定性，起到放松肌肉、调节血压的作用。

（4）功能锻炼选择诸如游泳、散步、慢跑、太极拳、八段锦、羽毛球、放风筝等方式。锻炼前做好热身活动。运动应循序渐进，先从轻度开始，逐渐增加运动量。如运动中出现头晕、心慌、气急等症状应就地休息。

（5）颈性高血压患者日常可以使用颈托辅助固定颈椎，使用颈托可以减少脊髓、神经根、血管及关节面之间的摩擦刺激所产生的炎症反应，缓解椎间隙的压力，调节颈椎内外平衡，起到缓解颈部疲劳，纠正不良姿势，减轻疼痛的作用。

（任树天）

第三十二节　颈性眩晕

一、概述

颈性眩晕是指颈部各种病变所引起的眩晕综合征。系因颈椎退行性改变或外伤使脊椎内外平衡失调，引起椎动脉颅外段即椎－基底动脉供血不全，以眩晕为主要症状的临床综合征。颈性眩晕是临床常见病，老年群体发生颈性眩晕主要是因颈椎退变、脑血管病变所致，随着人们生活方式转变，颈性眩晕也逐步年轻化，青年群体中颈性眩晕的发生多是由颈部软组织劳损、颈椎失稳引起。尤其随着伏案工作者增加，电脑、手机使用率增高，发病率有升高趋势，一旦发生本病，将明显影响患者的生活和工作质量。中医可归属于"眩晕"范畴，其病因多为外伤、精气不足、肾精亏损、脑失所养等。

1. 临床分型

根据不同的病理机制可将颈性眩晕分为椎动脉压迫综合征、椎动脉缺血综合征、颈后交感神经综合征。

2. 症状

（1）眩晕是临床诊断颈性眩晕不可缺少的症状。眩晕有多种表现，如旋转性、摇摆性、浮动性、眼前发黑、头重脚轻或下肢发软等，不少患者可同时有几种感觉。多伴有复视、眼震、耳鸣、耳聋、恶心、呕吐等症状。

（2）头痛：椎-基底动脉供血不足引起侧支循环血管扩张而导致的一种血管性头痛，多呈发作性出现，持续数分钟或数小时、数日。疼痛呈持续性跳痛（搏动性痛）、灼痛或胀痛，往往在晨起、头部活动、乘车颠簸时出现或加重。不少患者常伴有先兆，如眼前闪光、发花。头痛多位于枕部、枕顶部或颞部，可向耳后、面部、牙部，甚至眼眶区和鼻根部放射。发作时可有恶心、呕吐、出汗、流涎、心慌、气短以及血压改变等自主神经功能紊乱的症状，个别患者发作时有面部、硬腭、舌和眼部疼痛、麻木、刺痒或异物感等。

（3）眼部症状：如视雾、眼前闪光、暗点、一过性黑矇、暂时性视野缺损、视力减退、复视、幻视以及失明等，这些主要是大脑后动脉缺血所致。视力障碍主要是大脑枕叶视觉中枢缺血所致。

（4）耳鸣耳聋：由于来自椎动脉的内听动脉缺血，故可出现耳蜗神经症状，约 1/2 伴有发作性耳鸣，1/3 伴有进行性耳聋（神经性耳聋）。此类患者极易误诊为"梅尼埃征"。

（5）感觉障碍：以单侧面部、上肢或半身麻木感多见。有的可有口周、舌体麻木，有的伴有针刺感、蚁走感。

3. 体征

（1）在后枕部有明显的压痛，患侧 C2 到 C4 横突压痛。C2 棘突偏歪，C2 棘突上压痛，后枕部压痛，双侧斜角肌压痛，双侧提肩胛肌痉挛。

（2）伴有击顶试验（＋）、旋颈试验（＋）。

4. 辅助检查

（1）X 线片：通过开口位的 X 线观察是否有寰枢关节的不对称，侧位片观察是否有颈椎生理曲度的反弓，是否有上颈段颈椎的椎体的滑移，上颈段颈椎的骨质增生。

（2）颈椎 CT 与 MRI：主要观察上颈段颈椎间盘是否有突出。

（3）彩色多普勒超声波检查：可显示椎动脉形态，测量血管内径，判断椎动脉供血情况，并可鉴别锁骨下窃血综合征。

5. 诊断

颈性眩晕通常与颈部疼痛、不适密切相关，有颈部损伤或颈部病变病史，颈椎退行性改变的影像学表现及其相应的临床表现；或者颈椎失稳的影像学表现及查体的失稳表现。排除耳源性、脑血管意外等其他原因导致的眩晕，即可诊断，具体如下：

（1）眩晕或者头晕。

（2）伴有颈部疼痛或不适。

（3）颈部活动后症状加重。

（4）旋颈试验阳性。

（5）X 线片显示节段不稳或钩椎关节骨质增生。MRA、MRI 指标：MRA 示椎动脉受压、迂曲、移位、梗阻；MRI 轴位、冠状位示椎动脉受压、变细、双侧不对称。

（6）多伴有交感神经症状。

（7）应除外眼源性、耳源性、脑血管意外等其他性质的眩晕。

6. 鉴别诊断

本病需与良性阵发性位置性眩晕、梅尼埃病、前庭神经炎等相鉴别。

（1）良性阵发性位置性眩晕：本病较常见，与头部外伤、耳病、噪音性损伤及链霉素中毒等造成的内耳椭圆囊的耳石变性有关。变性的耳石由于地心引力作用而移位，于是发生眩晕和眼震。睁眼做体位试验可有位置性眼球震颤。眩晕具有周围性、位置性的特点。令患者取可以诱发出眩晕的体位，一般 3～6 秒出现眼震，此潜伏期具有特征性。

（2）梅尼埃病：表现为反复发作的旋转性眩晕，伴有耳鸣和（或）耳胀满感，其首要症状是耳鸣而不是眩晕，此外还伴有耳聋。眩晕无特殊的诱发体位，发作持续时间数十分钟至数小时，前庭功能检查、听力检查均可见异常。

（3）前庭神经炎：本病伴有眩晕，然而眩晕的发作与头颈及躯体位置无关。发作时常自发性眼震，不伴有耳鸣，发作常持续数天。发病后多逐渐缓解，发病前常有上呼吸道感染病史。由于平衡出现障碍，Romberg 试验向患侧倾倒，冷热试验患侧前庭功能明显减退或丧失。

二、主要护理问题

1. 眩晕

颈性眩晕发生以后，患者自我感受十分痛苦，并且常伴随呕吐、头痛等症状，急性期甚至出现猝倒、晕厥等症状。

2. 严重焦虑

长期的慢性眩晕导致患者记忆力下降，失眠，患者自觉头脑不清晰，加之眩晕迁延不愈会导致患者出现严重的焦虑情绪，甚至出现严重的抑郁。

3. 血压升高

颈性眩晕会导致脑供血不足，机体会升高血压代偿脑供血不足，因此颈性眩晕常常伴随血压的进一步升高。

4. 生活自理能力下降

急性眩晕出现后患者需卧床休息，因此会导致生活自理能力下降，慢性眩晕会导致患者记忆力下降，产生恐惧心理，无法正常生活。

5. 预防脑血管病的发生

颈性眩晕与缺血性中风密切相关，因此预防脑卒中的发生是颈性眩晕的护理要点。

三、西医康复护理评估

1. 颈性眩晕症状与功能评估量表（ESCV）

分别从眩晕（程度、频度、持续时间）、颈肩痛、头痛、日常工作与生活、心理与社会适应能力 5 个维度反映患者病情程度。最高为 30 分，最低为 0 分。分值与严重程度呈负相关，分数越低提示患者症状越严重。

2. 眩晕障碍量表（DHI）

共包括 25 个条目，每个条目均分别以 0 分、2 分、4 分表示无、有时、是，总分为 100 分，评分越高认为颈性眩晕症状越严重（见表 4-3）。分级标准：0～30 分轻微障碍；3～60 分中等障碍；61～100 分严重障碍。评估头晕和平衡障碍的严重程度及眩晕时对生活的影响程度，呈严重眩晕程度时，为跌倒高风险。回答选项：是－4 分；有时－2 分；否－0 分。评定方法：DHI 量表的减少值。眩晕程度分为 5 级，即：A 级 0 分（完全控制，不可理解为"治愈"）；B 级 1～40 分（基本控制）；C 级 41～80 分（部分控制）；D 级 81～120（未控制）；E 级＞120 分（加重）。

表 4-3 眩晕障碍量表 DHI

项目		分值		
P1	向上看会加重眩晕或平衡障碍吗？	A. 是	B. 否	C. 有时
E2	您是否会因为眩晕或平衡障碍而感到失落？	A. 是	B. 否	C. 有时
F3	是否会因为眩晕或平衡障碍而限制您的工作或休闲旅行？	A. 是	B. 否	C. 有时
P4	在超市的货架道中行走会加重眩晕或平衡障碍吗？	A. 是	B. 否	C. 有时
F5	是否会因为眩晕或平衡障碍，使您上下床有困难？	A. 是	B. 否	C. 有时
F6	是否会因为眩晕或平衡障碍限制了您的社交活动，比如出去晚餐，看电影，跳舞或聚会？	A. 是	B. 否	C. 有时

（待续）

表 4-3　（续）

项目					分值
F7	是否会因为眩晕或平衡障碍使您阅读有困难？	A. 是	B. 否	C. 有时	
P8	进行剧烈活动时，比如运动、跳舞；或者做家务，比如扫除，放置物品会加眩晕或平衡障碍吗？	A. 是	B. 否	C. 有时	
E9	是否会因为眩晕或平衡障碍，使您害怕在没有人陪伴时独自在家？	A. 是	B. 否	C. 有时	
E10	是否会因为眩晕或平衡障碍，使您在他人面前感到局促不安？	A. 是	B. 否	C. 有时	
P11	做快速的头部运动是否会加重眩晕或平衡障碍？	A. 是	B. 否	C. 有时	
F12	是否会因为眩晕或平衡障碍，而使您恐高？	A. 是	B. 否	C. 有时	
P13	在床上翻身会加重眩晕或平衡障碍吗？	A. 是	B. 否	C. 有时	
F14	是否会因为眩晕或平衡障碍，而使您做较重的家务或体力劳动时感到有困难？	A. 是	B. 否	C. 有时	
E15	是否会因为眩晕或平衡障碍，而使您害怕别人误认为您是喝醉了？	A. 是	B. 否	C. 有时	
F16	是否会因为眩晕或平衡障碍，使您无法独立完成工作？	A. 是	B. 否	C. 有时	
P17	在人行道上行走会加重眩晕或平衡障碍吗？	A. 是	B. 否	C. 有时	
E18	是否会因为眩晕或平衡障碍，而使您很难集中精力？	A. 是	B. 否	C. 有时	
F19	是否会因为眩晕或平衡障碍，使您夜间在房子里行走有困难？	A. 是	B. 否	C. 有时	
E20	是否会因为眩晕或平衡障碍，而害怕独自在家？	A. 是	B. 否	C. 有时	
E21	是否会因为眩晕或平衡障碍，而感到自己有残疾？	A. 是	B. 否	C. 有时	
E22	是否会因为眩晕或平衡障碍给您与家人或朋友	A. 是	B. 否	C. 有时	
E23	会因为眩晕或平衡障碍而感到沮丧吗？	A. 是	B. 否	C. 有时	
F24	眩晕或平衡障碍，是否已经影响到了您的工作或家庭责任？	A. 是	B. 否	C. 有时	
P25	弯腰会加重眩晕或平衡障碍吗？	A. 是	B. 否	C. 有时	
总分	DHI-P（　　） DHI-E（　　） DHI-F（　　）				

3. SF-36 量表

涉及多方面的生活质量因素，以主观题为主，能较全面反映患者的主观感受，真实全面地反映该病症患者的生活质量。

四、中医康复护理评估

1. 辨证分型

（1）肝阳上亢型：肝为刚脏，主升发，肾主水，肝与肾的关系是肝肾同源，乙癸同源。若素体肝肾亏虚，水不涵木，不能制约肝阳，以致亢逆于上，肝风内动，上扰清空，而致头胀痛、眩晕、失眠。

（2）痰浊中阻型：肾阳亏虚，阳虚水停，加之风邪侵入，风痰相搏，阻滞经络，或风痰上扰清空，或痰湿阻于中焦，而见头痛、眩晕、或脘闷不舒。

（3）气血虚弱型：年老体弱或久病劳损以致气血虚弱，不能濡养经筋，肌肉、筋脉失于濡养则可使肩臂麻木不仁，血虚不能上荣可见头晕，面色不华。

（4）肝肾不足型：肝主筋，肾主骨，肝藏血，肾藏精。肝肾不足，精血亏虚，则筋骨失于养，筋痿骨弱，脑府失荣则头晕、头痛、健忘、失眠。肾为腰之府，肝肾不足则腰膝酸软无力。

2. 肌肉骨骼触诊

在后枕部有明显的压痛，患侧 C2～C4 横突压痛。C2 棘突偏歪，C2 棘突上压痛，后枕部压痛，双侧斜角肌压痛。双侧提肩胛肌痉挛，伴有击顶试验（+）、旋颈试验（+）。

五、中医康复护理措施

1. 中医适宜技术对症护理

根据患者的病情选择适宜的中医脊柱康复护理技术。在患者知情同意的前提下，患者可行推拿、针刺、耳穴压豆、艾灸、拔罐、中药熏蒸、牵引、中药热疗等治疗，以期快速恢复正常生活。

（1）推拿疗法：选择颈部穴位，如风池、完骨、天柱、翳风、天牖等穴，以拿、揉、点等手法操作，起到疏通经络、行气活血的作用。另外可以采用整复手法对寰枢椎以及钩椎关节进行调整。

（2）艾灸疗法：可以艾灸大椎、百会等穴。

（3）耳穴压豆疗法：以颈椎、头、心、肾和肝为主穴，体虚者可加三焦，脾虚不欲食者可加大肠，急躁易怒者可加肝。压豆后嘱患者每天按压压豆4～5次，每次约15分钟，按压时以轻感刺痛、胀、耳郭微灼热感为佳，按压时注意力应集中。

（4）拔罐疗法：选取背部督脉及两侧膀胱经所在部位，循经拔罐，亦可循经走罐后留罐于大椎、肩井、天宗等，可留罐10～20分钟，起到祛风定眩的作用。

（5）针刺、小针刀及牵引疗法：针刺风池、完骨、天柱、翳风、天牖、百会、四神聪等穴，疏通经络，改善脑供血。小针刀主要对枕骨下肌群进行松解。对寰枢关节紊乱者以及钩椎关节紊乱者可以行牵引治疗。牵引时可以采取前倾15°的方法来治疗眩晕。

2. 饮食护理

（1）颈性眩晕急性期患者常伴有呕吐，因此一定要将呕吐物清理干净，防止呛咳以及误吸。

（2）饮食宜清淡，可以榨新鲜姜汁止呕，红豆山药薏米粥以补气养血止晕。

3. 生活起居护理

多数患者颈性眩晕与受凉、过度劳累、情绪波动有关系。

（1）颈性眩晕急性期患者宜卧床休息，灯光宜暗，环境宜安静，选择不引发眩晕的体位休息。

（2）慢性眩晕患者不宜驾车，不宜从事高空作业，不宜长时间使用电脑、手机。

（3）颈性眩晕发生之前往往有情绪的刺激从而诱发本病，加上眩晕症状的困扰，因此要密切监测患者的血压波动。

4. 情志护理

患者如果出现持续眩晕，病情无法缓解会导致患者出现严重的焦虑，可给予抗焦虑药物治疗。抗焦虑药物治疗可以同时缓解眩晕症状。一般来说，眩晕患者出现焦虑的原因主要有三个。

（1）第一，是患者不明白什么原因导致的眩晕。针对这一点我们必须从专业知识角度出发，对患者进行科普，将复杂的病因用浅显易懂的语言讲述给患者，让他掌握医学知识，理解病因。

（2）第二，是患者感到恐惧，因眩晕导致记忆力下降和失眠、视物模糊等脑缺血的表现，患者一方面担心大脑有病变，另一方面又担心自己无法痊愈，所以恐惧情绪较为严重。针对这一点，在护理当中，通过客观的检查，如颅脑MRI或者CT让患者清楚认识到自己的大脑没有问题，建立战胜疾病的信心。

（3）第三，是因眩晕导致患者注意力集中在病情上，即焦虑，进一步导致思维能力下降，针对这样的患者，应多做沟通，帮助患者周边建立积极乐观的人文环境，氧气充足的自然环境，另外可以利用高压氧舱增加脑部供血供氧，有助于患者的恢复。

5. 用药护理

（1）针对病情偏重，需要口服药物或静脉输液治疗的颈性眩晕患者，遵医嘱，予静脉给予天麻素等扩张脑血管治疗或倍他司汀改善前庭功能治疗。也可以口服氟桂利嗪、尼莫地平等改善脑供血，亦可以服用中药制剂如银杏叶、血府逐瘀等改善脑循环。

（2）需要口服中药汤剂的患者，遵医嘱指导患者服药。

6. 健康教育

（1）必须要让患者学会控制情绪，要让患者明白过度焦虑只会加重病情，眩晕已经发生，那么必需积极面对和治疗，但是也不能过度担心。

（2）可以在户外适度散步，治疗期间或治疗后为预防症状复发，要经常行颈、背部肌肉的功能锻炼。练功方法可以选八段锦中的"双手托天理三焦"。

（3）减少使用电脑和手机的时间，注意颈部保暖。

（4）防止颈部外伤，一旦发生外伤要及时治疗，防止双手提重物。

（任树天）

第三十三节　颈源性三叉神经痛

一、概述

颈源性三叉神经痛是指因颈椎退行性病变而引起的面部三叉神经一支或一支以上分布区的电击样、烧灼样、刀割样疼痛，是临床上难治的颈源性疾病之一。颈源性三叉神经痛比较少见，多发于中老年女性。中医学无相类似病名，一般将其归属于"偏头痛""面痛"等范畴。

1. 临床分型

临床分为单支病变型：单支者以第二支受累最多，其次是第三支，单独第一支受累极少；双支病变型：可两支同时受累，其中以二、三支最多，一、二支最少，三支同时受累者时有发生。

2. 症状

多为突然发生的闪电样或烧灼样的短暂的剧痛，重时伴有面部肌肉抽搐，患者常以手掌按揉患部以减轻疼痛，有时患者可将眉毛或胡须揉搓掉，吃饭、洗脸、刷牙、说话均可诱发疼痛，严重者不敢吃饭、洗脸、刷牙、说话，甚至夜不能眠，久之患者面黄肌瘦、憔悴、口臭、满面污垢，每次发作持续数秒至 1～2 分钟，最长不超过 3 分钟，若发作频繁，患者会诉说 1 次发作经历 30 分钟或 1 小时，实际是多次发作的累加，中间有多次间歇，仅仅是间歇时间短而已，若不细问常被误混，间歇期无不适。鼻翼、颊部、齿龈处常有触发点或称扳机点，稍加触动这些部位即可诱发疼痛。

3. 体征

触诊颈项部肌肉僵硬，寰椎侧块不对称，颈 2、3 后关节突隆起，颈 2、3 棘突偏歪、压痛。

4. 辅助检查

开口位 X 线片示寰枢位于口腔中央，寰齿侧间隙及寰枢关节间隙左右关节不对称，寰枢椎外侧缘及其关节面的内侧缘左右不对称，齿突轴线至枢椎双外侧缘之距不相等，并与寰椎的中轴线不重叠，二轴线互成夹角或分离。正位片显示颈 2、3 棘突偏歪。侧位片显示寰枢前间隙之距≤3 毫米，寰椎后弓呈仰位、倾位、侧旋、仰旋或倾旋式错位。颈椎错位时，椎体呈双边征或双突征或椎体后缘连线中断，成角或反张。

5. 诊断与鉴别诊断

（1）有颈痛病史，颈部活动受限。

（2）触诊寰椎侧块不对称，颈 2、3 后关节突隆起，颈 2、3 棘突偏歪、压痛，结合发病年龄，不难做出诊断。

（3）三叉神经痛的症状与颈椎功能状态密切相关。

（4）影像学检查显示颈椎生理曲度消失或反张、退变及失稳。

本病需排除早期鼻咽癌，对于鼻咽癌的排除，1～2 次活检阴性者不能除外，对高度怀疑的病理需多次活检。

二、主要护理问题

1. 疼痛

颈源性三叉神经痛患者的疼痛通常较剧烈，常被日常活动如吃饭、谈话、洗脸等诱发。

2. 日常生活障碍

与疼痛影响说话、进食、洗脸等日常生活相关。

3. 睡眠障碍

睡眠质量差与疼痛影响相关。

4. 焦虑

与严重疼痛、甚至影响到正常的说话与进食有关。

三、西医康复护理评估

颈源性三叉神经痛常导致个体的心理、社会功能等各方面损害，从而影响生活和工作质量。因此，对颈源性三叉神经痛患者进行康复护理评估是十分重要的，常用到的西医康复护理评估如下（具体方法见第二章）。

1. 汉密顿抑郁量表

颈源性三叉神经痛的患者通常存在较高的抑郁状态。

2. 焦虑自评量表评分

颈源性三叉神经痛的患者会存在焦虑症状，焦虑自评量表评定患者焦虑的主观感受及其在治疗中的变化。

3. 汉密尔顿焦虑量表评分

该测量是临床上评定焦虑状态时应用得最为普遍的量表，可对患者的焦虑症状的严重程度进行评估。

4. 视觉模拟评分法

疼痛是颈源性三叉神经痛患者的主要临床表现，VAS 评分可根据患者对疼痛的感知程度，较为客观地对患者病情轻重及治疗效果进行评估。

四、中医康复护理评估

1. 辨证分型

（1）风寒外袭证：疼痛因受寒而起，兼有发热、怕风、颈背拘禁、身痛、倦怠乏力、苔白薄。

（2）胃火上攻证：颜面疼痛阵作，口渴思冷饮，常感饥饿，胃脘嘈杂，或伴呕吐，口臭，牙龈肿痛、出血，大便秘结，舌红苔黄。

（3）肝阳上亢证：面部隐隐作痛，面红，心烦易怒，睡眠不宁，口苦，舌红苔黄，脉弦数。

2. 肌肉骨骼触诊

触诊颈项部肌肉僵硬，寰椎侧块不对称，颈 2、3 后关节突隆起，颈 2、3 棘突偏歪、压痛。

五、中医康复护理措施

1. 中医适宜技术对症护理

根据患者的病情选择适宜的中医脊柱康复护理技术。在患者知情同意的前提下，可行推拿、针刺、耳穴压豆、艾灸、拔罐、中药熏蒸、牵引、中药热疗等治疗（具体治疗方法详见第三章），以期快速恢复正常生活。

（1）推拿疗法：手法放松颈部肌肉。用仰头摇正法、低头摇正法、侧头摇正法、侧向扳正法、旋转法纠正上段颈椎错位。局部按摩迎香，沿上颌下缘经颧髎、下关至耳门。揉太阳，自上关向上推至头维，再向下推至颊车止。按摩 3 分钟。双手拇指自额前正中线向两侧分推。然后双拇指自剑突下鸠尾开始，向下经上脘、中脘、下脘至水分止，按摩 3～5 分钟。按耳前听会，沿下颌外缘经颊车至大迎推 3～5 次，再按揉颊车 2 分钟。

（2）艾灸疗法：主要对太阳、下关、听会、地仓进行艾灸。

（3）耳穴压豆疗法：以肝阳、神门、面颊、颌、胃、肾为主穴。压豆后嘱患者每天按压压豆 4～5 次，每次约 15 分钟，按压时以轻感刺痛、胀、耳郭微灼热感为佳，按压时注意力应集中。

（4）拔罐疗法：选取阿是穴。第一支痛者配阳白；第二支痛者配四白；第三支痛者配承浆。可留罐 10 分钟，起到行气活血，解痉止痛的功效。

（5）中药熏蒸及中药热疗：遵医嘱，选用适宜的中药外用处方，外敷于患处局部，通过温热效应改善局部血液循环，达到祛风散寒、温经止痛的目的。

（6）针灸治疗：取下关、阳白、四白、夹承浆、阿是穴，施以平补平泻手法，留针 30 分钟，每日一次，30 天为一个疗程。

2. 饮食护理

三叉神经痛的患者平时的饮食应以软质为宜，禁食生冷、辛辣等刺激性的食物，平素多食维生素和钙含量较高的食物，增强体质。

3. 生活起居护理

（1）做好日常的口腔护理，预防口腔感染，讲究卫生。

（2）保证充足的睡眠。

（3）避免大声说话与猛烈咀嚼。

（4）注意保暖，防止受凉加重病情。

4. 情志护理

三叉神经痛患者会逐渐出现心情焦虑、烦躁易怒，还有一少部分人会悲观失望、情绪低落、不能容忍痛苦，精神活动处于抑制的状态。及时与患者及其家属进行充分沟通，疏导患者不良情绪，使患者情绪处于稳定状态。积极帮助他们正确对待疼痛，通过减轻患者的心理压力，帮助其提高疼痛阈。

5. 用药护理

（1）针对疼痛较甚者，影响到进食和睡眠，可以服用卡马西平，由小剂量开始。

（2）需要口服中药汤剂的患者，遵医嘱指导患者服药。

6. 健康教育

（1）上段颈椎错位大多和枕头过高、长期伏案工作有关，纠正与改变工作中的不良体位，对颈椎病的康复是十分重要的。

（2）对于长期伏案工作的人员，应当在工作一段时间后，一般是 1～2 小时左右，有目的地让头颈部向另一相反方向转动，转动时要轻柔、缓慢，重复数次。

（3）室内环境应安静整洁，空气新鲜，常听柔和的音乐，心情平和，保证充足的睡眠。

（宋鑫　杨启蒙）

第三十四节　颈心综合征

一、概述

由于颈椎病变引起的胸闷、憋气、心前区疼痛、心悸，甚至心律失常等症状的病症称为"颈心综合征""颈源性类冠心病综合征""颈性类冠心病""颈性心绞痛"或"颈性胸痛"。该病并非冠状动脉粥样硬化所造成，而是由于颈、胸椎的位置所致的与类冠心病的症状相类似的疾病。

中医认为本病属于"胸痹"的范畴，是元气不足，脏腑功能低下，气滞血瘀或痰浊阻于经脉所致，经脉痹阻，不通则痛。

1. 病因

颈椎病引起的心前区疼痛，为颈脊神经后根受刺激所致，因其疼痛分布区和通过脊神经后根反射弧的内脏感觉反射性心源性疼痛相似，故二者易被混淆。

颈椎病引起的心前区疼痛的发病时，颈交感神经也起重要作用。颈椎间盘退变造成的颈椎生物力学紊乱，骨质增生，造成了脊柱内外平衡失调，压迫或刺激颈部交感神经节，使节后神经纤维兴奋性增高，从而使血管的舒缩功能发生平衡失调，心脏冠状动脉的管腔由于血管平滑肌收缩、痉挛而变狭窄，造成供血不足、缺血、缺氧。

2. 症状

（1）不同程度的胸闷、憋气、心前区疼痛、心悸、气短等症状。

（2）患者除心前区疼痛、心慌等类似冠心病表现外，多有不同类型的颈椎病症状，多见交感神经型、椎动脉型、神经根型，以及（或）肩背部疼痛、酸胀。

（3）往往有主、客观的肢体感觉障碍，力弱，上肢肌肉萎缩，以手部肌肉多见，或伴有腱反射的改变，头晕，恶心，颈痛，颈活动受限等，在脊髓型颈椎病患者中还常伴有霍夫曼征阳性。

3. 体征

（1）颈椎病查体表现详见颈椎病部分。

（2）神经系统检查显示沿神经支配区的浅感觉减退、肌力下降、腱反射减退。

（3）有时出现第四或第三心音奔马律，可有暂时性心尖部收缩期杂音，第二心音可有逆分裂或出现交替脉。

（4）肌紧张，棘突偏歪，相应节段棘上、棘旁伴有压痛，棘上韧带剥离感，上、下棘间隙加宽或变窄。

4. 辅助检查

（1）颈椎平片主要表现为颈曲变直、中断、反张、成角，骨质增生，钩椎关节不对称，椎间隙改变及"双边""双突"、双凹征等。

（2）部分患者血糖、血脂异常。心电图大多正常，部分患者轻度 ST-T 改变。冠状动脉 CT 成像、冠状动脉造影可明确排除冠心病。

5. 诊断标准

（1）有心前区疼痛、胸闷、憋气、心悸、气短等症状，甚至心律失常。

（2）伴有各种典型的颈椎病症状、体征及影像学改变。

（3）可因压迫颈椎旁压痛区或颈部活动而导致症状加重，或自觉改变头颈姿势减轻其不适。

（4）用医治冠心病及抗心律失常的药物治

疗常无效，或疗效不佳。

（5）针对颈椎病的各种有效治疗可解除或缓解其疼痛等症状及心律失常。

（6）以临床类冠心病症状为主，缺血性心电图改变不明显，或轻度 ST-T 改变及心律失常。

（7）排除心肌梗死及心力衰竭的患者。

6. 鉴别诊断

颈椎病的心前区疼痛，不仅类似冠心病的心绞痛，二者并存的也较为常见。并且一些学者认为颈椎病对冠心病心绞痛的发作有激发作用。因此需详细鉴别，排除冠状动脉粥样硬化性心脏病所致的心绞痛，以免延误病情。

颈心综合征的心绞痛疼痛部位通常先颈或肩部、肩胛部、胸部，多在夜间或晨起缓慢起病，多为长时间的刺痛、灼痛或胀痛，咳嗽及颈部活动会加剧疼痛，发作时伴其他颈椎病症状，硝酸甘油治疗无效，心电图基本正常；而冠心病心绞痛先胸骨、后向左肩、臂放射，多在激动或运动后立刻发作，呈绞痛性质，咳嗽和颈部活动无影响，无其他颈椎病症状，硝酸甘油治疗有效，心电图明显异常。

二、主要护理问题

1. 类冠心病症状

患者多因椎体形态改变，压迫神经根或交感神经，引发心前区疼痛、心慌、无力等，常与颈部活动或体位变化有关。

2. 颈椎症状

除心前区疼痛等不适外，多伴随颈项部疼痛、活动受限、上肢放射痛等。

3. 负面情绪

因疼痛、活动受限、病程长、生活质量下降，以及误诊误治、久治不愈等多方面因素，患者易出现抑郁、焦虑、恐惧等负面情绪。

4. 生活自理能力下降

与心前区疼痛、心律失常及情绪异常等有关。

5. 预防疾病复发或加重

生活工作习惯、外邪侵袭或体质问题均为本病诱发原因，容易造成疾病复发或加重的情况。

三、西医康复护理评估

颈心综合征患者之间存在明显个体差异，在进行康复治疗及护理过程中，对患者基本情况的把握尤为重要，结合相关评定技术，可对患者进行较全面的分析与了解，有助于颈心综合征患者的康复进程（具体方法见第二章）。

1. 颈椎活动度评定

通过量角器等专业工具，判定颈椎关节活动障碍的程度，明确阻碍关节活动的因素，作为选择康复技术的有效依据。合理的定期评估也可为患者提供康复动力。

2. 肌力评定

用于评估颈部及相应上肢肌力，需确定当前受累肌肉范围、肌肉的生理状态及患者肌肉支配能力，有助于制订合理的康复训练计划，也可作为康复进程的辅助判定方式。

3. 神经反射评定

通过对患者的神经反射评估，明确当前神经受损情况，确定受损神经位置，预估康复进程与预后情况。

4. 日常生活活动能力评定

评估当前颈椎异常对患者日常生活活动的影响程度，适当加强或减弱对患者的日常干预，有助于帮助患者恢复独立能力，同时也是康复治疗结束的重要指标。

5. 心理功能评定

有助于把握患者性格及情绪，制定合适的康复及护理方案，提高患者治疗热情，避免冲突，降低康复难度，提高康复疗效。

6. 心脏功能评定

超声心动图可直接反映心肌活动情况，提示心肌收缩和舒张功能，还可以反映心脏内血流变化情况；心电运动试验是观察患者运动时的各种反应，来判断心脏耐受运动的能力。

四、中医康复护理评估

1. 辨证分型

（1）气滞血瘀型：心前区刺痛、窜痛或胀痛，常伴颈肩部、上肢刺痛，痛处固定，伴有肢体麻木，舌质暗，脉弦。

（2）痰浊闭阻型：胸闷、憋气、气短、心慌，常伴头晕、颈项部沉重疼痛，抑郁不舒，嗳气频作，纳呆腹胀。舌淡苔白，脉濡。

2. 肌肉骨骼触诊

患者侧卧位或坐位，自然放松，检查者自C1～C7分别沿颈椎棘突及椎旁2厘米垂直向下滑动触摸，检查各椎体自然状态，确定颈椎有无侧弯，棘突有无偏歪，生理曲度、椎间隙是否正常，判断颈部、肩部、背部肌肉紧张度，明确压痛点等。触摸颈部侧面胸锁乳突肌、斜角肌及肩胛内缘肌肉紧张度和结节、压痛情况。

五、中医康复护理措施

1. 中医适宜技术对症护理

根据患者的病情选择适宜的中医脊柱康复护理技术。

（1）推拿疗法：按照颈椎病推拿治疗方法，在患者枕部、颈肩背部、肩胛骨内缘，取风池、风府、颈夹脊、大椎、肩井、天宗、阿是穴等穴位，并针对相关肌群操作，以达到舒筋活血、解痉止痛、理筋整复的效果。采用提拉旋转复位法及定点旋转复位法等，调整颈椎小关节紊乱，减轻椎间压力，改善颈椎内外筋骨平衡，舒筋通络止痛，再以轻柔手法行拍打、推、擦等整理手法。除颈椎松解和调整手法之外，同时针对患者心前区症状，选择相关经穴，如手少阴心经穴位、背俞穴、募穴、郄穴等，点按揉内关、神门、巨阙、心俞、阴郄、三阴交等穴位，以理气止痛、通脉养心。

（2）艾灸疗法：根据患者病情选取风池、心俞、内关、巨阙、阴郄、大椎及颈背部阿是穴予艾灸治疗等。关注皮肤变化，避免烫伤，以局部皮肤微红为度。

（3）耳穴压豆疗法：以颈椎、心、交感、神门、皮质下为主穴，头痛明显者加额、枕，肩臂疼加肩、肘，眩晕加内耳、枕，气郁重者可加脾、肝。嘱患者每天按压豆4～5次，每次约15分钟，按压时以轻感刺痛、胀、耳郭微灼热感为佳，压时注意力应集中。

（4）拔罐疗法：可取大椎、大杼、肩井、天宗、肩外俞等穴位，及肩、颈、背部疼痛处，重点选取颈胸段、肩胛内缘、肩胛骨外缘、冈下窝等区域，予留罐或走罐治疗，以舒筋活血，通络止痛。

（5）中药熏蒸及中药热疗：根据患者病情，遵医嘱，选用中药外用处方，充分暴露患者颈背部，严格控制治疗温度及治疗时间，使药物经皮吸收，起到温经通脉、行气止痛的作用。

（6）针刺、小针刀疗法：此两项治疗可以有效缓解患者颈部、肩背部及上肢及活动受限，缓解突出物对神经根的压迫，改善颈椎及肩背局部微循环，解除肌肉、软组织紧张及痉挛。针刀治疗以颈部条索状结节、压痛点、关节突关节处为主；针刺治疗除此之外，还可根据针刺远端取穴，取心经、心包经、俞募配穴等，通心脉，行气止痛。针刀操作后以创可贴贴敷针孔，避免创口污染，24小时内避免沾水。针刀治疗后可适当配合颈部屈伸、扭转活动，增强疗效。

（7）牵引疗法：颈椎牵引简单有效，可解除颈部肌肉痉挛，增大椎间隙，减小椎间盘等对神经根的压迫，减轻症状，可用于除脊髓型以外的各型颈椎病，对神经根型效果尤佳。牵引期间注意观察患者的牵引效果和不良反应，防止过度牵引造成颈段脊髓损伤。牵引后应询问患者的自觉症状，嘱其休息片刻方可离开。

2. 饮食护理

颈心综合征不但存在颈项部疼痛、活动受限，而且存在明显心前区疼痛、心慌等类冠心病情况，对患者日常工作生活和情绪都造成严重负面影响，容易滋生负面情绪，加之颈部不适，活动减少，食饮不节，进而影响脾胃功能。所以在推拿、汤药等治疗基础上，应结合患者实际情况，指导患者饮食，促进脏腑功能恢复，形成良性循环。

（1）气滞血瘀型患者应以行气活血为主，兼顾疏肝理气，可选用行气健脾粥、海带汤等食谱，酌情增加宽胸行气、活血化瘀食材，如南瓜、萝卜、山楂、洋葱等。

（2）痰浊闭阻型患者应酌情增加理气宽中、化痰祛湿食材，如萝卜、生姜、陈皮、薏苡仁等。

3. 生活起居护理

指导患者纠正头颈部的不良体位，注意保持正确体位，积极调整颈椎原发问题。

（1）纠正工作生活中的不良体位，定时改变头颈部位置，调整桌面高度，桌面高度以能够使头、颈、胸保持正常生理曲线为准，避免头颈部过度前屈或后仰。

（2）纠正睡眠时的不良体位，选择适宜的枕高，侧卧时枕头高度宜与一侧肩宽持平，可确保在仰卧及侧卧时均能保持颈椎的正常生理曲度，还需注意枕头的形状；保持良好的睡姿，头颈部保持自然仰伸位，胸、腰部保持自然曲度，也可根据个人习惯选择侧卧或仰卧，或侧

仰卧位交替，避免采用俯卧位；选择合适的床铺，首选硬板床，有利于保持颈椎、腰椎的生理曲线，可维持脊柱的平衡状态。

（3）积极参加体育锻炼，增强体质，注意保暖，防止受凉加重病情。

4. 情志护理

颈心综合征的心前区疼痛，和颈椎本身的急慢性症状均有导致患者产生抑郁、消极情绪的可能，对冠心病和心肌梗死等更严重心脏疾患的担忧也是患者情绪不佳的重要原因。在康复护理过程中应充分关注患者情绪，并及时做出正确引导与调整。

（1）保持诊室、治疗室环境整洁，空气新鲜，为患者康复治疗营造舒适的环境。

（2）医护人员与患者和家属充分沟通，详细告知本病的原理和治疗方案及预后情况，鼓励患者增加信心的同时，加强对疾病康复配合的重视。

（3）应同时通过患者家属了解患者近期变化，以求更准确地了解患者实际情况。

（4）可选取适当的中国传统音乐疗法进行辅助调护，根据患者证型，参照五音"宫商角徵羽"与五行的对应关系，选择适合的曲目。气滞血瘀型可选用宫音、徵音相结合，推荐曲目《紫竹调》《春江花月夜》等，以行气活血，健脾强心；痰瘀阻络型可选用宫、商、羽三音结合，推荐曲目《江河水》《梁祝》等，以通调水道，化湿祛痰，通络止痛（具体内容详见第三章）。

（5）根据患者个人爱好，鼓励其参加接触大自然的户外活动和社交、娱乐等活动，培养文艺类爱好，以陶冶情操、转移注意力，并在学习和社交中排解不良情绪。

5. 用药护理

（1）遵医嘱，酌情予治疗颈椎病的药物，处理原发病，必要时服用或备用冠心病治疗药

物。患者用药期间注意观察，及时发现异常情况并向医师反映、协助处理。

（2）针对有口服中药汤剂需求的患者，应根据证型变化调整方剂。

6. 健康教育

（1）积极参加体育锻炼，增强体质。引导患者通过练习中国传统养生功法八段锦，完成康复及日常锻炼目标。评估患者病情，病情条件允许情况下，可完整练习全套八段锦、五禽戏等功法。若患者活动耐受量不足，可着重练习八段锦第一式"双手托天理三焦"与第四式"五劳七伤往后瞧"，或五禽戏"猿提""猿摘"

等部分。

（2）指导患者正确对待本病，充分了解本病治疗方案和流程，积极配合。疏导患者情绪，临床治疗和体育锻炼、社交、作业训练相结合。

（3）本病经过系统治疗后，临床症状都能够得到良好缓解，本病预后较好，极少发展为顽固性胸闷、胸痛，如果临床治疗效果不佳，一定要复查心脏相关检查，再次与冠状动脉粥样硬化性心脏病鉴别。

（4）即使临床效果尚可，仍建议患者定期监测血脂、血压、心电图等指标。

（李荣融）

第三十五节　脊源性胃肠功能紊乱症

一、概述

胃肠道功能紊乱，是指无组织学器质性病理改变的胃肠道功能紊乱，且排除其他疾病引起的胃肠道的有关症状，又称胃肠神经官能症。常伴有失眠、焦虑、注意力涣散、健忘、神经过敏、头痛等其他功能性疾病。其中脊源性胃肠功能紊乱是由于颈胸段脊柱病变引起胃肠功能紊乱症状的病症。

近年来，不少学者在采用手法治疗胸椎小关节紊乱症的过程中发现，一些患者并发的胃肠道症状随着脊背局部症状的改善而发生改变，相应的报道也日益增多，这提示胸椎小关节紊乱是引起某些胃肠病症的原因之一。

1. 病因

一般认为胸椎小关节紊乱是引起脊源性胃肠功能紊乱的常见原因。胸椎小关节紊乱是指胸椎关节突关节、肋小头关节和肋横突关节，由于身躯扭转、呼吸不协调、抬举重物，或不

明原因而引起相互位置错移，超过正常范围，关节相关的肌肉、韧带等软组织受到损伤，或者关节囊特别是滑膜层在对应的关节面中受到嵌顿，不能完全复位，引起反射性地肌痉挛疼痛。毗邻的交感神经一方面受到机械性的挤压，另一方面受到周围软组织无菌性炎症的刺激，影响其正常的生理功能，使交感－副交感的平衡失调，进而影响着胃肠道的蠕动和分泌功能，从而产生相应的胃肠症状。

中医认为脾胃的生理功能，有赖于气机的正常功能，而气机的调畅，有赖于肝的正常疏泄功能及胃阳的温煦推动作用。故多见肝气不畅的症状，属实证；随着疾病的发展，由于肝郁化火，煎熬津液或犯胃乘脾，则进一步出现其他症状；疾病后期，由于耗气伤阴，阴损及阳，可以出现形体消瘦、倦怠嗜卧、口干欲饮、骨蒸潮热，或者形寒肢冷、腹痛肠鸣等。显然此时病情已由实转虚，或为虚实夹杂。

2. 症状

临床表现以胃肠道症状为主，可同时伴有

神经官能症的其他常见表现。

（1）胃部主要症状：缓慢的病程，可长期反复发作，临床表现颇不规则且无典型的症状。多数患者主要表现为非特异性的消化不良症状，如中上腹部饱满感或疼痛、食欲减退、恶心、呕吐、嗳气、反酸等。症状重者，有时与胃镜所见的病变程度不一致，但往往与脊柱病变一致。胃肠胀气或消化不良，上腹胀满，频繁嗳气，餐后加重，常伴口干、口苦等。

（2）肠道的主要症状：患者常有腹痛或者不适、腹胀、肠鸣、腹泻和便秘等肠道激惹综合征。腹痛：大部分患者有不同程度的腹痛，为绞痛或不适感，以左下腹或下腹多见，也可位于脐周，腹痛常在便前发生或加重，便后或排气后缓解、消失，进餐可诱发，极少睡眠中痛醒。腹泻或便秘：25%～45%的患者有便秘、腹泻或腹泻、便秘交替出现，大便多呈稀糊状，也可为成形软便或稀水样。部分患者粪便量少而黏液量多，但绝无脓血。排便不干扰睡眠。便秘呈现干结、量少，呈羊粪状或细杆状，表面可附黏液。

（3）可有排便不尽感、排便窘迫感。

（4）自主神经紊乱：焦虑、紧张、失眠、乏力、心悸、手足多汗、血压偏低、头面阵热与头晕等。

（5）颈项部不适、疼痛、僵硬及双上肢的麻木、疼痛，胸背部疼痛、胸闷等症状。

3. 体征

（1）颈项部、胸背部肌肉紧张。

（2）胸 5～12 处可有棘突偏歪、棘突间距不等宽、棘上韧带剥离感、压痛以及椎旁压痛。

（3）棘上韧带和患椎有关的最长肌、多裂肌附着点有摩擦音。

4. 辅助检查

（1）X 线检查示胸椎左右关节突关节不对称，较重者有脊柱侧弯，或棘突左右偏歪，或棘突间距上宽下窄或上窄下宽。

（2）血、尿、便常规检查及潜血试验、肝肾功能、电解质、血沉、甲状腺功能和血清酶学检查无异常。

（3）纤维结肠镜检查：肠管痉挛持续时间长，收缩频繁，肠镜推进困难，肠腔内可见黏膜充血，黏液分泌增多或正常，组织活检正常。

（4）结肠功能测定：可行结肠内置管测压或吞下微型传感器和胃肠肌电图等方法测定胃肠运动功能。

5. 诊断标准

目前对脊源性胃肠功能紊乱的诊断无统一的诊断标准，一般依据临床表现、体格检查和影像学检查的综合分析做出诊断。

（1）典型的胃肠功能紊乱临床表现。

（2）胸背部肌肉紧张，胸 5～12 处可有棘突偏歪，棘突间距不等宽，棘上韧带剥离感、压痛以及椎旁压痛，棘上韧带和患椎有关的最长肌、多裂肌附着点有摩擦音。

（3）药物治疗效果不理想。

（4）除外胃肠器质性病变。

（5）胸椎影像学改变。

6. 鉴别诊断

（1）消化道肿瘤：对于发病年龄在 40 岁以上、有胃肠道肿瘤家族史、新近发病的腹痛、腹泻、腹胀及便秘患者，尤其有体重减轻、有消化道肿瘤家族史的肿瘤高危人群，应格外小心，务必详查，除外癌症。

（2）以腹泻为主者，其主诉常为便次增加，稀便或水样便及排便急迫感；主要应与炎性肠病、显微镜下结肠炎、肠道感染、结肠憩室、乳糖不耐受、慢性胰腺炎、吸收不良综合征相鉴别，粪便白细胞计数、潜血、粪便重量、渗透压（渗透压＞125mOsm/kg，分泌性腹泻＜50mOsm/kg）、pH 值和脂肪含量测定及黏膜组织活检有助于鉴别诊断。

（3）对于腹痛位于上腹部或右上腹、餐后疼痛明显的患者，应与胆系和胰腺疾病相鉴别。

B超检查、腹部X线片、粪定性或（和）定量以及胰腺外分泌功能检查，必要时行逆行胰胆管造影检查有助于发现慢性胰腺炎等疾病。如腹痛位于下腹部、伴有或不伴有排尿异常或月经异常者，应与泌尿系统疾病及妇科疾病相鉴别。腹痛位于脐周者，应与肠道蛔虫症相鉴别。腹痛位于剑突下者，应与消化性溃疡、慢性胃炎鉴别，内镜检查有助于鉴别。

二、主要护理问题

1. 胃肠道症状

常与脊柱不适症状相伴出现，包括胃脘部胀满不舒、消化不良、嗳气、食欲不振及肠道相关症状，如便秘、腹泻、腹痛等。

2. 脊柱不适症状

主要与颈胸椎退变、劳损、过度用力等造成椎小关节紊乱有关，劳累或某一姿势持续时间过长容易加重。

3. 神经官能症表现

包括失眠、乏力、心悸、多汗、血压变化、头晕等。

4. 情绪焦虑抑郁

与神经官能症表现相关，也和病情反复难愈有关。

三、西医康复护理评估

脊源性胃肠功能紊乱患者症状较为多样，既有脊柱相关疼痛不适症状，也有胃肠功能异常的表现，因此对脊源性胃肠功能紊乱患者进行必要的功能评定，是评估病情、观察治疗效果的必要措施。

1. 颈椎活动度评定

通过量角器等专业工具，判定颈椎关节活动障碍的程度，明确阻碍关节活动的因素，作为选择康复技术的有效依据。合理的定期评估也为患者提供康复动力。

2. 胃肠道功能评定

胃肠道功能评定包括排便次数、肠鸣音、腹胀程度、嗳气发生次数等。

3. 胃排空障碍评定

胃排空障碍评定包括胃排空半衰期、胃排空时间、胃排空率、胃窦收缩频率、胃窦收缩幅度、动力指数等。

4. 结肠传输功能检查

结肠传输功能检查通过结肠标记物来记录和了解粪便在结肠中的运动轨迹，进而对结肠功能做出评估。

5. 心理功能评定

有助于把握患者性格及情绪，制订合适的康复及护理方案，提高患者治疗热情，避免冲突，降低康复难度，提高康复疗效。

四、中医康复护理评估

1. 辨证分型

（1）肝气内郁型：脘胁胀痛，痛无定处，胸闷嗳气，腹胀纳呆或呕吐，伴精神抑郁，情绪不宁，善太息，舌苔薄腻，脉弦。

（2）气郁化火型：脘胁灼痛，嘈杂吞酸，口干而苦，大便秘结，心烦易怒，伴头痛，目赤，耳鸣，舌质红，苔黄，脉弦数。

（3）气机壅滞型：腹部胀满，顽固不消，攻窜胀痛，有时可见腹中有条索状物聚起，纳食减少，大便秘结，或者大便溏而秽臭，舌质红，苔黄腻，脉滑。

（4）肝气犯脾型：腹痛而泻，肠鸣腹胀，攻冲不定，泻后即见痛减，伴嗳气食少，胸胁胀闷，舌质淡红，苔白腻，脉弦。

（5）气阴两虚型：面色萎黄，口燥咽干，时而脘腹不适，倦怠嗜卧，懒言食少，便溏，肢冷，舌质淡，苔薄白，脉细弱。

（6）脾阳不足型：腹中时痛，温按则痛减，伴有畏寒肢冷，甚则大便溏薄，完谷不化，舌淡边有齿痕，苔水滑，脉沉细无力。

2. 肌肉骨骼触诊

（1）颈椎触诊：患者侧卧位或坐位，自然放松，检查者自 C1～C7 分别沿颈椎棘突及椎旁 2 厘米垂直向下滑动触摸，检查各椎体自然状态，确定颈椎有无侧弯，生理曲度、椎间隙是否正常，判断颈部、背部肌肉紧张度，明确压痛点、条索状结节等。

（2）胸椎触诊：患者坐位或俯卧位，双手拇指指腹自上向下，沿脊柱进行滑动触摸，检查有无棘突的一侧隆起或偏歪，有无关节突关节偏突，有无脊柱侧弯及压痛等。

五、中医康复护理措施

1. 中医适宜技术对症护理

根据患者的病情选择适宜的中医脊柱康复护理技术。在患者知情同意的前提下，可行推拿、针刺、耳穴压豆、拔罐、刮痧、牵引等治疗（具体治疗方法详见第三章）。

（1）推拿疗法。①理筋点穴手法：患者取俯卧位，医者以掌根沿脊柱两侧膀胱经自上而下用推法操作 4～5 遍。点穴，取夹脊穴、背俞穴和阿是穴，背俞穴主要有心俞、肝俞、脾俞、胃俞、大肠俞等。以舒筋活络、解痉止痛，为复位手法顺利进行打好基础。②俯卧双掌按压

复位法：充分解除脊柱两侧肌紧张和痉挛之后，患者继续取俯卧位，医生立于床边一侧，双掌根贴于患椎棘突两侧旁开 1 厘米处，双掌吸定皮肤交错旋转，将皮下组织紧收于掌下，缓慢下压，待其呼气之末时稍加力弹性下压，形成顿挫之力。再将两手交换位置，重复一遍。复位成功可闻及“咔嗒”响声。如患者紧张，医生可先轻试做几次，待患者放松后再行正式复位手法。③膝顶复位法：首先用轻柔的手法松解背部肌肉，尤其疼痛部位及痉挛、结节部位。患者正坐位，两手十指交叉扣住，抱住自己头枕部，医生立于患者背后，双手从患者腋下穿过，绕过患者上臂，掌心向前抓紧其前臂远端，双手轻轻向后上方提拉，固定患者双上肢，此时嘱患者双腿放松，自然下垂，感觉患者躯干被拉伸，达到一弹性固定位置时，嘱患者自然呼吸，医生趁其极度放松之时，迅速站直身体，双手带动患者肩以上部位向上快速提拉，与自然下垂的下半身形成反向拔伸，此时若闻及清脆的弹响，患者立刻感到疼痛缓解，沉重感顿消，证明复位成功。最后使患者仰卧位，行轻柔的腹部推拿治疗，调理胃肠功能。

（2）耳穴压豆疗法：选取颈椎、胸椎、胃、脾、腹、交感、三焦等穴位，压豆后嘱患者每天按压压豆 4～5 次，每次约 15 分钟，按压时以轻感刺痛、胀、耳郭微灼热感为佳，按压时注意力应集中。

（3）拔罐疗法：选取背部督脉及两侧膀胱经所在部位，循经拔罐，可重点于肝俞、胆俞、脾俞、胃俞、大肠俞、心俞等处走罐加强刺激，留罐 10～20 分钟，起到舒筋活络、通脉止痛的功效。

（4）刮痧疗法：用刮痧板蘸润滑剂，选取背部督脉及两侧膀胱经所在部位，重点选取心俞、肝胆俞、脾胃俞及阿是穴等部位，自上向下进行刮动，以出现红紫斑点或斑块为度，以起到活血祛瘀，通经止痛的功效。

（5）针刺疗法：此治疗可以有效疏通经络、

通利三焦，缓解患者颈部、胸背部疼痛，同时远端循经取穴，缓解直达胃肠道病所。可取夹脊穴、背俞穴为主。实证者多见肝气较重，郁而侵袭脾胃，可选肝俞、胆俞、三焦俞，加配太冲、行间、天枢、太溪、内关、中脘、足三里、内关、公孙等。虚证者多见脾胃虚弱，或气阴两虚，需健脾理气，背俞穴选脾俞、胃俞、肾俞、肝俞，加配章门、中脘、足三里、上巨虚、关元、命门等。

（6）中药熏蒸及中药热疗：遵医嘱，选用适宜的中药外用处方，充分暴露患者背部和脘腹部，注意保暖，严格控制治疗温度及治疗时间，使药物经皮吸收，起到温经通脉、消肿止痛的作用

2. 饮食护理

本病患者由于胃肠功能紊乱，食欲不振、消化不良、便秘、腹泻，因此饮食方面的护理指导尤其重要。既不可因胃肠功能受限而使患者营养缺失，造成其他更严重后果，更不能一味进补，滋腻困脾，更加重胃肠功能负担。应尽可能给予营养均衡、易消化的软质食物，酌情少食多餐，尝试添加粗纤维食物，以促进肠蠕动。另外可根据证型，选择适当的饮食。

（1）肝气内郁型：应适当选择行气宽胸、疏肝解郁类食品，如薄荷、玫瑰花、月季、陈皮、菊花、萝卜等。

（2）气郁化火型：可适当添加清肝泻火食材，如菊花、金银花、苦瓜、苦苣等。

（3）肝气犯脾型：根据病情，适当添加平抑肝气、辅助脾胃的食品，如山楂、菊花、扁豆、荷叶、炒麦芽、萝卜等。

（4）气阴两虚型：增加益气养阴食品，如太子参、西洋参、枸杞、麦冬、大枣、谷芽、山药等。

（5）脾阳不足型：该型患者偏于阳虚，适当予温补脾阳、温中止痛之品，如肉桂、干姜、龙眼肉、山药、牛羊肉等。

3. 生活起居护理

脊源性胃肠功能紊乱患者的生活起居护理，主要目的包括脊柱的锻炼和保护、胃肠道的养护、植物神经功能调节等方面。

（1）调整不良姿势，指导患者掌握正确的头、颈、肩、背姿，包括行走、坐、卧姿势，尤其是坐位姿势，保持脊柱正直，纠正习惯性侧弯、过曲、扭转等不良姿势，避免长时间伏案工作。

（2）环境安静、舒适，保证充足的休息时间，避免过度劳累；睡觉时应使用适宜高度的枕头。

（3）作息规律，饮食规律，培养良好的生物钟。

（4）加强自我保健意识，坚持户外有氧运动，积极参加集体活动，睡前坚持温水足浴和自我腹部按摩。

4. 情志护理

脊源性胃肠功能紊乱可表现为颈、胸、背部疼痛、活动受限等症状，也可表现出消化不良、嗳气、胃胀、便秘、腹泻、腹痛等胃肠道症状，也可伴有焦虑、心慌、乏力、头晕、多汗等神经官能症，病情多为慢性，或呈反复发作性。神经官能症本身及对病情迁延不愈的痛苦转化，均可成为患者负面情绪的原因。而负面情绪又会影响患者日常生活的理智和规律，以及对疾病治疗康复的积极性和配合程度。因此情志护理十分必要。

（1）及时与患者及其家属进行充分且必要的沟通，向其宣教关于本病的相关知识，鼓励患者树立战胜疾病的信心，疏导患者不良情绪，赢得患者的信任和支持，提高患者依从性。

（2）维持周围环境的整洁、雅静、空气流通，使患者情绪处于安定、愉悦状态，并与患者和家属达成一致，确保患者规律的饮食、作息等生活习惯。

5. 用药护理

（1）除颈胸椎等脊柱常规处理外，按照内科常规治疗，可酌情予以解痉剂、止泻剂、通便药物、助消化药、促胃动力药，以及维生素等。

（2）需要口服中药汤剂的患者，遵医嘱指导患者服药。

6. 健康教育

（1）根据患者病情，指导患者练习中国传统功法五禽戏、八段锦中以活动筋骨，疏通气血，对脊椎关节的活动作用明显，且有通行气血、调理三焦之效。可酌情指导患者选取一部分章节进行锻炼，如虎戏、鹿戏、鸟戏及八段锦中部分内容，如"调理脾胃臂单举"等（具体内容详见第三章）。

（2）适当进行户外活动或体育锻炼，强健体质。

（3）积极参与社交活动，消解不良情绪。

（4）咀嚼口香糖。咀嚼食物是一种刺激人类肠道运动的假饲行为，对食欲较差、胃肠道症状较重的患者可以此通过反射来刺激胃肠蠕动。

（5）积极、规律地进行呼吸训练，可调节植物神经功能，改善腹腔脏器张力，同时对脊柱间隙压力调节也有较好作用。

（6）预防复发：脊源性胃肠功能紊乱患者经过一段时间的治疗和休息后，症状一般都可基本缓解或痊愈，但因再度损伤、行走坐卧姿势不当、生活不规律等，易反复发作，故结合患者病情，加强健康教育，指导患者建立良好的生活习惯，预防病情复发。

（兑振华）

第三十六节　下颈椎骨折

一、概述

下颈椎又称低位颈椎，是指第 3 至第 7 颈椎，发生在该部位的骨折称为下颈椎骨折，包括椎体和附件骨折，是颈椎损伤最多的部位之一。各种暴力，包括伸展、屈曲、旋转、压缩和剪切等均能导致下颈椎骨折，可合并下颈椎脱位。

下颈椎骨折可发生在任何年龄段，尤以青壮年居多，合并颈椎退变性疾病的老年人发生颈椎损伤时也较为常见，亦可见于伴有强直性脊柱炎患者中。

1. 临床分型

下颈椎骨折常见的致伤原因为高空坠落时头部撞击地面，或高处坠落物体打击颈部，也常发生于交通事故和体育运动事故中。可分为直接暴力和间接暴力。由于颈椎承受的暴力方向不同，下颈椎骨折可以分为五型：①单纯椎体楔形压缩骨折；②垂直压缩（爆裂）骨折；③椎板骨折；④颈椎钩突骨折；⑤颈椎棘突骨折。

2. 症状

下颈椎骨折的症状可分为局部症状、神经根损伤症状和脊髓损伤症状。

（1）局部症状包括颈部不适、僵硬、活动受限和局部肿胀疼痛。

（2）神经根与脊髓损伤症状包括根性疼痛、肢体感觉障碍、根性肌张力障碍和腱反射异常，躯干、四肢的运动和感觉障碍，脊髓损伤位置在 C5 以上者常合并有呼吸功能障碍，呼吸表浅、缓慢甚至丧失正常节律，早期可因呼吸衰竭死亡。

3. 体征

（1）颈部肿胀，压痛明显。

（2）伤者颈部活动严重受限，屈曲、后伸、旋转、侧弯均受影响。

（3）骨折如果合并脊髓及神经功能损害，可出现不同严重程度的瘫痪症状，表现为相应脊髓节段的四肢瘫或不全瘫，神经根分布区域出现皮肤过敏、疼痛或感觉减退。出现呼吸肌麻痹者，胸式呼吸减弱或消失，以腹式呼吸为主。

4. 辅助检查

（1）X 线检查是常规检查手段。随骨折类型不同，X 线表现各有其特异性。

① 单纯椎体楔形压缩骨折：正侧位片可显示损伤的椎体前部压缩，椎体呈楔形改变，偶可表现小关节突骨折。

② 垂直压缩（爆裂）骨折：侧位 X 线片显示椎体粉碎性骨折，骨折片向前突出颈椎前缘弧线，向后突进椎管，颈椎生理弧度消失。

③ 椎板骨折：侧位 X 线片上可见椎板骨折，正位片由于骨性组织重叠无法辩认。

④ 颈椎钩突骨折：X 线片前后位可显示钩突骨折片，并常伴有椎体压缩现象。

⑤ 颈椎棘突骨折：X 线侧位片上显示棘突骨折，骨折线自上斜向下方，骨折的棘突向下方移位并与上位棘突分离。

（2）CT 扫描可清晰显示骨折线，并能明确骨折移位的情况。尤其对于椎体爆裂骨折更具有重要意义，可清楚显示椎体爆裂的形态、分离移位的特点、骨折片在椎管内的大小、位置、与脊髓之间的关系。

5. 诊断与鉴别诊断

（1）明确外伤史。

（2）临床表现为颈部疼痛、僵硬、活动受

限，头部呈强迫位，四肢不同程度的瘫痪。

（3）X 线表现为椎体压缩或爆裂骨折、椎板骨折或钩突骨折。

下颈椎骨折常与退变性颈椎失稳相鉴别，通过颈椎有无外伤病史与影像学表现鉴别诊断。

二、主要护理问题

1. 疼痛及活动受限

颈部骨折后疼痛较为剧烈，另外由于骨折以后骨关节的功能缺失会出现颈部活动受限。

2. 生活自理能力下降

颈部疼痛、活动受限，患者生活自理能力会伴随患者的严重程度有不同程度的下降，如果颈椎损伤严重会出现四肢瘫痪，严重者大小便失禁，生活护理显得尤为重要。

3. 负面情绪

因患者出现较为严重的疼痛，或者四肢瘫痪无力的症状，患者会出现严重的负面情绪，加之患者得知颈椎损伤的严重性，患者恐惧心理较为严重，患者会出现失眠、焦虑、抑郁。

4. 预防疾病复发或加重

患者下颈椎骨折后，因为骨折会造成颈椎失稳，因此在搬运患者以及为患者实施护理时，要特别注意，以防出现二次损伤。另外有些患者的颈髓损伤症状是逐渐加重的，需要有预处理。

三、西医康复护理评估

下颈椎骨折常伴有脊髓损伤，患者出现自理能力不足、日常生活困难，为更好地进行护理，需要对其进行康复护理的评估。

1. 下颈椎损伤评分

下颈椎损伤评分包括损伤机制、神经功能、椎间盘韧带复合体三个方面评定（见表 4-4）。对于治疗方式的选择有重要的意义。根据不同情况予以不同的分值，最后将 3 部分的分值相加，总分作为选择治疗的依据。如果总评分≤3，建议保守治疗；若总评分≥5，建议手术治疗；若总评分=4，可结合患者具体情况采取保守或手术治疗。

2. 视觉模拟评分法

疼痛是下颈椎患者的主要临床表现，VAS 评分可根据患者对疼痛的感知程度，较为客观地对患者病情轻重及治疗效果进行评估。

3. JOA 评分

JOA 评分包括症状、体征和日常生活活动（ADL），指标简单合理。可根据治疗前后评分计算改善指数和改善率。

4. Frankel 脊髓损伤分级法

将损伤平面以下感觉和运动情况分为 5 个级别，对脊髓损伤评估有较大使用价值。

5. ASIA 评定法

ASIA 评定法主要包括感觉评分、运动评分、脊髓功能损伤程度与部分保留带、ASIA 残损指数。

6. 日常生活自理能力评估

可根据 MBI 评分量表、功能独立性评定量表进行评估。

7. 关节活动度

又称关节活动范围，是评定运动系统功能状态最基本、最重要的手段之一，分为主动关节活动度和被动关节活动度，通过对关节活动度的评估，确定关节功能状态及康复的疗效，指导康复治疗。

8. 脊髓损伤后社会支持状况评估

可根据社会支持评定量表（SSQ）进行评估，包括客观支持、主观支持和对社会支持的利用度 3 个维度。社会支持对帮助患者适应疾病过程、促进功能的恢复有着积极作用。

表 4-4　下颈椎损伤评分系统

项目	评分标准	分值
骨折形态	无异常（0 分）	
	压缩型（1 分）	
	爆裂型（2 分）	
	牵张型（关节突跳跃、过伸伤）（3 分）	
	减速及旋转型（关节突脱位、不稳定泪滴骨折）（4 分）	
间盘韧带复合体	无损伤（0 分）	
	不确定（单纯棘突间隙增大及 MRI 信号改变）（1 分）	
	断裂（椎间隙增宽、关节突跳跃脱位）（2 分）	
神经损伤状态	无损伤（0 分）	
	神经根损伤（1 分）	
脊髓/圆锥损伤	完全性（0 分）	
	不完全性（1 分）	
	持续脊髓压迫（2 分）	
总分		

四、中医康复护理评估

1. 辨证分型

按照三期辨证分型施治。

初期瘀血内积，肿痛俱甚，骨折筋断，经络阻塞，气血不通。治以消肿止痛、活血化瘀，采用攻法，如攻下逐瘀法、行气活血法、清热凉血法，给予桃红四物汤、复元活血汤等药物；如伴有气虚多汗、热毒蕴结，则应补虚汗、清热解毒；气血逆乱，瘀血攻心，神昏窍闭，则应醒脑开窍，予以普济消毒饮、黄连解毒汤等。

中期瘀血初化，肿胀渐消，疼痛有减，但筋骨未连。治以和营生新、续筋复骨，采用和法，如和营止痛法、接骨续筋法、舒筋活络法，药用八厘散；如伴有气血虚损，筋络拘挛，则需温经散寒，常用方剂大活络丹、小活络丹、独活寄生汤、疏风养血汤等。

后期受伤日久，气血亏虚，精津耗损，接合欠固。治以固本培元、强筋健骨，采用补法，如补气养血法、强筋壮骨法、温经通络法等，药用舒筋活血方、地龙散；伴有筋骨萎软、气血两虚，则需补肝益肾、气血双补，常用方剂有健步虎潜丸、壮筋续骨丹、十全大补汤、四物汤等。

2. 肌肉骨骼触诊

颈部肌肉痛点主要分布在 C5、C6、C7 棘突上，C5、C6、C7 横突上，触诊是否有棘突偏歪，是否有隆起。肌肉痛点主要分布有前、中、后斜角肌、上、中斜方肌、提肩胛肌以及后枕部头上下直肌。

五、中医康复护理措施

1. 中医适宜技术对症护理

（1）颈椎牵引是有效治疗下颈椎骨折的方法，可以达到复位、防止损伤的目的，根据不同的骨折类型分为两种：

① 枕颌带牵引加头颈胸石膏固定：适用于单纯椎体楔形压缩骨折楔形变明显者、椎板骨折或颈椎棘突、钩突骨折，单纯椎体楔形压缩骨折楔形变明显者采用枕颌带牵引，颈椎可略呈伸展位，约 20°～30°，减轻椎体前方压力，形成张应力，使之复位，并可使后结构复位愈合。压缩的椎体往往难以复位，牵引三周后，改用头颈胸石膏固定 2～3 个月，即使椎体压缩没有复位，由于坚强稳定的后结构得以修复，颈椎的运动功能也不会受到影响。单纯椎板骨折对颈椎的稳定性并无影响。采用牵引和制动以减轻组织损伤性疼痛，以防骨折片移位。

枕颌带牵引时，取中立位，重量为 2～3kg。2～3 周后改用颈围或头颈胸石膏外固定。如果属新鲜开放性损伤，宜按其创口情况作清创处理后，再作牵引制动。轻度骨折可采用颈围固定；有移位的骨折，应用枕颌带牵引复位，并以颈围固定。颈椎棘突骨折有移位者应用枕颌带牵引，取颈椎略伸展位。牵引的目的在于放松颈部肌肉，并使骨折复位。牵引重量宜在 2～3kg。复位后用颈托固定。无移位者可直接应用颈颌石膏固定 2～3 个月，至骨折愈合。

② 颅骨牵引：主要用于垂直压缩（爆裂）骨折术前复位。这种类型损伤多较为严重，早期急救处理和对合并伤的处理甚为关键，之后可行颅骨牵引以纠正成角畸形，但突入椎管内的骨折片经牵引很难复位。椎体爆裂性骨折累及三柱，属不稳定骨折。牵引力不宜过大，以防损伤加重或脊髓损伤。牵引复位成功或术前准备完善后进一步行手术治疗。

（2）推拿手法：因有造成脊髓损伤加重的危险，其应用受到限制。颈椎骨折经颅骨牵引或外固定时间较久后，可出现颈部僵硬。颈部手法推拿可解除颈椎周围软组织的疼痛，恢复颈段脊柱的动静态平衡，减轻神经根的压迫与刺激。创伤早期仅以局部肌肉放松为主，用拇指指腹或掌根进行推揉、点按颈项部双侧的肌群。中后期患者能坐起并去掉颈托后，可用滚法或揉法放松颈肩部及上背部紧张痉挛、僵硬的肌肉,进而采用反应点松解法、穴位点按法、牵引旋板法及臂丛牵抖法等。

(3)艾灸疗法:可对颈部损伤部位实施颈部艾灸疗法,以起到温通经脉、活血化瘀、消肿止痛的作用。

(4)耳穴压豆疗法:取脊髓、肾、肾上腺、颈椎、胸椎、内分泌、心等反射点以促进骨折愈合。

(5)拔罐疗法:如果患者行动不便暂时不使用该疗法。可在创伤恢复的中后期根据患者的实际情况进行施治。

(6)中药熏蒸及中药热疗。①中频脉冲电治疗:主要应用于创伤早期缓解颈部疼痛或枕大神经放射痛,可缓解颈部僵硬,也常用于康复期辅助治疗。②超短波治疗:可促进血液循环,改善组织的营养及代谢,减少局部炎症渗出。

(7)针刺疗法:可针刺风池、天柱、颈夹脊、天牖、天窗、天鼎、颈夹脊、大椎、肩中俞、肩外俞,对颈部肿痛进行治疗。如果患者颈髓损伤严重可以对对应患肢进行针刺,上肢主要取肩髃、肩髎、臑腧、曲池、手三里、合谷、神门、外关等穴位,以促进神经功能恢复。

2. 饮食护理

颈椎骨折后颞颌关节受到影响,因此应根据患者的病情给予流质饮食喂养,如果患者呛咳严重可以采用鼻饲喂养。

3. 生活起居护理

(1)一般护理:搬动过程中注意制动并保持合理体位,避免加重损伤。

(2)颅骨牵引护理:①保证有效牵引维持,避免颅骨牵引脱弓发生;②做好基础护理及病情观察,严密观察生命体征;③观察牵引钉眼有无感染。

(3)Halo-vest支架外固定护理。①心理护理:做好患者长期配戴的思想准备,坚持配合治疗。②安装支架护理:保持Halo-vest支架的

合适性,备好急救药品、器械,防止上支架过程中加重脊髓损伤甚至突然死亡。③应用支架观察护理:支架固定后每4小时监测体温、脉搏、呼吸1次,防止压疮。

4. 情志护理

颈椎骨折后急性期主要护理问题是患者疼痛程度较为剧烈,护理方面必须让患者建立疼痛认知的模式,让患者认识到除用药之外,必须从心理上树立克服疼痛的决心。

(1)如果患者恐惧心理较为强烈,要对患者多进行关心,让患者能够感受到医护人员的关心。

(2)如果患者颈髓损伤严重,出现肢体运动功能障碍,要通过语言、行为干预让患者慢慢接受现实,重拾生活的信心,规划好未来的康复计划。鼓励患者保持心情舒畅,避免大喜或大怒。

5. 用药护理

西药常用药物包括以下几类:

(1)止血药物:如酚磺乙胺、氨甲环酸、血凝酶等。主要应用于创伤早期合并颅脑损伤或脊髓损伤的患者,也用于手术中及手术后减少出血。单纯颈椎骨折一般不需要应用。

(2)利尿脱水药物:如20%甘露醇、呋塞米等。主要应用于创伤早期合并颅脑损伤或脊髓损伤的患者,可减轻颅脑、脊髓及神经水肿。

(3)糖皮质激素类药物:如甲泼尼龙、地塞米松、泼尼松龙等。主要应用于创伤早期合并脊髓损伤的患者,创伤8小时内可大剂量甲泼尼龙冲击治疗。

(4)营养治疗药物:如单唾液酸四己糖神经节苷脂钠、神经生长因子等,主要应用于合并脊髓损伤者。外周神经损伤用甲钴胺等。

(5)非甾体消炎镇痛药物:如布洛芬、尼美舒利等。主要应用于创伤后缓解疼痛。

(6)抗生素类药物:主要应用于合并皮肤外伤者,也用于术后预防切口感染。对使用颅骨牵引或Halo-vest支架外固定患者,为预防针

眼感染，亦可酌情使用该类药。

6. 健康教育

（1）支架固定后，指导患者加强腹式呼吸训练。鼓励患者进行深呼吸训练，预防肺部感染。上支架后取半坐卧位卧床休息，颈后部应垫软枕，使头抬高 30°～50°，侧卧位时，应在头、枕间及患者身后垫软枕。正确地坐、站、行走。坐位时应保持颈椎中立位，避免突然体位改变所致平衡失调。行走时保持躯干挺直，避免过分低头或仰头。同时进行手的握、夹、捏、伸、屈练习。撤除支架后坚持颈后肌锻炼，预防颈椎后凸畸形发生。

（2）由于本病卧床时间较长，需进行床上肢体功能训练，以改善关节功能，防止粘连。床上大小便训练，提高患者的生活自理能力。康复护理注意循序渐进，以不感到疲劳为度。

（任树天）

第三十七节 胸腰椎骨折脱位

一、概述

胸腰椎骨折脱位是指外伤或病理等原因致使胸腰段脊柱骨质的完整性或连续性受到破坏，以局部疼痛（腰痛）、腰背部肌肉痉挛、翻身困难、不能站立等为主要表现的疾病。在强大的屈曲、牵张或剪切暴力作用下，损伤平面脊椎沿横面产生移位，胸腰椎椎管的对线对位完全破坏，称为胸腰椎骨折脱位。

1. 临床分型

最常见的胸腰椎骨折脱位分类方法，是根据损伤的机制不同，将其分为四型：①屈曲压缩型骨折；②爆裂型骨折；③屈曲牵开型损伤；④骨折脱位型骨折。

2. 症状

（1）损伤局部疼痛，多较剧烈，翻身困难，胸、腰、背肌肉痉挛，活动受限，严重者不能站立或坐起。

（2）伴腹膜后血肿时，可因此刺激自主神经而引起肠蠕动减慢，常出现腹痛、腹胀及便秘等症状。

3. 体征

（1）伤处压痛明显，有叩击痛，可触及后突成角畸形，神经损伤时，损伤平面以下可查及感觉过敏、迟钝甚至消失。

（2）肌力减弱或消失。伤后早期损伤平面以下腱反射减弱或消失。恢复期，如系上运动神经元损伤，则损伤平面以下肌张力增高，腱反射活跃或亢进，出现病理征。如系下运动神经元损伤，则损伤平面以下肌张力减低，腱反射减弱或消失，可能出现大小便功能丧失。

4. 辅助检查

（1）X 线检查：对确定胸腰椎骨折脱位损伤部位、类型、程度以及指导治疗有极为重要的价值。X 线侧位片上可见到椎体前上部有楔形改变或整个椎体被压扁，椎体前方边缘骨的连续性中断，或有碎骨片；粉碎压缩骨折者，椎体后部可向后呈弧形突出；骨折合并脱位者，椎体与椎体间有前后移位，关节突的解剖关系有改变，或有关节突骨折。在正位片上可见椎体变扁，或一侧呈楔形，其两侧的骨连续线中断或有侧方移位。还可见到椎板、关节突或横突的骨折等变化。通过 X 线片可直观了解椎体压缩程度和脱位程度，根据患者 X 线片脱位程度可间接估计脊髓损伤程度。在胸椎，脊柱脱位达Ⅰ度以上，多为完全脊髓损伤，少有恢复；而在颈椎及腰椎，则X线片上严重程度与脊髓损伤程度可不完全一致。

（2）CT检查：能清楚显示椎体、附件和椎管等复杂的解剖关系及骨折移位情况，其突出优点是不受自身阴影重叠及周围软组织掩盖影响，对观察椎管形态和附件骨折损伤更具有优越性；CT的MPR重建及三维重建可充分显示椎体压缩程度，椎体旋转脱位及侧方脱位，清晰呈现椎弓关节脱位、创伤性椎管狭窄、椎管畸形等。对于爆裂骨折，测量骨折块移入椎管占椎管前后径的比值，占1/3以内为Ⅰ度梗阻；1/3至1/2之间者为Ⅱ度梗阻；大于1/2者为Ⅲ度梗阻。Ⅱ度、Ⅲ度多压迫脊髓。

（3）MRI检查：可清晰显示脊椎、椎间盘、黄韧带、椎管内出血及脊髓改变，还可充分显示骨折脱位压迫脊髓的因素、部位及椎管狭窄程度，为术中减压提供参考。

① 椎体损伤：骨折椎体在急性期由于骨髓水肿而呈长T1长T2信号，中后期骨折椎体一般表现为中等T1短T2信号。骨折椎体急性出血在T2加权像多为等信号，T1加权像为高信号。骨折线在T1加权像和质子加权像显示较好，急性期骨折线信号强度高于皮质骨而低于松质骨，中后期信号强度明显减低。骨折线和骨折脱位在矢状位可清晰显示，弥补了CT扫描中常有的部分容积效应的缺点。

② 椎间盘、韧带损伤：椎间盘、韧带撕裂或断裂在T2加权像表现为这些结构区域的信号异常和结构变形，同时伴有椎间盘的碎裂、移位及韧带结构连续性中断。

③ 脊髓损伤：脊髓水肿在T1加权像信号强度正常或略低信号，在T2加权像表现为梭形高信号。脊髓出血早期为灶性低信号，随后在T1加权像为高信号，在T2加权像为低信号。两者合并存在时，在T2加权像表现为中央低信号，周围呈模糊信号。脊髓软化在T1加权像为圆形低信号，在T2加权像为高信号。

（4）彩色多普勒：胸腰椎骨折脱位大多为暴力所致，腹部彩超可明确是否合并有腹腔脏器损伤。

4. 诊断

（1）有明确的外伤史。

（2）胸腰部疼痛、压痛、肿胀、后凸畸形、活动受限。

（3）X线有不同程度骨折脱位表现。

5.鉴别诊断

本病可与腰部软组织损伤、骨质疏松症、骨软化症和胸腰椎骨肿瘤等相鉴别。

（1）腰部软组织损伤：轻度胸腰椎屈曲压缩性骨折、单纯胸腰椎附件骨折由于疼痛较轻，腰部尚可活动，在X线片上也易被忽视，误诊为腰部软组织损伤。另外，在多发损伤时，胸腰椎骨折也常被误诊或漏诊。因此，查体应细致、全面，对怀疑有胸腰椎骨折的患者一定要认真阅读X线片，观察椎体和附件形态有无异常，是否有骨折线，必要时可行CT和MRI扫描以明确诊断。单纯腰部软组织损伤在X线片及CT片上无骨折线，MRI扫描椎体内无异常信号改变。

（2）骨质疏松症和骨软化症：较严重的骨质疏松症和骨软化症，由于骨质强度显著降低，可出现压力性畸形，表现在脊椎为椎体上下缘凹陷，呈鱼尾椎畸形。在轻微外力作用下甚至可出现椎体的病理性压缩骨折。从外伤史、骨质密度是否有明显降低、骨折椎体的形态等方面可与创伤性胸腰椎骨折相鉴别。

（3）胸腰椎骨肿瘤：胸腰椎的原发或转移性骨肿瘤，当肿瘤导致胸腰椎骨结构破坏，力学强度下降，即可发生病理骨折。X线片和CT片可见溶骨性改变。病理学检查可以进一步确诊。

二、主要护理问题

1. 疼痛及活动受限

疼痛是骨折的普遍现象，不但使患者躯体

痛苦，还可增加消极情绪，影响睡眠和休息，不利于康复。可采用心理支持疗法缓解疼痛，分散注意力以减轻疼痛，使患者保持良好的心态，增加对疼痛的耐受性。必要时适当使用镇痛药缓解疼痛。

2. 生活自理能力下降

椎体是松质骨，血运丰富，骨折后易出血并形成腹膜后血肿。应注意观察生命体征的变化、腰背部疼痛的程度、双下肢感觉、活动变化及有无麻木、感觉障碍等不适，仔细观察病情，以防止气血虚脱的发生。若有异常，及时作相应处理。保持被褥、床单、衣服平整、干燥，保持皮肤清洁，避免身体局部长时间受压发生压伤和压疮，定时为患者翻身，并按摩骶尾部，以改善局部血液循环，预防压疮发生。

3. 负面情绪

胸腰椎压缩性骨折患者因遭遇严重的突发性损伤，腰背部疼痛、肿胀和功能障碍，需长时间处于强迫体位以配合治疗，严重影响各种生理活动，导致生活自理能力下降。患者除了承受创伤的痛苦外，还担心今后是否留残，常顾虑重重，表现出情绪消沉、悲观、失望、恐惧等，不能很好地配合治疗和护理。因此应及时、全面了解患者伤情，加强与患者的沟通，针对性地进行心理疏导，尽可能减轻患者的伤痛和心理压力，使其树立战胜伤痛的信心，从而积极配合治疗和护理。

4. 预防疾病复发或加重

患者胸腰椎骨折后，搬运患者以及为患者实施护理时，要特别注意，以防出现二次损伤。

三、西医康复护理评估

脊髓损伤患者自理能力不足、日常生活困难，为更好地进行护理，需要对其进行康复护理的评估。

1. 胸腰椎损伤程度评分

胸腰椎损伤程度评分系统（TLICS）包括损伤机制、后方韧带复合体、神经功能三个方面评定（见表4-5）。根据不同情况予以不同的分值，最后将3部分的分值相加，总分作为选择治疗的依据，对临床治疗手段的选择具有指导意义。若总评分≤3，建议保守治疗；若总评分≥5，建议手术治疗；若总评分=4，可结合患者具体情况采取保守或手术治疗。

表4-5　胸腰椎损伤程度评分系统

项目	评分标准	分值
骨折形态	压缩性骨折（1分） 爆裂性骨折（2分） 移位/旋转骨折（3分） 牵张性骨折（4分）	
神经损伤	无损伤（0分） 神经性损伤或脊髓、圆锥完全损伤（2分） 脊髓、圆锥不完全损伤或马尾损伤（3分）	
后方韧带复合体	无损伤（0分） 不确定损伤（2分） 损伤（3分）	
总分		

2. 视觉模拟评分法

疼痛是胸腰椎骨折的主要临床表现，VAS 评分可根据患者对疼痛的感知程度，较为客观地对患者病情轻重及治疗效果进行评估。

3. JOA 评分

JOA 评分包括症状、体征和日常生活活动（ADL），指标简单合理。可根据治疗前后评分计算改善指数和改善率。

4. Frankel 脊髓损伤分级法

将损伤平面以下感觉和运动情况分为 5 个级别，对脊髓损伤评估有较大使用价值。

5. ASIA 评定法

ASIA 评定法主要包括感觉评分、运动评分、脊髓功能损伤程度与部分保留带、ASIA 残损指数。

6. 日常生活自理能力评估

可根据 MBI 评分量表、功能独立性评定量表进行评估。

7. 关节活动度

关节活动度又称关节活动范围，是评定运动系统功能状态最基本、最重要的手段之一，分为主动关节活动度和被动关节活动度，通过对关节活动度的评估，确定关节功能状态及康复的疗效，指导康复治疗。

四、中医康复护理评估

1. 辨证分型

（1）气滞血瘀：局部肿胀，剧烈疼痛，胃纳不佳，大便秘结，舌苔薄白，脉弦紧。治宜行气活血，消肿止痛。可选用活血四物汤、大成汤、桃核承气汤、鸡鸣散加减等。若局部持续疼痛，腹满胀痛，大便秘结，苔黄厚腻，腑气不通，治宜攻下去瘀，给予润肠汤加减。

（2）瘀血未尽，筋骨未复：中期患者肿痛虽消而未尽，仍活动受限，舌暗红，苔薄白，脉弦缓，治宜活血和营，接骨续筋，方用合营止痛汤、接骨紫金丹等。

（3）肝肾不足，气血两虚：后期患者腰酸腿软，四肢无力，活动后局部隐痛，舌淡苔白，脉虚细，治宜补益肝肾，调养气血，方用四君子汤等。

2. 肌肉骨骼触诊

胸腰椎骨折常常发生骨折的位置是 T11、T12、L1、L2 棘突上，骨折椎体旁开 1.5 厘米竖脊肌上压痛明显。

五、中医康复护理措施

1. 中医适宜技术对症护理

（1）牵引：是有效治疗胸腰椎骨折的方法，可以达到复位，防止损伤的目的，根据不同的骨折类型分为两种。①胸椎悬带牵引术：采用金属悬吊牵引弓、帆布带和两个铁环制成胸部悬带，患者仰卧在能升降的手术床上，两小腿固定于手术床上，头下垫枕。悬起胸部垫带，降下手术床，使伤员呈超伸屈，即可使胸椎压缩骨折整复，并包缠石膏背心固定，然后解除悬吊牵引。操作前最好要进行伤椎后凸部定位。复位后应仰卧于硬板床上，腰背部垫气囊托板或垫子，以保持伤椎过伸位。操作手法应缓慢而轻柔，避免加重组织损伤。②骨盆牵引、腰背部垫枕：对于胸腰椎屈曲压缩型骨折和爆裂型骨折，入院后给予腰背部垫枕及骨盆牵引，牵引时间为 30～40 分钟/次，间隔 1 小时牵引 1 次，6～8 次/日；牵引力线与身体纵轴平行，牵引重量为患者自重的 1/10～1/15，餐后 1 小时内避免牵引。对于无椎管梗阻的爆裂骨折患者，腰背部垫枕高度应适度，垫枕过高可能会加重椎体后缘骨折块向椎管内移位而导致神经受压。软枕或气囊托板充气后的最高处应正对骨折处，垫枕高度一般在 10～15 厘米。

牵引护理为恢复椎体高度，可采用双踝悬吊牵引、骨盆牵引、脊柱兜带悬吊牵引等治疗。依不同的病情，选择不同牵引方式和牵引重量，并保持脊柱及牵引部位的对抗平衡，掌握好牵引的时间、次数，注意保持牵引绳的张力、滑轮的灵活，防止牵引锤的脱落。

（2）推拿手法：因有造成脊髓损伤加重的危险，其应用受到限制。胸腰椎骨折后患者绝对卧床，生活不能完全自理，需在中后期对胸、腰、背肌进行功能锻炼，可用滚法或揉法放松紧张痉挛、僵硬的肌肉，进而采用反应点松解法、穴位点按法、牵引旋板法等。

（3）艾灸疗法：可以对胸腰椎损伤部位实施艾灸疗法，温通经脉、活血化瘀、消肿止痛。

（4）耳穴压豆疗法：取脊髓、肾、肾上腺、胸椎、内分泌、心等反射点以促进骨折愈合。

（5）拔罐疗法：损伤期暂时不使用该疗法。

（6）中药熏蒸及中药热疗。①中频脉冲电治疗：主要应用于创伤早期缓解疼痛，也常用于康复期辅助治疗。②超短波治疗：可促进血液循环，改善组织的营养及代谢，减少局部炎症渗出。

（7）针刺疗法：胸腰椎骨折后，可以针刺局部穴位通经止痛，以 L1 压缩性骨折为例，针刺取穴肾俞、大肠俞通经止痛。如骨折压迫导致坐骨神经痛，可以取患肢的环跳、风市、委中、承山等穴，如果出现下肢的痿软无力，可以取患侧的环跳、风市、委中、承山、足三里等穴恢复下肢神经功能。

2. 饮食护理

一般胸腰椎骨折患者主要是多食用富含钙的食物，如豆浆、虾皮、豆腐、牛奶、瘦肉等，另外，也可以选用杜仲 15g 和续断 15g 加入排骨汤中，作为续筋接骨的药膳食用。

3. 生活起居护理

卧床患者应密切观察其饮食、睡眠、二便情况，维持患者的基本生命体征。患者仰卧硬板床，骨折部置软枕，垫枕可逐渐加高，使脊柱过伸，卧床时间 3～4 周。保持脊柱平直，防止发生进一步畸形或损伤。每日协助患者翻身，防止压疮的形成。皮肤受压部位每天热敷或用红花酒精、活络油按摩。后期可戴腰围离床行走，3 个月内避免弯腰。

4. 情志护理

胸腰椎压缩性骨折患者因遭遇严重的突发性损伤，腰背部疼痛、肿胀和功能障碍，需长时间处于强迫体位以配合治疗，严重影响各种生理活动，导致生活自理能力下降。患者除了承受创伤的痛苦外，还担心今后是否留残，常顾虑重重，表现出情绪消沉、悲观、失望、恐惧等，不能很好地配合治疗和护理。因此应及时、全面了解患者伤情，加强与患者的沟通，多给患者讲解骨折愈合过程，鼓励患者面对现实，针对性地进行心理疏导，尽可能减轻患者的伤痛和心理压力，使其保持乐观情绪，积极配合治疗，树立战胜伤痛的信心。

5. 用药护理

西药常用药物包括以下几类。

（1）止血药物：如酚磺乙胺、氨甲环酸、血凝酶等。主要应用于创伤早期合并颅脑损伤或脊髓损伤的患者，也用于手术中及手术后减少出血。

（2）利尿脱水药物：如 20%甘露醇、呋塞米等。可减轻脊髓及神经水肿。

（3）糖质激素类药物：如甲泼尼龙、地塞米松、泼尼松龙等。主要应用于创伤早期合并脊髓损伤的患者。

（4）营养治疗药物：如单唾液酸四己糖神经节苷脂钠、神经生长因子等，主要应用于合并脊髓损伤者。

（5）非甾体抗炎药：如布洛芬、尼美舒利

等。主要应用于创伤后缓解疼痛。

（6）抗凝血药物：华法林、低分子肝素等。用于长期卧床预防深静脉血栓形成。

6. 健康教育

胸腰椎骨折后早期应积极地介入运动康复治疗，以促进骨折恢复，锻炼胸、腰、背肌，增加胸部活动和肺功能锻炼。

（1）五点支撑法：患者用头部、双肘及双足作为承重点，用力使背部呈弓形挺起。一般在伤后 1 周内要达到此练功要求。

（2）四点支撑法：用双手及双足承重，全身弓形挺起如拱桥。此练功方法难度较大，青壮年患者经过努力，在伤后 4～5 周内达到此练功要求。

（3）三点支撑法：用头及双足承重，全身呈弓形挺起，背尽力后伸。一般在他人帮助下要求在伤后 2～3 周内达到此练功要求。

（付士芳）

第三十八节　脊柱压缩性骨折

一、概述

脊柱压缩性骨折，指椎体受到纵向的外力撞击，导致椎体因椎间盘挤压而发生的粉碎性骨折。本病主要由外伤所致，属中医"痹症""痿证"范畴。

1. 病史

具有明确的外伤史。

2. 临床分型

脊柱压缩性骨折可根据骨折形态分为单纯楔形压缩骨折和椎体粉碎压缩性骨折。

3. 症状

根据骨折发生的部位和程度不同，患者可出现以下症状。

（1）脊柱疼痛及活动障碍会因损伤位置和程度差异而有不同表现：①颈椎压缩骨折表现为颈椎周围压痛，活动受限，可伴随因压迫脊髓而出现的头晕、四肢麻木等症状；②胸腰椎段压缩骨折表现为损伤部位疼痛，活动困难，胸椎段骨折可表现为呼吸时疼痛，均可伴随下肢活动受限等神经受压的表现；③当椎体只有轻微压缩性骨折时，疼痛及功能障碍多不明显。

（2）周围软组织肿胀：因骨折导致周围筋膜及韧带损伤，出现由炎性渗出液导致的肿胀。

（3）脊柱骨折损伤马尾神经时，可有大小便障碍等马尾综合征表现。

（4）脊柱骨折并发脊髓损伤时，可有相应脊髓损伤的症状（详见本章第二十四节脊髓损伤）。

4. 体征

（1）局部压痛、畸形、活动受限：可有骨折部压痛、畸形，伴相应受累部位的活动受限、瘫痪等。

（2）对于脊柱损伤患者，均应进行详细的神经查体。可根据阳性体征来确定损伤平面：①脑神经检查；②感觉功能检查；③运动功能检查（肌力、肌张力、共济运动、不自主运动）；④生理及病理反射（浅反射、深反射、巴宾斯基征、奥本海姆征、脑膜刺激征、拉塞格征）。

5. 辅助检查

（1）X 线检查：单纯楔形压缩性骨折　X

线检查可见椎体前部压缩骨折；椎体粉碎性压缩性骨折 X 线检查可见椎体间隙变窄，椎体变扁。

（2）CT、MRI 扫描：能清晰显示椎体变形程度、椎管内压迫情况及椎体周围软组织损伤程度。

6. 诊断与鉴别诊断

根据患者外伤史、症状、体征及影像学检查可明确诊断。

本病可与脊柱结核、脊柱肿瘤等相鉴别。

（1）脊柱结核：患者多有结核病接触史，临床表现为全身乏力、盗汗、消瘦等全身表现，无外伤史，X 线检查可见椎体破坏、椎间隙变窄或椎体寒性脓肿等改变。

（2）脊柱肿瘤：颈段脊髓内占位或髓外肿瘤均可出现脊髓压迫症状，无外伤史，影像学检查可见相应病灶。

二、主要护理问题

1. 损伤部位疼痛

与久病成瘀，瘀阻脉络，不通则痛，血脉不能濡养筋脉，筋脉失养有关。

2. 活动受限

与椎体受外力暴力损伤、损伤部位疼痛有关。

3. 日常生活能力下降

与患者损伤部位疼痛和活动受限有关，损伤部位越高越容易损伤脊髓。

4. 情绪焦虑

与病程长久、损伤部位疼痛、日常生活能力减低有关。

5. 预防复发

与复感外邪、再度损伤、康复训练不足等因素有关。

三、西医康复护理评估

脊柱压缩性骨折的症状表现与损伤部位、骨折程度、患者年龄、性别、身体状况等有关，所以对于脊柱压缩性骨折的患者来说，进行康复评估是有必要的。

1. 肌力评定

骨折病程长久，受累神经分布广泛，可以选用各种肌力检测手法对其肌力进行较为精准的评估。

2. 反射评定

脊柱压缩性骨折患者可能出现脊髓损伤，所以反射评定对于患者的神经功能有着重要的评估作用。

3. 感觉障碍评定

障碍出现的区域随病变根或节段的不同而异，常伴有根刺激性痛或脊髓节段损伤引起的中枢性痛，可据此进一步评估患者神经根受损情况。

4. 平衡评定

平衡评定指患者对于自身稳定性的控制能力的评定，包括日常生活和运动等方面，能够准确评定平衡性和协调性，对于脊柱康复是重要的临床指标。

5. 视觉模拟评分法

脊柱压缩性骨折的主要临床表现是损伤部位疼痛，VAS 评分可根据患者对疼痛的感知程度，较为客观地对患者病情轻重及治疗效果进行评估。

四、中医康复护理评估

1. 辨证分型

（1）瘀血型：损伤部位痛如针刺，夜间尤甚，可见皮下瘀血，舌暗，苔白，脉弦。

（2）痰湿型：常见身体肥胖，活动受限，伴有汗出、乏力、四肢沉重。舌红，苔白腻，脉弦滑。

（3）肝肾亏虚型：常见于老年患者，伴有腰膝酸软、乏力，休息后缓解。舌暗，苔薄白，脉沉细。

2. 肌肉骨骼触诊

可于患者骨折部周围触及肌肉紧张、痉挛，局部压痛、肿胀、畸形等。

五、中医康复护理措施

1. 中医适宜技术对症护理

根据患者具体病情给予合适的脊柱康复技术，在患者知情同意的前提下，可行针刺、耳穴压豆、艾灸、牵引、中药熏蒸及热疗等治疗。

（1）针灸及牵引治疗：有效缓解患者疼痛及活动受限，缓解突出物对神经根的压迫，改善局部微循环，解除肌肉及软组织紧张、痉挛等。椎体粉碎压缩性骨折因可伴随脊髓损伤，急性期不宜针刺。治疗前，需告知患者治疗的目的、方法、可能出现的不良反应，帮助患者消除恐惧心理，准备好相应器具，严格消毒，待医生操作后，需注意观察局部皮肤的情况，如果出现不良事件，告知医生并配合其做好对症处理。

（2）耳穴压豆疗法：以颈椎、神门、皮质下、肝、肾、腰椎和小肠为主穴，体虚者可加

三焦。压豆后嘱患者每天按压压豆 4~5 次，每次约 15 分钟，按压时以轻感刺痛、胀、耳郭微灼热感为佳，按压时注意力应集中。

（3）艾灸疗法：可选取脊柱损伤部位阿是穴，取督脉相关穴位，如大椎、命门、腰阳关等。以艾条、艾炷或艾灸盒等进行操作，以皮肤红润为度，注意防护，起到舒筋活络、通经止痛的作用。

（4）中药熏蒸及中药热疗：根据患者病情，遵医嘱，选用中药外用处方，充分暴露患者损伤部位，严格控制治疗温度及治疗时间，使药物经皮吸收，起到温经通脉、消肿止痛的作用。

2. 饮食护理

脊柱压缩性骨折患者病程长久，由于疼痛较重、活动受限，往往不思饮食，胃肠定动力不足，易出现便秘等症状，因此要指导患者饮食，以促进胃肠蠕动，预防便秘，促进恢复。

（1）血瘀型患者应以行气活血之品为主，可选取三七等食材。

（2）痰湿型患者应以健脾、利湿之品为主，可选取山药、莲子等食材。

（3）肝肾亏虚型患者选择饮食时，需尤其注意，推动气血运行的同时，应避免进补太过，应以粥食、煲汤为主，尽量减少生冷瓜果、油腻厚味的摄入，选取枸杞、人参、茯苓等食材。

3. 生活起居护理

脊柱压缩性骨折患者生活自理能力较差，故对其生活起居进行指导是必要的。

（1）嘱患者避免久站。

（2）维持环境整洁、空气流通。

（3）及时与患者沟通，维持患者情绪稳定。

（4）注意保温，避免病情反复。

（5）恢复期适当运动来促进肌力、肌容量的恢复。

4. 情志护理

骨折多为慢性疾病,患者多因此产生焦虑、抑郁等负面情绪,有些患者会因此做出一些不良举动,延误治疗。

（1）积极与患者交流,讲述病情发展与转归。

（2）鼓励患者以积极乐观心态来面对疾病,树立信心,争取早日康复。

5. 用药护理

（1）针对病情偏重,需要口服药物或静脉输液治疗的患者,遵医嘱,予口服止痛药或营养神经药物。

（2）需要口服中药汤剂的患者,遵医嘱指导患者服药。

6. 健康教育

（1）根据患者病情,急性期患者建议卧床休息,恢复期患者可以根据其病情来指导患者

选择合适的功法练习,如中国传统功法五禽戏等,以行气通络、舒筋活血、强筋壮骨。

（2）指导患者掌握正确的弯腰动作及咳嗽、打喷嚏方式,避免腹压突然升高,导致病情加重。

（3）指导患者颈托和腰托的正确选择与使用:①颈托、腰托的规格与患者围度相适宜,松紧度以舒适为宜;②颈托、腰托的使用时长要适宜,病情轻者,可在外出或久坐、久立时使用,病情较重者,应随时配戴;③使用颈托、腰托时,注意相对肌肉的功能锻炼,以防肌肉萎缩。

（4）预防病情迁延:恢复期患者经过一段时间的治疗和休息后,症状可基本缓解或痊愈,但因劳损日久、脊柱稳定性不佳、再度损伤、康复训练不足、复感外邪等,本病易迁延为慢性疾患,故结合患者病情,加强健康教育,指导患者建立良好的生活习惯,预防病情迁延。

（李荣融）

第三十九节　脊柱手术术后

一、概述

脊柱关节手术术后,因创伤影响,手术部位动力结构失稳,容易引起劳损,并且骨折复位后不排外内置物存在,可能引起静力性稳定结构紊乱,使脊柱生理曲度改变而导致慢性疾病。本病属中医"痹症""痿证"范畴。

1. 临床分型

脊柱关节手术术后可根据手术部位分为颈椎手术术后、胸椎手术术后和腰椎手术术后三种。

2. 症状

（1）脊柱手术术后均可见术后疼痛、活动受限。

（2）不同部位的手术术后可见以下症状。①颈椎手术术后:愈合期患者术后偶可见手脚末端麻木。②胸椎手术术后:愈合期患者可能出现头晕、头痛、乏力、恶心呕吐等。③腰椎手术术后:愈合期患者可能出现大便失禁或便秘等。

3. 体征

（1）关节僵硬、肌肉紧张:根据手术部位

不同，患者可出现上下肢的关节僵硬、肌肉紧张等。

（2）肢体失用性萎缩：部分患者术后需长时间严格卧床，肢体缺少锻炼而引起肌肉萎缩。

4. 辅助检查

（1）X线检查：对于脊柱术后的椎体排列及内置物位置有着重要的价值。

（2）CT、MRI扫描：能清楚地显示椎体、椎骨附件和椎管等结构复杂的解剖关系和骨折移位术后固定状况，且对软组织具有最高的分辨率。内置金属物时禁用MRI。

（3）电生理检查：肌电图和体感诱发电位（SEP）等，确定术后功能恢复情况。

5. 诊断与鉴别诊断

根据患者既往手术史、症状、体征及辅助检查可明确诊断。

本病可与神经根型颈椎病、腰椎间盘突出症等相鉴别。

（1）神经根型颈椎病：多有较长时间病史，伴有上肢放射痛、麻木等症状；颈椎X线检查可见椎间孔变窄；臂丛神经牵拉试验阳性。

（2）腰椎间盘突出症：有腰痛伴下肢放射痛，腰部活动受限，脊柱侧弯，下肢感觉异常、腱反射异常等神经根受压症状。CT、MRI检查可明确诊断。

二、主要护理问题

1. 感染

与细菌和真菌感染有关，卧床长久需预防坠积性肺炎。

2. 压疮

与体位及手术部位有关，如颈椎手术后一般采取侧卧位，保证患者颈椎结构稳定且能避免术后伤口受压迫。

3. 疼痛

与术后瘀血阻络、气滞血瘀、气血亏虚有关。

4. 活动受限

与术后疼痛及康复固定有关。

5. 生活自理能力下降

与疼痛、活动受限、术后患者需卧床休息有关。

6. 情绪焦虑

病程长久，病情复杂，患者易焦虑，情绪波动较大。

7. 病情迁延

与复感外邪、再度损伤、康复训练不足等因素有关。

三、西医康复护理评估

脊柱术后患者根据患者手术部位、手术种类、自身身体状况有不同的评估标准，且术前术后均需做评估来进行对比，常用的康复评估如下。

1. 肌力评定

患者大多存在受累神经支配区肌肉的肌力减退，可行各种肌力检测手法对其术后肌力损伤进行较为精准的评估。

2. 视觉模拟评分法

术后疼痛是常有的临床表现，VAS评分可根据患者对疼痛的感知程度，较为客观地对患者病情轻重及治疗效果进行评估。

3. 平衡评定

平衡评定指患者对于自身稳定性的控制能力的评定，包括日常生活和运动等方面，能够准确评定平衡性和协调性，对于脊柱康复是重要的临床指标。

4. 感觉障碍评定

障碍出现的区域随病变根或节段的不同而异，常伴有根刺激性痛或脊髓节段损伤引起的中枢性痛，可据此进一步评估患者神经根受损情况。

5. 泌尿功能评定

患者术后卧床时间长，为防止尿潴留的发生与判断术后尿管是否滞留，泌尿功能评定是十分有必要的。

6. 反射评定

颈椎手术患者术前可能存在脊髓损伤，所以反射评定对于患者的神经功能有着重要的评估作用。

7. 步态分析

通过分析步态的数据和曲线，能更好地做出术后的康复计划。

四、中医康复护理评估

1. 辨证分型

（1）气滞血瘀型：患者术后手术部位肿胀，伴有皮下淤血，皮温升高，偶有胸闷气短表现，舌紫暗，苔白，脉沉弦。

（2）肝肾亏虚型：患者年老体衰，术后气血亏损，面色及爪甲色白，伴乏力困倦、腰膝酸软，夜寐差，伤口愈合时间久，舌淡，苔白，脉沉细。

五、中医康复护理措施

1. 中医适宜技术对症护理

脊柱病手术术后分为愈合期和恢复期，愈合期因手术后伤口未愈合，不建议在手术部位做治疗手法，恢复期可予耳穴压豆、推拿和中药热疗法等来促进气血运行。

（1）耳穴压豆疗法：愈合期患者术后伤口恢复慢，以颈椎、神门、皮质下、肝、肾、腰椎和小肠为主穴。压豆后嘱患者每天按压压豆4～5次，每次约15分钟，按压时以轻感刺痛、胀、耳郭微灼热感为佳，按压时注意力应集中。

（2）针灸推拿治疗：有效缓解患者疼痛，缓解神经根的压迫，改善脊柱周围微循环，解除肌肉及软组织紧张、痉挛等。推拿手法以轻柔、沉稳为主，力量不宜过强。

（3）中药热疗法：恢复期患者可选用中药热疗法来有效促进手术部位周围血液循环，减轻伤口周围炎症反应，防止或减轻组织粘连等。

2. 饮食护理

脊柱病手术术后患者生活自理能力较差，故对其饮食进行护理和指导是必要的。

（1）询问患者过敏史，避免因食物过敏而出现的医疗风险。术后饮食以汤食类为主，以防患者因手术麻醉导致噎阻，注意进食时呛咳，及时补充体液，避免因脑脊液外漏导致的头晕等症状出现。

（2）术后患者通常破血散气，气血亏虚，适宜予补益肝肾、健脾和胃之物，如党参、黄芪、菠菜、桂圆、山药、大枣、乳鸽、猪肝、鲫鱼等。

（3）年老体衰患者可予人参鸡汤等滋补膳食来调整脏腑功能状态。

（4）术后患者恢复期时间长久，由于卧床时间长，胃肠动力不足，易出现便秘等症状，适当予以水果及富含膳食纤维食材，如樱桃、香蕉、芹菜等，以促进胃肠蠕动，预防便秘，降低腹内压，促进硬脊膜及伤口愈合。

3. 生活起居护理

脊柱病手术术后患者生活自理能力较差，故对其生活起居进行护理和指导是必要的。

（1）维持患者周围环境整洁、安静、空气流通。

（2）指导患者选择合适体位，避免术后不良姿势导致患者手术部位压力增加，及时调整患者卧床姿势，避免压疮。

（3）愈合期指导患者进行四肢功能锻炼来防止肌肉萎缩，恢复期继续进行肌肉训练来增加肌肉力量，维持脊柱稳定性。

4. 情志护理

脊柱病手术术后恢复周期长，患者多因此产生焦虑抑郁等负面情绪，有些患者会因此做出一些不良举动，延误治疗。

（1）积极与患者交流，讲述病情发展与转归。

（2）鼓励患者以积极乐观心态来面对疾病，树立信心，争取早日康复。

（3）在宽敞和安静的环境下，选取适当的音乐曲目来放松患者情绪，如在清晨起床后和晚饭前选取丝竹乐《三六》，时间20分钟。

5. 用药护理

（1）询问患者过敏史，确认患者无相关过敏史后，从术后第1天起，到肌肉训练结束，遵嘱予相应的具有肌肉松弛作用的非特异性抗炎药和营养神经药物。

（2）遵嘱予相应液体静脉输入及其他口服药物。

（3）遵嘱予中药汤剂并告知患者服药方法及时间。

6. 健康教育

（1）根据患者病情，愈合期患者建议卧床休息，恢复期患者可以根据其病情来指导患者选择合适的功法练习，如中国传统功法八段锦、太极拳等，以行气通络、舒筋活血、强筋壮骨。

（2）指导患者养成正确的生活习惯，调整不良姿势。

（3）指导患者颈托和腰托的正确选择与使用：①颈托、腰托的规格与患者围度相适宜，松紧度以舒适为宜；②颈托、腰托的使用时长要适宜，恢复期症状较重者，应随时配戴；③使用颈托、腰托时，注意相对肌肉的功能锻炼，以防肌肉萎缩。

（4）预防复发：恢复期患者经过一段时间的治疗和休息后，症状可基本缓解或痊愈，但因劳损日久、脊柱稳定性不佳等，症状可能复发，结合患者病情，向患者讲述疾病起因与转归，加强患者健康意识，指导患者养成良好生活习惯，防止疾病反复。

（付士芳）

参考文献

[1] 石国凤，周文琴. 康复护理学[M]. 北京：人民卫生出版社，2021.

[2] 王瑞辉，冯晓东. 中医康复学[M]. 北京：中国中医药出版社，2017.

[3] 刘建宇，李明，李冀，等. 骨科疾病诊疗与康复[M]. 北京：科学出版社，2021.

[4] 冯岚，张雪梅，杨晓燕. 脊柱外科护理学[M]. 北京：科学出版社，2021.

[5] 容可，李小六. 骨科常见疾病康复评定与手册[M]. 郑州：河南科学技术出版社有限公司，2021.

[6] 李小金，谢文. 常见脊柱疾病康复护理指引[M]. 广州：广东科技出版社，2014.

[7] 房敏，宋柏林. 推拿学[M]. 北京：中国中医药出版社，2016.

[8] 郑彩娥，李秀云. 实用康复护理学[M]. 北京：人民卫生出版社，2018.

[9] 陈锦秀，汤继芹. 康复护理学[M]. 北京：中国中医药出版社，2021.

[10] 岳寿伟. 脊柱康复[M]. 北京：中国中医药出版社，2019.

[11] 黄桂成，王拥军. 中医骨伤科学[M]. 北京：中国中医药出版社，2016.

[12] 范炳华. 推拿治疗学[M]. 北京：中国中医药出版社，2016.

[13] 崔剑平，黄毅，许智，等. 中国传统康复技术[M]. 武汉：华中科技大学出版社，2018.

[14] 王玉龙. 康复功能评定学[M]. 北京：人民卫生出版社，2018.

[15] 陈肖敏，王元姣. 康复护理临床路径[M]. 北京：人民卫生出版社，2019.

[16] 宁宁，朱红，陈佳丽. 骨科护理手册[M]. 北京：科学出版社，2015.

[17] 许红璐，肖萍，黄雯天. 临床骨科专科护理指引[M]. 广州：广东科技出版社，2013.

索　引